穴位完美配對按摩法

名醫教你對症調養消百病

本書內容是紀清醫師、王桂茂博士多年來研究的精華彙集，其內容普遍適用於一般社會大眾；但由於個人體質多少有些互異，若在參閱、採用本書的建議後仍未能獲得改善或仍有所疑慮，建議您還是向專科醫師諮詢，才能為您的健康做好最佳的把關。

推薦序

當我們工作很累，身體感覺痠痛，常自然會把手伸到感覺不舒服的部位，藉著按摩以減輕痛苦，這是本能，不只是人類獨有，動物也有。人類將這動作發展成為最古老的醫療，按摩療法通常在古老國家都有發展，透過適當手法，刺激人體的特定部位，以促進身體的生理效應，改善病理過程和提高人體自然抗病能力，進而達到預防疾病或促使病體康復。通常分為自我按摩和他人按摩。自我按摩古稱「導引」，凡人「自摩自捏，伸縮手足，除勞去煩」謂之「導引」；而他人按摩，又稱「推拿」，古稱「按蹻」。

針灸書籍自《黃帝內經 ‧ 靈樞經》以來，有〔晉〕皇甫謐《針灸甲乙經》針灸專著，葛洪與女灸法家鮑姑《肘後備急方》，〔唐〕孫思邈《備急千金要方》及《千金翼方》，〔宋〕王惟一《銅人針灸腧穴圖經》，〔元〕滑壽《十四經發揮》，〔明〕楊繼洲《針灸大成》及〔清〕吳謙等《醫宗金鑑 ‧ 刺灸心法要訣》及近代承澹盦《中國針灸治療學》等針灸重要著作。

由於針灸熱潮，傳遍全世界 180 個國家，引起世界衛生組織（WHO）重視及支持，1979 年提出 43 種針灸適應症，1989 年公布《國際標準針灸穴名》，1995 年發表《針灸臨床研究規範》，1996 年將針灸適應症增至 64 種，1999 年發表《針灸基本訓練及安全規範》，2007 年發表《WHO 傳統醫學國際標準術語》建立 3,543 個傳統醫學術語，2008 年公布《世界衛生組織國際針灸標準穴位》。在 2002 年發表《2002-2005 世界衛生組織傳統醫學全球策略》，最近 2014 年又提出 10 年《2014-2023 世界衛生組織傳統醫學全球策略》。

聯合國教育科學及文化組織（United Nations Educational, Scientific and Cultural Organization, UNESCO），2010 年將針灸，列入「世界非物質文化遺產」。由於針灸是醫療行為，應由中醫師來執行，而一般採以經穴按摩來保健康。

針灸醫學有十二經脈，連繫人體五臟六腑與四肢軀幹。按摩對於經絡穴道給予刺激，所謂「不通則痛，通則不痛」。臨床上先介紹常用單穴單功用，而為著增加效果，即有配伍應用，常用兩穴以上合用，促其作用提高，在中藥稱「藥對」；在針灸穴道稱「穴對」，強化「穴位配對，功效加倍」，依照中醫理論，上下、表裡、左右、陰陽、前後、募俞、循經等穴道相對使用。

本書由上海市中醫醫院紀清主任醫師及王桂茂副主任醫師合寫。兩位都畢業於上海中醫藥大學，而該校是最早成立針灸推拿學系，培養優秀針灸推拿人材。兩位擁有豐富臨床、教學及研究的經驗，同時鼓勵大眾學習經穴按摩保健養生，圖文並茂著作，以精美照片圖，輔以簡單易懂的文字，分別步驟展示按摩方法，使讀者可以看圖操作，簡單方便輔助保健。當然有病，即要立即看醫師，給予積極診療。對於同道著作立說，推展針灸，樂於寫序。

中國醫藥大學中醫學院教授

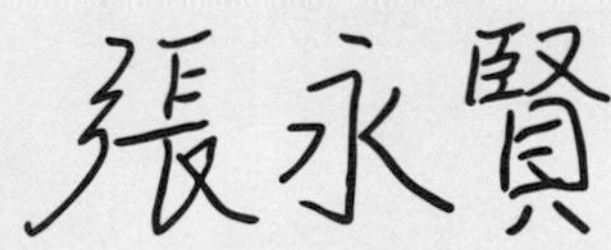

前 言

經絡是運行氣血、聯繫臟腑與體表及全身各部的通道，是人體各項功能的調控系統。

對於疾病，經絡療法有著獨特的功效，其中最方便的就是穴位按摩。穴位是人體臟腑經絡氣血輸注結聚於體表的部位，故刺激穴位可疏通經絡，暢通氣血，從而使身體保持健康。

穴位按摩可以選取某一個穴位按摩，也可選取多個穴位按摩，後者所產生的效果往往更為明顯。不過，如何選取多個穴位，可不是功能相似那麼簡單，它涉及穴位配伍的問題。

穴位配伍是歷代醫家在行醫過程中的經驗總結。由於經絡存在表裡、陰陽等各種關係，穴位配伍也有多種方式或思路，比如表裡相配、陰陽相配、上下相配、前後相配等。其中的原理，本書都將一一為你舉例講述。

中醫治病最重要的原則就是辨證論治，穴位治療也不例外。本書對常見病症做了細緻的辨證分析，結合穴位配伍，你可以在家自行選取恰當的穴位進行按摩調理。

需要注意的是，在家取穴按摩只能作為治療疾病的輔助手段，本書所提供的按摩療法僅作為日常保健和輔助治療之參考，並非醫療處方。一旦生病，請及時就醫。

本書使用說明

疾病分類
將常見疾病分為 8 大類，方便查找

辨證分型
根據自身症狀表現就能判定疾病證型

分步按摩
幫你精準找穴，教你正確按摩

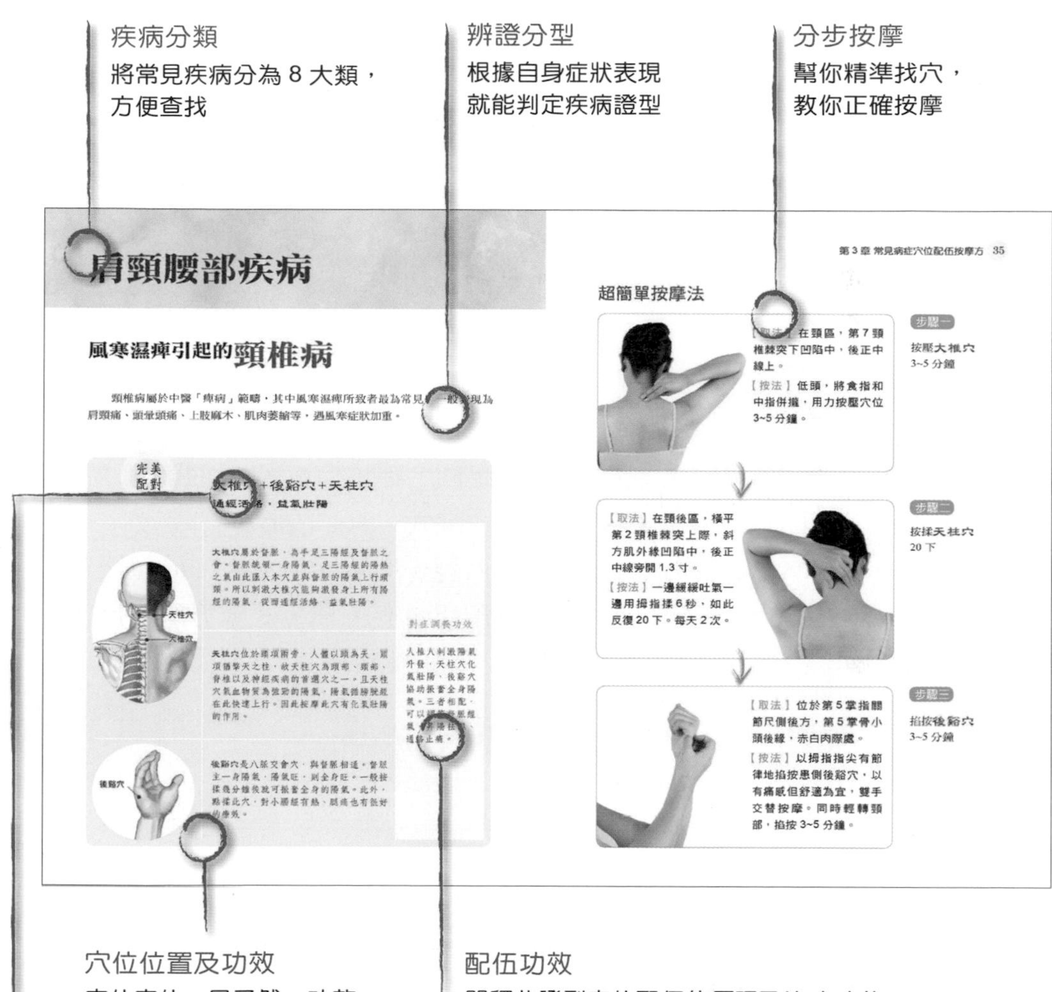

肩頸腰部疾病

風寒濕痺引起的頸椎病

頸椎病屬於中醫「痺病」範疇，其中風寒濕痺所致者最為常見[illegible]一般[illegible]現為肩頸痛、頭暈頭痛、上肢麻木、肌肉萎縮等，遇風寒症狀加重。

完美配對　[illegible]椎穴＋後谿穴＋天柱穴
[illegible]經活[illegible]絡，益氣壯陽

大椎穴屬於督脈，為手足三陽經及督脈之會。督脈統領一身陽氣，足三陽經的陽熱之氣由此匯入本穴並與督脈的陽氣上行頭頸。所以刺激大椎穴能夠激發身上所有陽經的陽氣，從而通經活絡、益氣壯陽。

天柱穴位於頸項部，人體以頭為天，頸項猶擎天之柱，故天柱穴為頭部、頸部、脊椎以及神經疾病的首選穴之一。且天柱穴氣血物質為強勁的陽氣，陽氣循膀胱經在此快速上行。因此按摩此穴有化氣壯陽的作用。

後谿穴是八脈交會穴，與督脈相通。督脈主一身陽氣，陽氣旺，則全身旺。一般按揉幾分鐘後就可振奮全身的陽氣。此外，點揉此穴，對小腸經有熱、腿痛也有很好的療效。

對症調養功效

大椎穴刺激陽氣升發，天柱穴化氣壯陽，後谿穴協助振奮全身陽氣。三者相配，可以[illegible]氣[illegible]陽[illegible]通[illegible]止痛。

第 3 章 常見病症穴位配伍按摩方　35

超簡單按摩法

步驟一　按壓大椎穴 3~5 分鐘

[取法] 在頸區，第 7 頸椎棘突下凹陷中，後正中線上。
[按法] 低頭，將食指和中指併攏，用力按壓穴位 3~5 分鐘。

步驟二　按揉天柱穴 20 下

[取法] 在頸後區，橫平第 2 頸椎棘突上際，斜方肌外緣凹陷中，後正中線旁開 1.3 寸。
[按法] 一邊緩緩吐氣一邊用拇指揉 6 秒，如此反復 20 下。每天 2 次。

步驟三　掐按後谿穴 3~5 分鐘

[取法] 位於第 5 掌指關節尺側後方，第 5 掌骨小頭後緣，赤白肉際處。
[按法] 以拇指指尖有節律地掐按患側後谿穴，以有痛感但舒適為宜，雙手交替按摩。同時輕轉頸部，掐按 3~5 分鐘。

穴位位置及功效
穴位定位一目了然，功效解說讓你明白選穴的原理

配伍功效
闡釋此證型穴位配伍的原理及治病功效

穴位配伍
根據辨證分型選取相關穴位搭配按摩，增強按摩效果

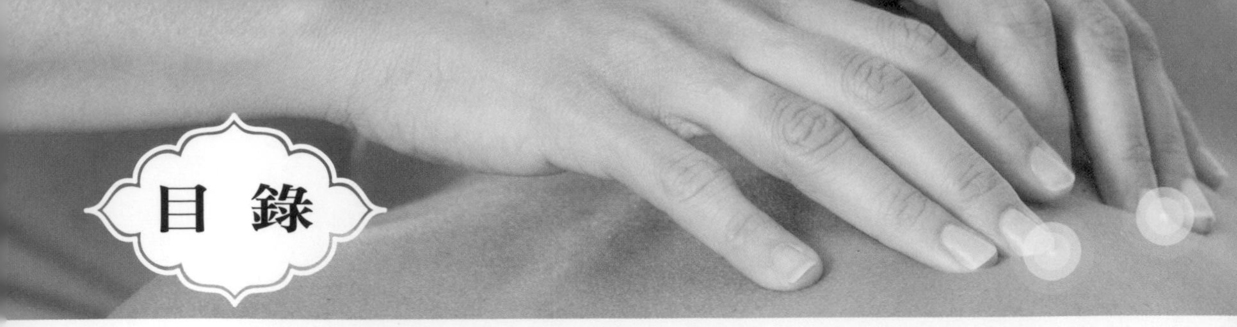

目錄

第 3 章　常見病症穴位配伍按摩方／47

肩頸腰部疾病

脾胃類疾病

頭面部疾病

心神類疾病

胸肺部疾病

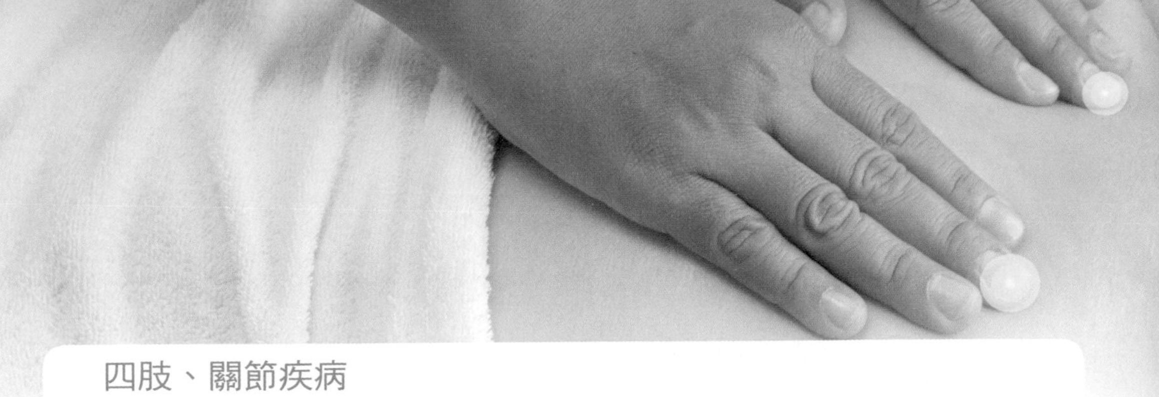

四肢、關節疾病

全身性疾病

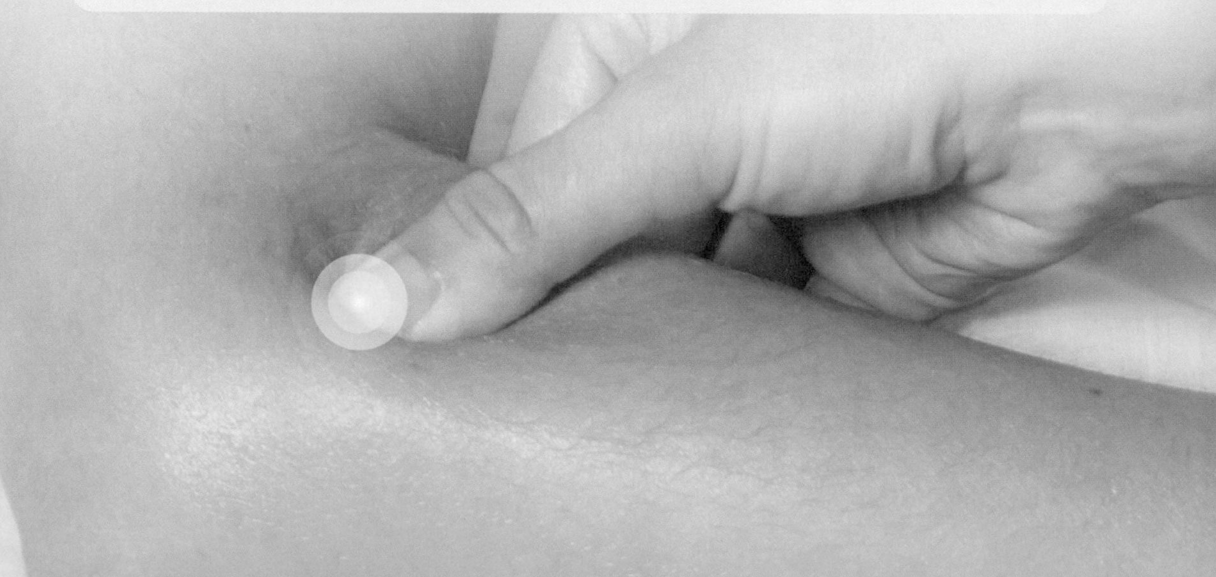

男女科疾病

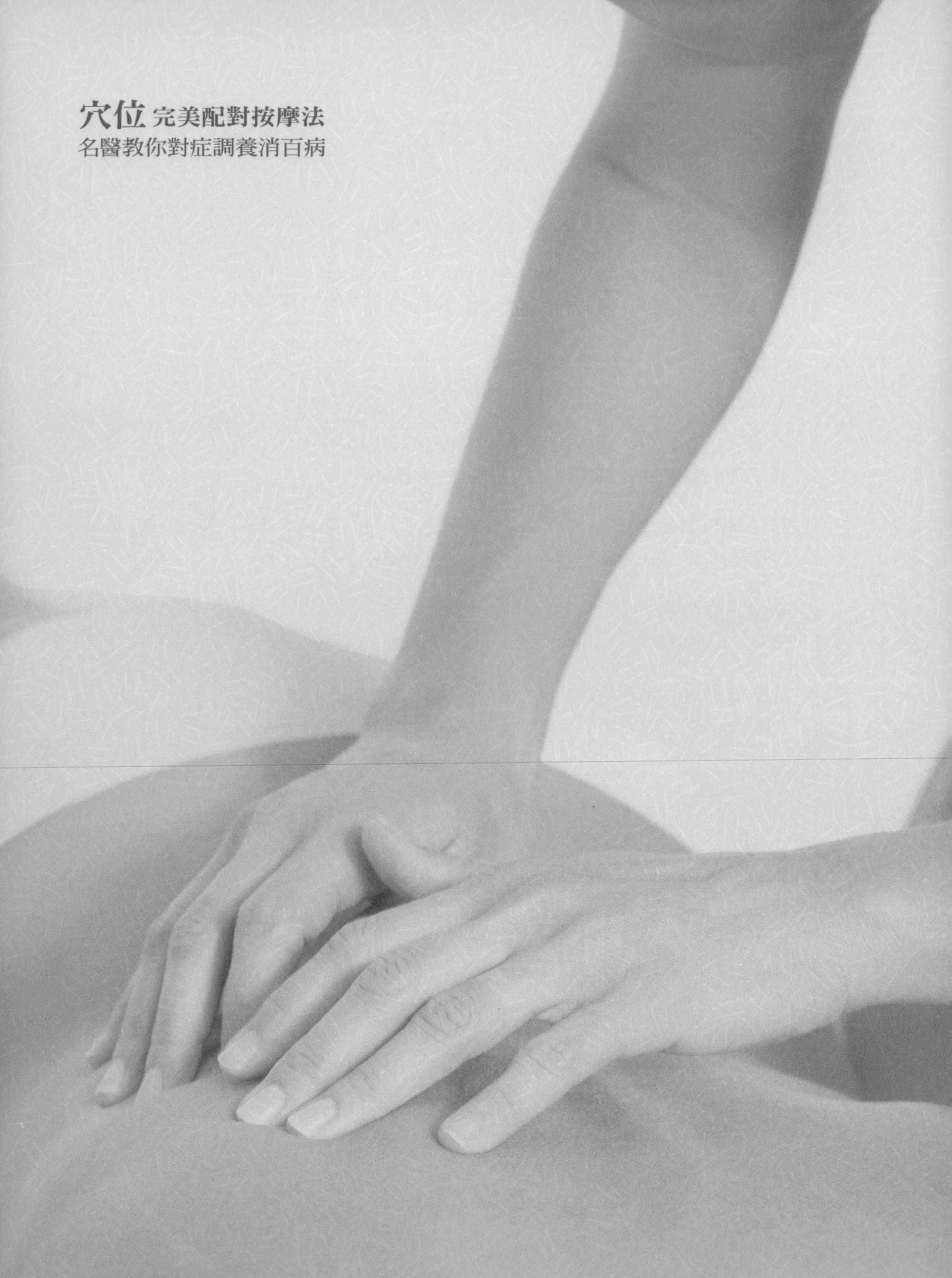

穴位完美配對按摩法
名醫教你對症調養消百病

第1章

按摩穴位巧搭配，效果加倍

選取兩個或兩個以上、主治病症相同或相近、具有協同作用的腧穴加以配伍應用，可以加強腧穴的治病作用。

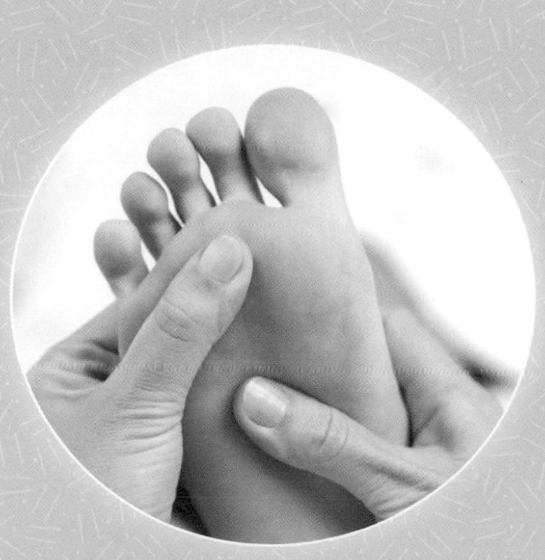

穴位配伍，治療效果更好

腧穴的作用與臟腑、經絡有密切關係，腧穴不僅能夠反映病症、協助診斷，還能接受刺激，防治疾病。

腧穴治病是一門很深的學問，但入門也算容易，對於普通人來說，只要掌握常用腧穴所在部位及主治功效，就能幫助我們祛除疾病，保健養生。

使用單穴治病固然有一定的效果，但要想取得更好的療效，配伍就顯得很有必要。配穴是選取兩個或兩個以上、主治病症相同或相近、具有協同作用的腧穴加以配伍應用的方法。其目的是加強腧穴的治病作用，配穴是否得當，直接影響治療效果。

常用的配穴方法主要包括本經配穴、同名經配穴、表裡配穴、上下配穴、前後配穴、左右配穴、遠近配穴、俞募配穴等。配穴時應處理好主穴與配穴的關係，盡量少而精，突出主要腧穴的作用，適當配伍次要腧穴。

本章接下來的部分，主要對這幾種配穴方法加以簡單介紹，讓你對穴位配伍有一個初步的認識。只要掌握中醫基礎理論及腧穴的主治作用，適當選擇腧穴並合理地進行配伍，就能取得良好的輔助療效。

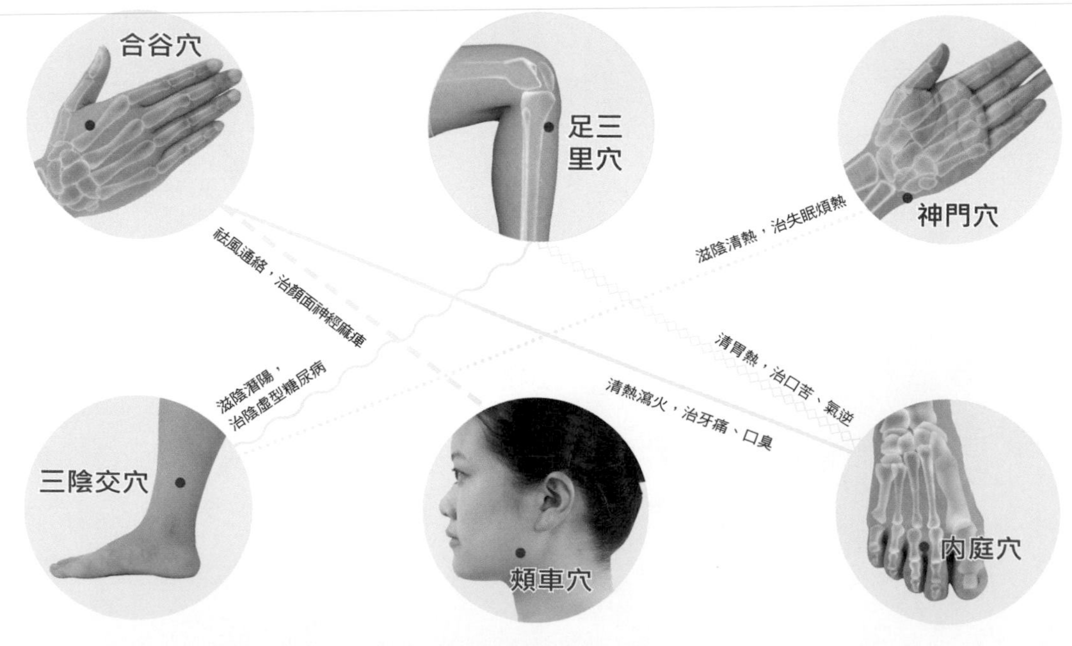

上下相應，讓氣血更貫通

上下配穴法是指將腰部以上與腰部以下，或上肢與下肢腧穴相配合應用的方法。上下配穴法在臨床上應用廣泛，如胃病取內關穴配足三里穴，牙痛取合谷穴配內庭穴，脫肛或子宮脫垂取百會穴配長強穴。此外，八脈交會穴配合，如內關穴配公孫穴、外關穴配足臨泣穴、後谿穴配申脈穴、列缺穴配照海穴等，也屬於本法的具體應用。

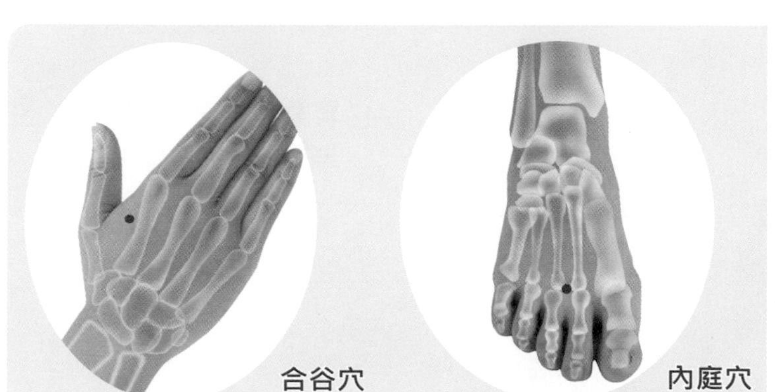

上取合谷穴
下取內庭穴

二穴相配，可清熱消腫止痛，主治牙齦腫痛。

前後相對，讓功效更顯著

前指胸腹，後指背腰。選取前後部位腧穴配合應用的方法稱為前後配穴法，也叫「腹背陰陽配穴法」。凡治臟腑疾患，均可採用此法。如胃痛前取中脘穴、梁門穴，後取胃俞穴、胃倉穴；哮喘前取天突穴、膻中穴，後取肺俞穴、定喘穴等。

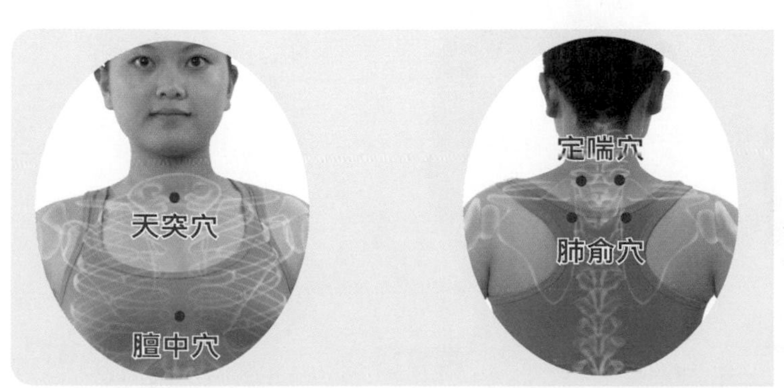

前取天突穴、膻中穴
後取肺俞穴、定喘穴

前後四穴相配主治哮喘、咳嗽。

左右兼顧，讓陰陽更平衡

左右配穴法是指選取肢體左右兩側腧穴配合應用的方法。臨床應用時，一般左右穴同時取用，如心病取雙側心俞穴、內關穴，胃痛取雙側胃俞穴、足三里穴等。另外，左右不同名的腧穴也可同時並用，如左側顏面神經麻痺，取左側頰車穴、地倉穴，配合右側合谷穴等；左側偏頭痛，取左側頭維穴、曲鬢穴，配合右側陽陵泉穴、俠谿穴等。

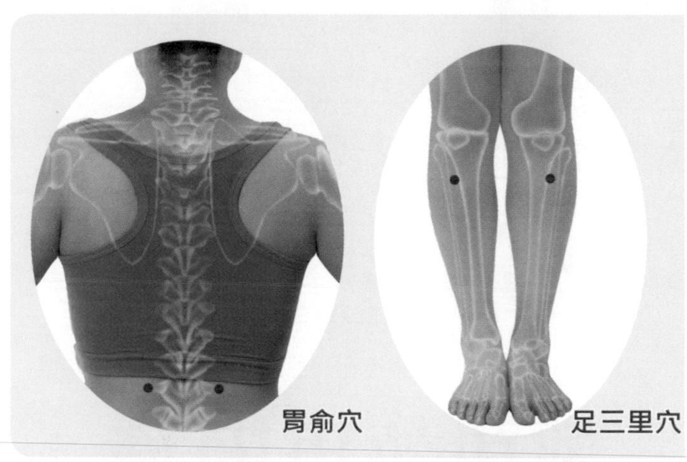

胃俞穴散胃腑之熱
足三里穴調理脾胃

兩穴雙側同取，既能止胃痛，又可調脾胃。

頰車穴配地倉穴專治顏面神經麻痺，合谷穴通經活絡

取左側頰車穴、地倉穴，配右側合谷穴能疏通面部經絡，治療顏面神經麻痺。

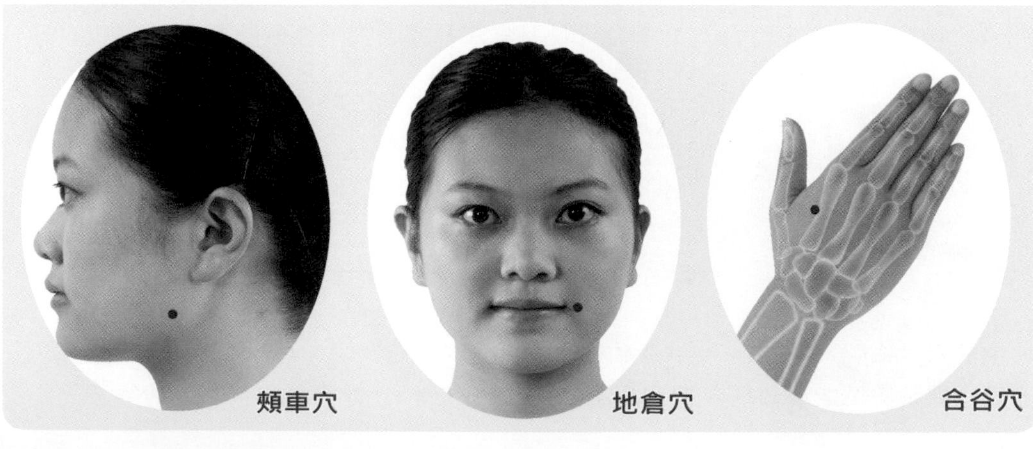

表裡配合，內外溝通更有效

表裡配穴法，是以臟腑、經脈的陰陽表裡配合關係為依據。即當某一臟腑經脈有病時，取其表裡經腧穴組成處方施治。例如，肝病可選足厥陰肝經的太衝穴，配與其相表裡的足少陽膽經的陽陵泉穴。

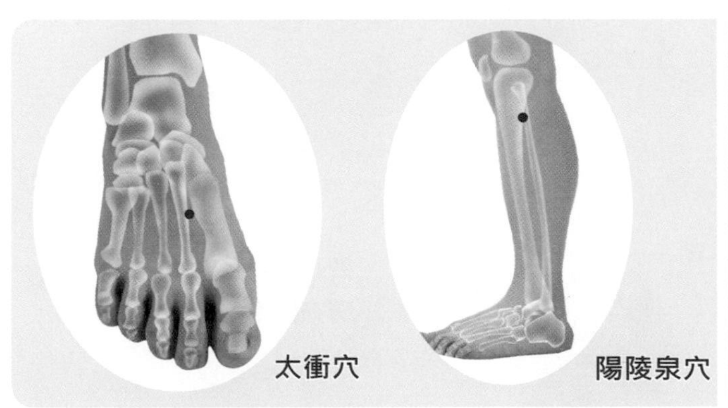

太衝穴疏肝理氣
陽陵泉穴降濁除濕

表裡相配能疏解肝臟壓力，調理肝臟。

循經相應，經絡疏通更快捷

某一臟腑、經脈發生病變而未涉及其他臟腑時，即選取該病變經脈上的多個腧穴相配進行治療。如肺病咳嗽，可取肺募中府穴，同時遠取本經之尺澤穴、太淵穴。

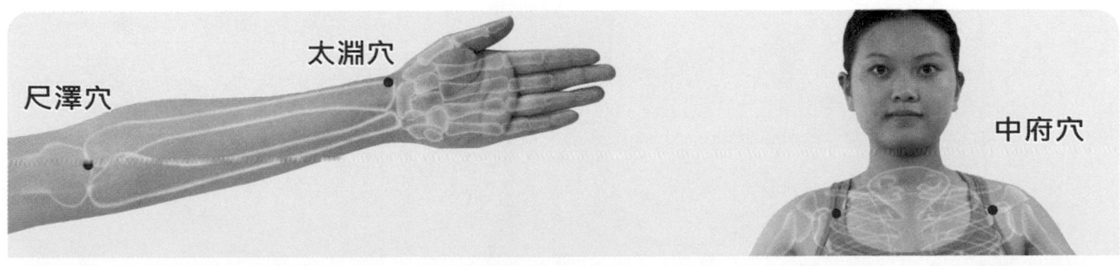

中府穴、太淵穴、尺澤穴均為手太陰肺經腧穴，中府穴為肺經募穴，太淵穴為肺經原穴，尺澤穴為肺經合穴。三穴遠近相配，可快速疏通肺經，主治肺病咳嗽。

手足同名經腧穴相配，增強刺激效果

同名經配穴法是以同名經「同氣相通」理論為依據，以手足同名經腧穴相配的方法。例如，牙痛可取手陽明經的合谷穴配足陽明經的內庭穴；頭痛取手太陽經的後谿穴配足太陽經的崑崙穴等。

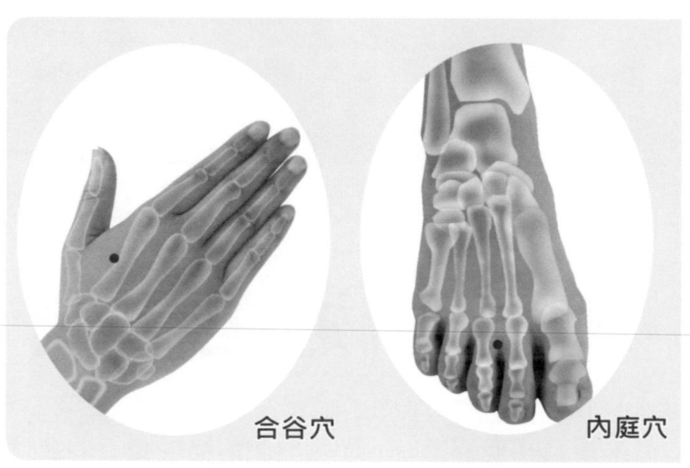

合谷穴和內庭穴
均有清熱止痛的作用

兩者分屬手、足陽明經，同氣相通，相配可增強按摩效果。

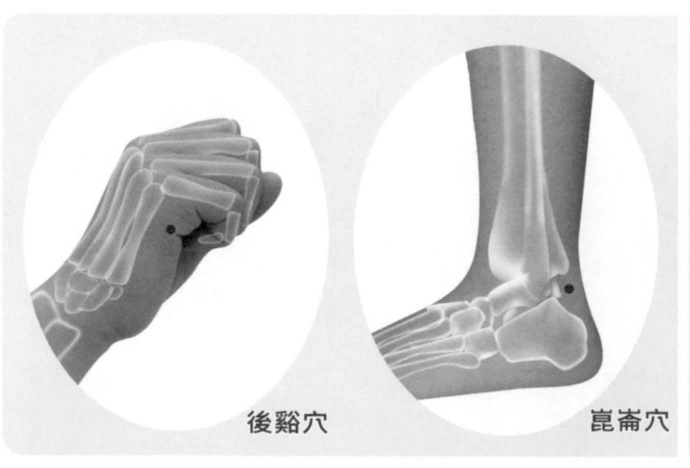

後谿穴和崑崙穴
均可治頭痛、項強

兩者分屬手、足太陽經，同氣相通，相配可增強按摩效果。

辨證配穴，對症治療更有效

辨證就是分析、辨認疾病的證候，即以臟腑經絡、病因、病機等基本理論為依據，通過對四診（望、聞、問、切）所收集的症狀、體徵以及其他臨床資料進行分析、綜合，辨清疾病的原因、性質、部位，以及邪正之間的關係，進而概括、判斷屬於何證。

辨證論治不僅是中醫診療疾病的一大特色，也是中醫學的靈魂。對於經絡穴位按摩治病，辨證選穴也是非常重要的。在臨床上有許多病症，如發熱、失眠、多夢、自汗、盜汗、虛脫、抽風、昏迷等全身性疾病，往往難以辨別，此時就必須根據病症的性質，進行辨證分析，確定病症歸屬於某一臟腑和經脈，再按照隨症取穴的原則選取適當的腧穴進行治療。如因心腎不交的失眠，辨證歸心、腎兩經，故可取心、腎經的神門穴、太谿穴等腧穴。

另外，對於病變部位明顯的疾病，根據其病因病機而選取穴位，也是治病求本原則的體現。如牙痛根據病因病機的不同可分為風火牙痛、胃火牙痛和腎虛牙痛。風火牙痛取風池穴、外關穴，胃火牙痛取內庭穴、二間穴，腎虛牙痛取太谿穴、行間穴等。

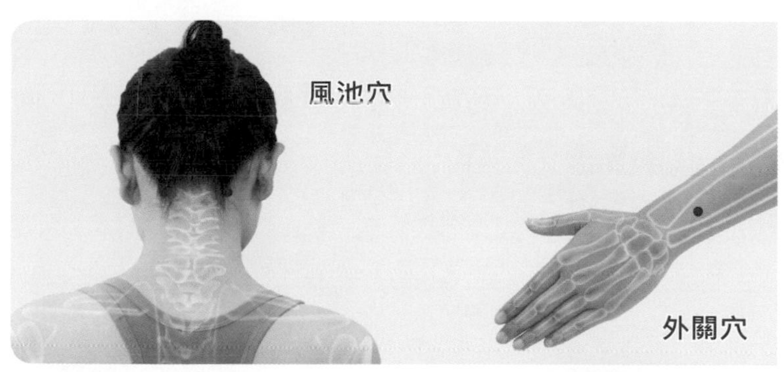

風池穴、外關穴均可疏風清熱

兩者相配可清三焦之熱。

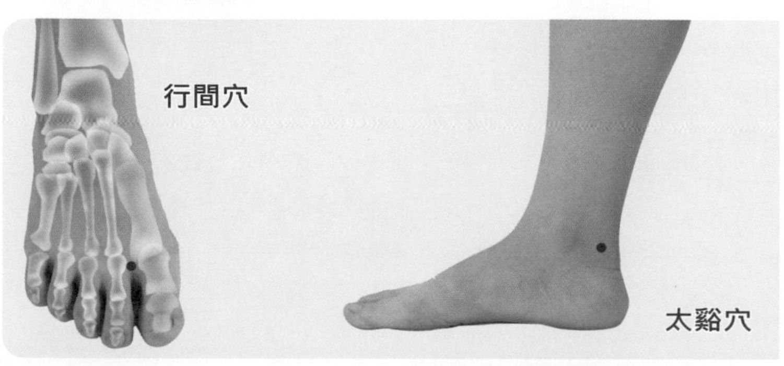

太谿穴補腎回陽
行間穴清肝經之熱

兩者相配可調理肝腎，治腎虛所致牙痛、目視不明。

常用取穴手法一看就懂

每個穴位都有固定的位置，尋找穴位的方法稱為取穴方法。按摩療效的好壞與取穴準確與否密切相關。

取穴方法，一般可分為骨度折量定位法、體表解剖標誌定位法、指寸定位法和經驗取穴法等。一般多用體表解剖標誌定位法、指寸定位法和經驗取穴法。骨度折量定位法初學者不易掌握，但適當了解對取穴還是很有幫助的！

指寸定位法

指寸定位法是以施術者本人或被施術人的手指作為測量標準來找穴位的一種方法，比較多用的有拇指同身寸法（一夫法）、中指同身寸法和橫指同身寸法。

拇指同身寸

以拇指指間關節的橫向距離為1寸，適用於四肢部位取穴，作橫寸折算。

中指同身寸

中指屈曲時，中節橈側兩端紋頭之間的距離為1寸，適用於四肢及脊背取穴，作橫寸折算。

橫指同身寸

將食指、中指、無名指、小指併攏，以中指第二節作為定點，量取四指的橫向寬度為3寸，適用於下肢、下腹部和背部取穴，作橫寸折算。

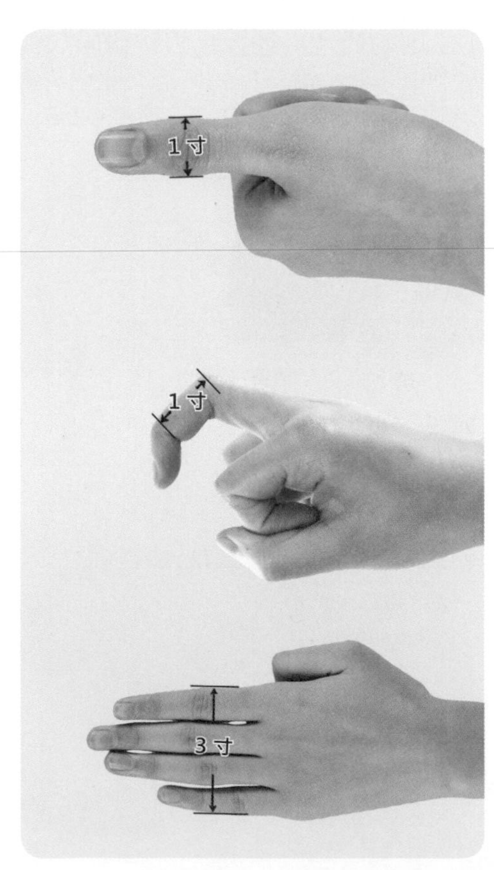

體表解剖標誌定位法

以體表某些標誌，如五官、毛髮、指甲、乳頭、肚臍、關節、肌肉等活動時產生的孔隙、凹陷等來作為依據取穴，這樣的取穴方法就是體表解剖標誌定位法。

固定標誌

固定標誌是指毛髮、五官、手指、足趾等不受人體活動影響而固定不移的標誌。如印堂穴位於雙眉的正中央；膻中穴位於左右乳頭連線中點的凹陷處；大椎穴在俯首時最高的第 7 頸椎棘突下。

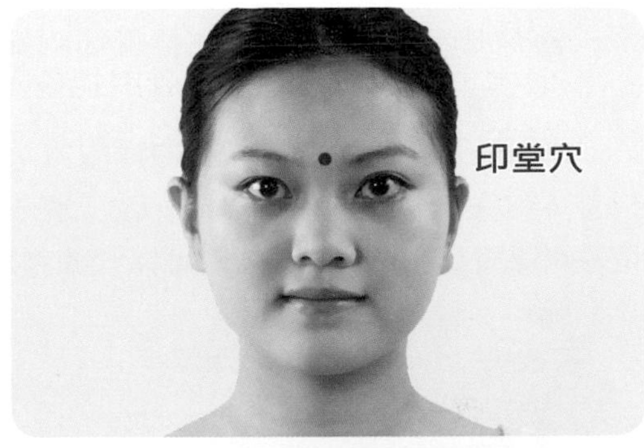

動作標誌

動作標誌是指關節、皮膚、肌肉在活動時出現的孔隙、凹陷、皺紋等，有時還包括肢體的動作。如張口耳珠前凹陷處即為聽宮穴。

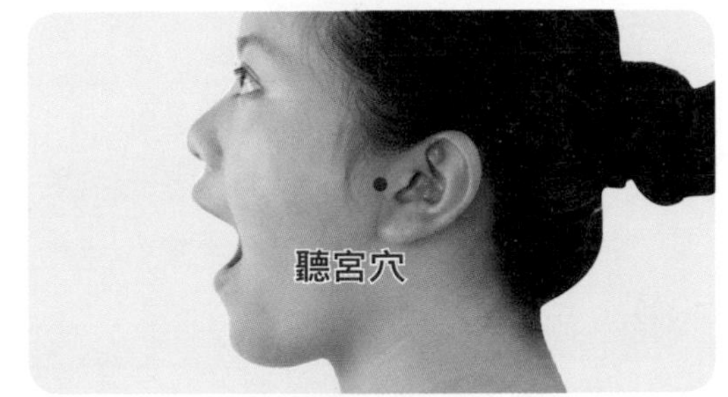

經驗取穴法

經驗取穴法是長期實踐中積累的取穴法，此法簡便易行，如直立垂手，中指指端所指即為風市穴；兩手虎口自然平直交叉，在食指指端處即為列缺穴；輕握拳，中指指尖處為勞宮穴等。

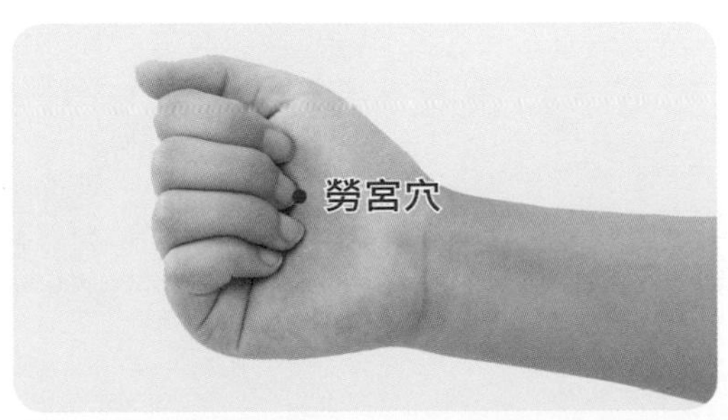

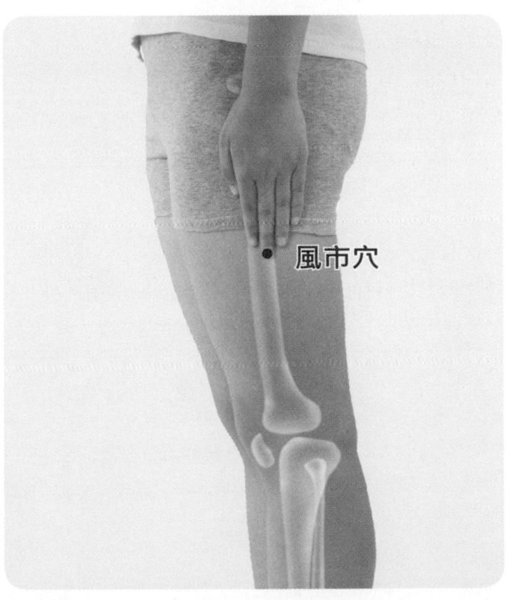

骨度折量定位法

骨度折量定位法古稱「骨度法」，是以骨節為主要標誌測量周身各部的大小、長短，並依其尺寸按比例折算作為定穴的標準。這種分部折寸的尺度一般應以患者本人的身材為依據，不論男女、老少、高矮、胖瘦均可以此為標準來量取穴位。

臨床應用時常把取穴部位骨節兩端的長度（尺寸）折成一定等分，每 1 等分為 1 寸，故有人又將其稱為「指測等分定位法」。

骨度折量定位法是現在中醫取穴最基礎的手法，所有的取穴手法都是從骨度折量定位法中脫胎出來的，所以了解一下還是有必要的。這裡列出了骨度折量定位法體表取穴的一些標準，可以根據這個標準來定位全身絕大多數穴位。

部位	起止	折量	度量方式	注意
頭部	前髮際正中至後髮際正中	12 寸	直度	若髮際線不明顯，可以眉心至大椎穴作 18 寸，則眉心至前髮際為 3 寸，大椎穴至後髮際為 3 寸
	耳後兩乳突（完骨）之間	9 寸	橫度	用於度量頭後部的橫寸
胸腹部	胸骨上窩至胸劍聯合（天突至歧骨）	9 寸	直度	每一肋骨折作 1 寸 6 分，其中天突穴至璇璣穴作 1 寸算
	胸劍聯合（歧骨）至臍中	8 寸	直度	
	臍中至恥骨聯合（曲骨）	5 寸	直度	
	兩乳頭之間	8 寸	橫度	女性可用鎖骨中線代替兩乳頭之間的橫寸
背腰部	大椎以下至尾骶	21 椎	直度	背部可根據脊椎取穴，肩胛骨下角相當於第 7 胸椎
	兩肩胛骨脊柱緣之間	6 寸	橫度	
側胸部	腋窩頂點至第 11 肋游離端（腋以下至季脅）	12 寸	直度	季脅指第 11 肋端
側腹部	季脅以下至髀樞	9 寸	直度	髀樞指股骨大轉子
上肢部	腋前皺襞至肘橫紋	9 寸	直度	用於手三陰經、手三陽經的折量
	肘橫紋至腕橫紋	12 寸	直度	
下肢部	恥骨聯合上緣至股骨內側髁上緣	18 寸	直度	用於足三陰經的折量
	脛骨內側髁下緣至內踝尖	13 寸	直度	
	股骨大轉子至橫紋（髀樞至膝中）	19 寸	直度	用於足三陽經的折量
	臀橫紋至膝中	14 寸	直度	
	膝中至外踝尖	16 寸	直度	
	外踝高點至足底	3 寸	直度	

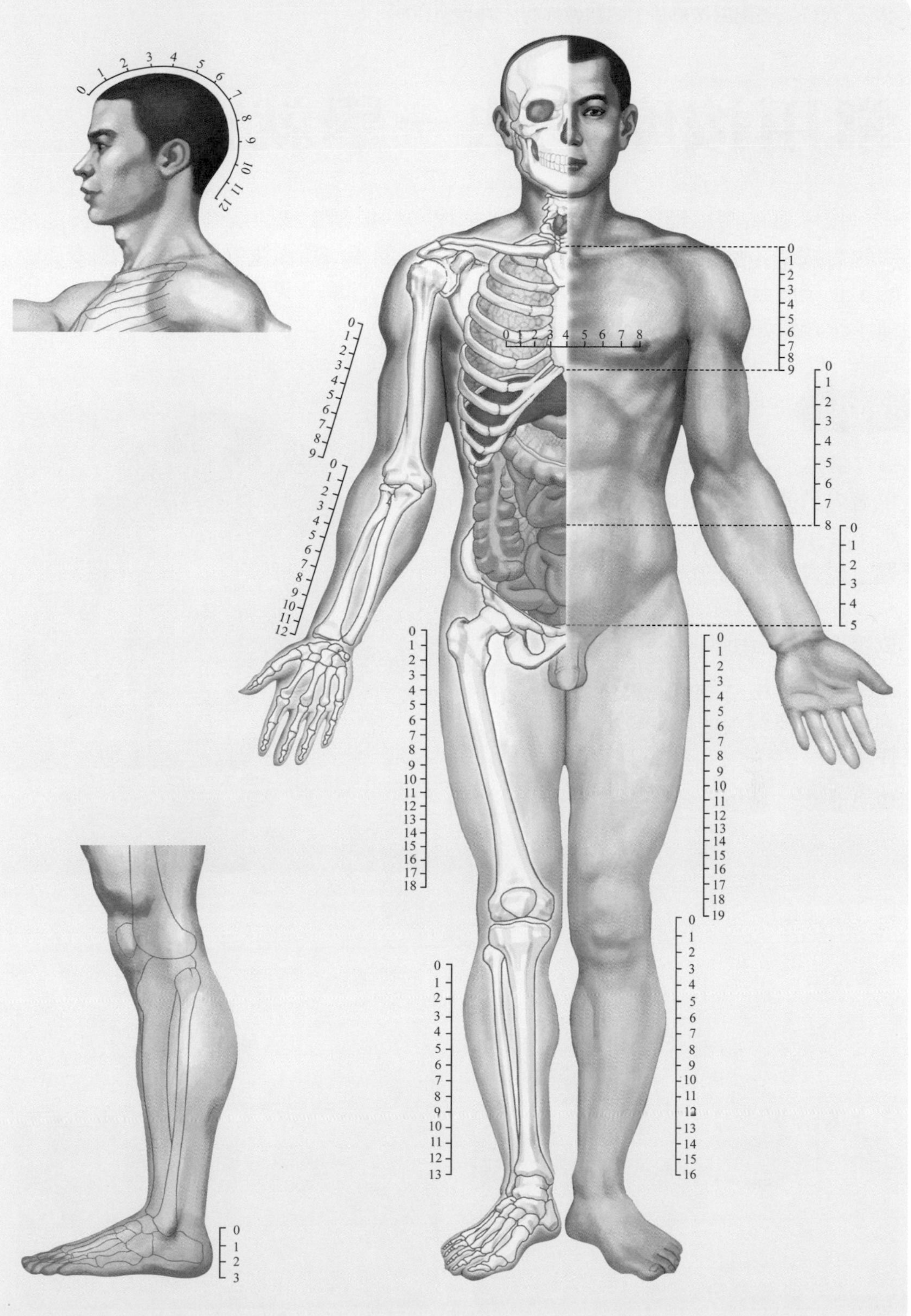

0 1 2 3 4 5 6 7 8 9 10 11 12
0 1 2 3 4 5 6 7 8
0 1 2 3 4 5 6 7 8 9
0 1 2 3 4 5 6 7 8 9
0 1 2 3 4 5 6 7 8
0 1 2 3 4 5
0 1 2 3 4 5 6 7 8 9 10 11 12
0 1 2 3 4 5 6 7 8 9 10 11 12 13 14 15 16 17 18
0 1 2 3 4 5 6 7 8 9 10 11 12 13 14 15 16 17 18 19
0 1 2 3 4 5 6 7 8 9 10 11 12 13
0 1 2 3 4 5 6 7 8 9 10 11 12 13 14 15 16
0 1 2 3

常用按摩手法一學就會

按摩雖然簡單易行，但還是需要掌握一些按摩手法。按摩手法有多種，常用的有按法、推法、揉法、捏法等。不同的按摩手法所產生的刺激作用是不一樣的，正確而合適的按摩手法可以幫助實現更佳的按摩效果。現將按摩最常用的幾種手法介紹如下。

按法

動作要領 用指、掌、肘或肢體其他部位著力於穴位處，由輕到重逐漸用力按壓，停留一段時間，再由重到輕緩緩放鬆。根據施按部位的不同，可分為指按法、掌按法及肘按法。三種按法針對的按摩部位也有所不同。

按摩功效 按法具有舒筋活絡、放鬆肌肉、消除疲勞、活血止痛、整形復位等作用。

適用部位 適用於全身各部位。

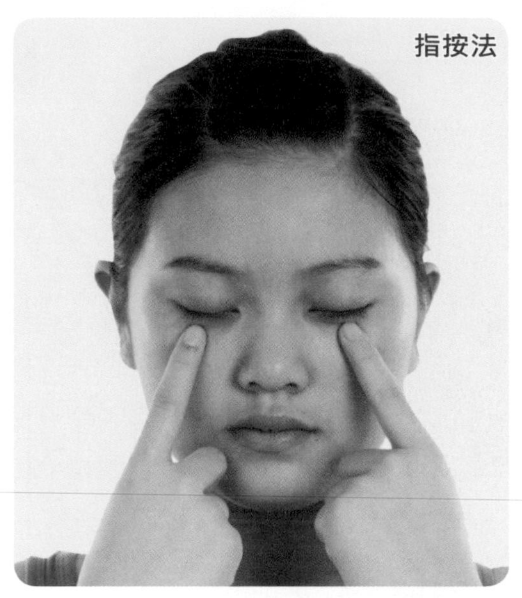
指按法

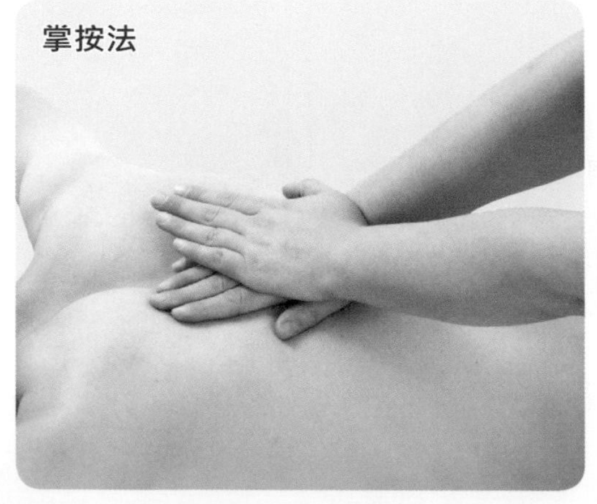
掌按法

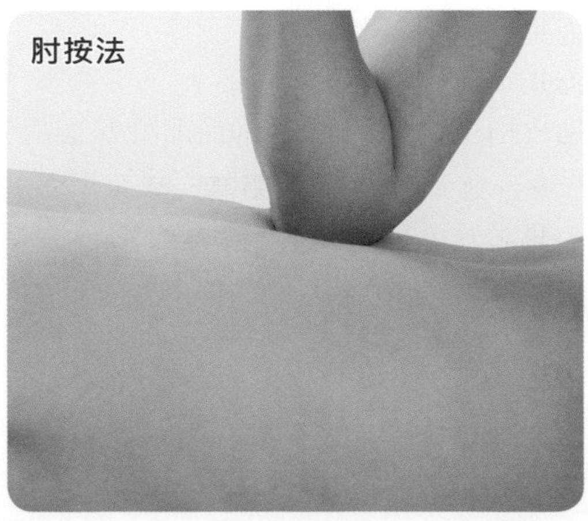
肘按法

揉法

動作要領　用手的不同部位，如手掌、掌根、大魚際、小魚際、拇指或四指指腹等，著力於一定的部位上，做圓形或螺旋形揉動，以帶動該處的皮下組織隨手指或手掌的揉動而滑動。常與按法結合使用。

按摩功效　揉法具有加速血液循環、改善局部組織新陳代謝、活血散瘀、緩解痙攣、軟化瘢痕、緩和強手法刺激和減輕疼痛的作用。

適用部位　適用於全身各部位。

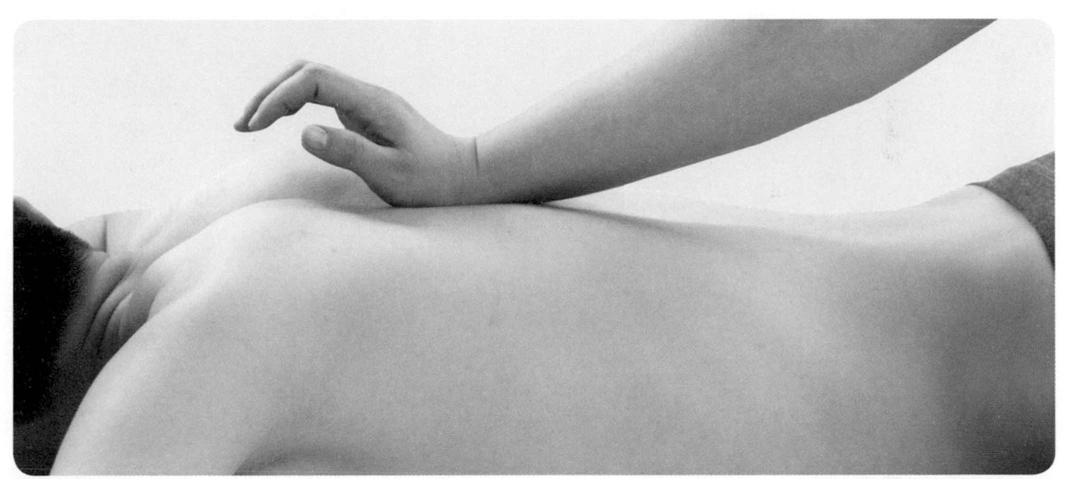

點法

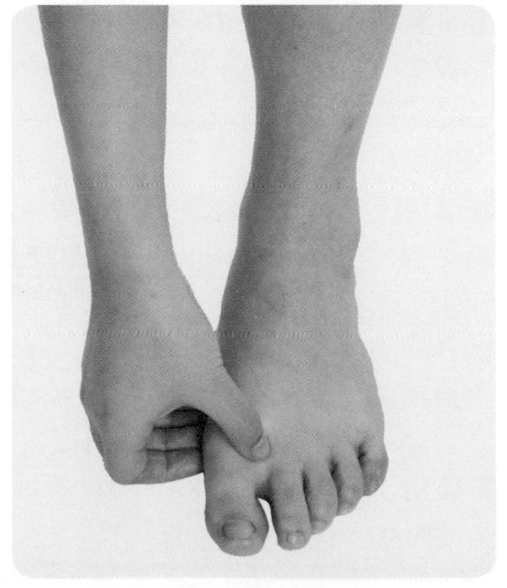

動作要領　點法有拇指點和屈指點兩種。拇指點是用拇指端點壓體表。屈指點有屈拇指（用拇指指間關節橈側點壓體表）和屈食指（用食指近側指間關節點壓體表）。

按摩功效　具有開通閉塞、活血止痛、調整臟腑功能的作用，對脘腹攣痛、腰腿痛等病症常用本法治療。

適用部位　常用在肌肉較薄的骨縫處。

拍法

動作要領　以手指、手掌為著力部位，對體表一定部位進行平穩而有節奏的拍打動作。

按摩功效　具有舒筋活絡、行氣活血、解除痙攣等作用，可治療四肢麻木、半身不遂、肌肉萎縮、風濕性疼痛、局部反應遲鈍、肌肉痙攣等。

適用部位　適用於肩背、腰臀及下肢部。

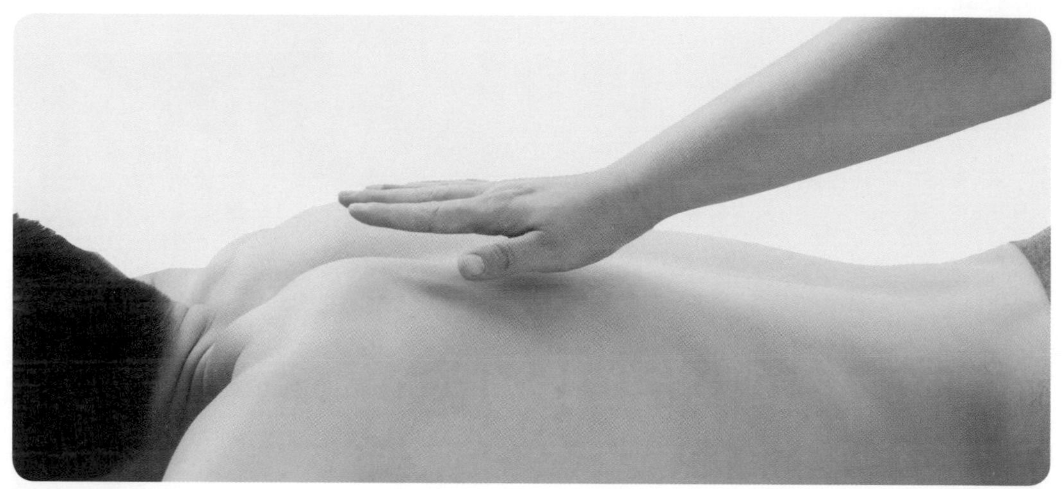

推法

動作要領　以指、掌、拳或肘部著力於身體體表一定穴位上，進行單方向的直線或弧形推動。根據推法用力的大小，可分為輕推法和重推法。

按摩功效　輕推手法受力部位觸感舒服，略微發熱，具有鎮靜止痛、緩和不適感等作用，用於按摩的開始和結束時，以及插於其他手法之間。

重推法受力部位明顯感覺有較強的痛感，具有疏通經絡、理筋整復、活血散瘀、緩解痙攣、加速靜脈血和淋巴液回流等作用。

適用部位　適用於腰背部。

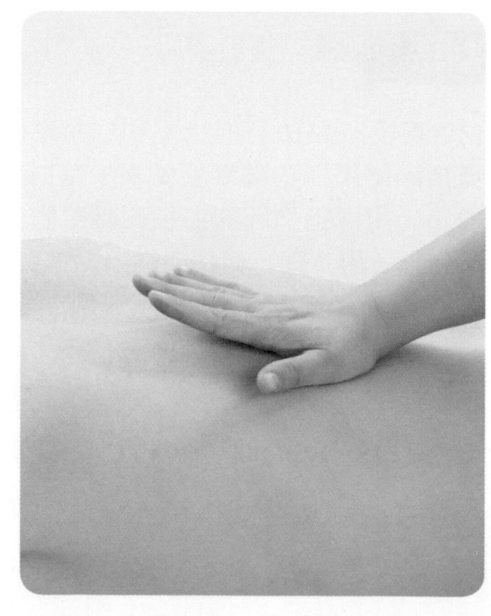

抖法

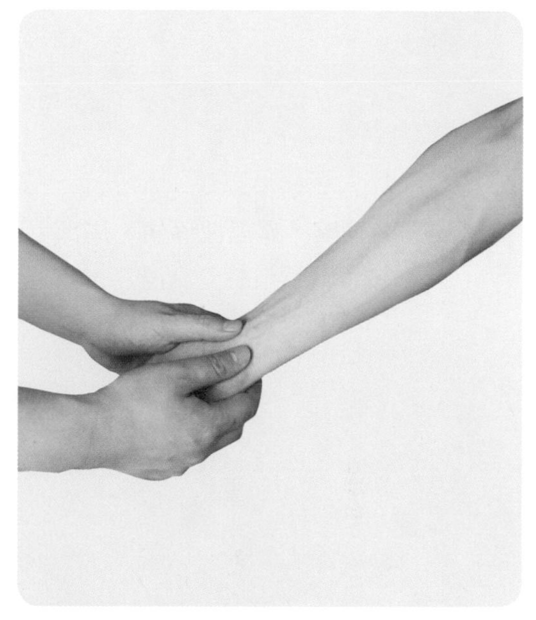

動作要領　用雙手握住被按摩者的腕（或踝）部做上下左右的小幅度擺動，使波動感上傳至肩肘部（或小腿部）。上肢可做上下左右的抖動，下肢一般可做上下抖動。

抖動肌肉時，用手輕輕抓住肌肉，進行短時間的左右快速抖動。

按摩功效　具有和中理氣、消積導滯、調節腸胃蠕動、活血散瘀和鎮靜、解痙、止痛等作用。

適用部位　適用於四肢。

捏法

動作要領　拇指外展，其餘四指併攏，手成鉗形，做環形旋轉揉捏動作，邊揉捏邊做螺旋形向心方向推進。

按摩功效　具有促進局部血液循環和新陳代謝、增加肌力和防治肌肉萎縮、緩解肌肉痙攣、消除肌肉疲勞和活血散瘀止痛等作用。常與揉法交替使用。

適用部位　適用於頸項、腰脊、四肢及肌肉肥厚處。

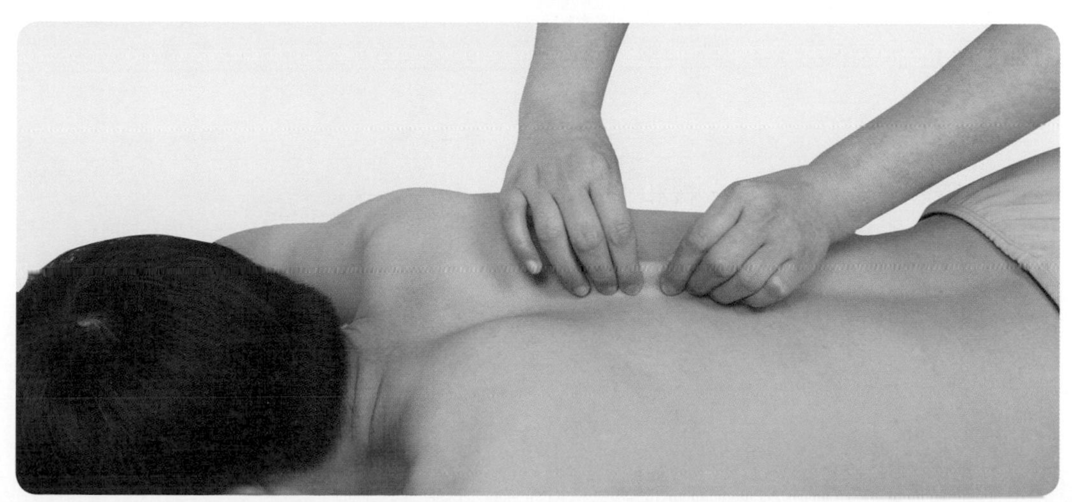

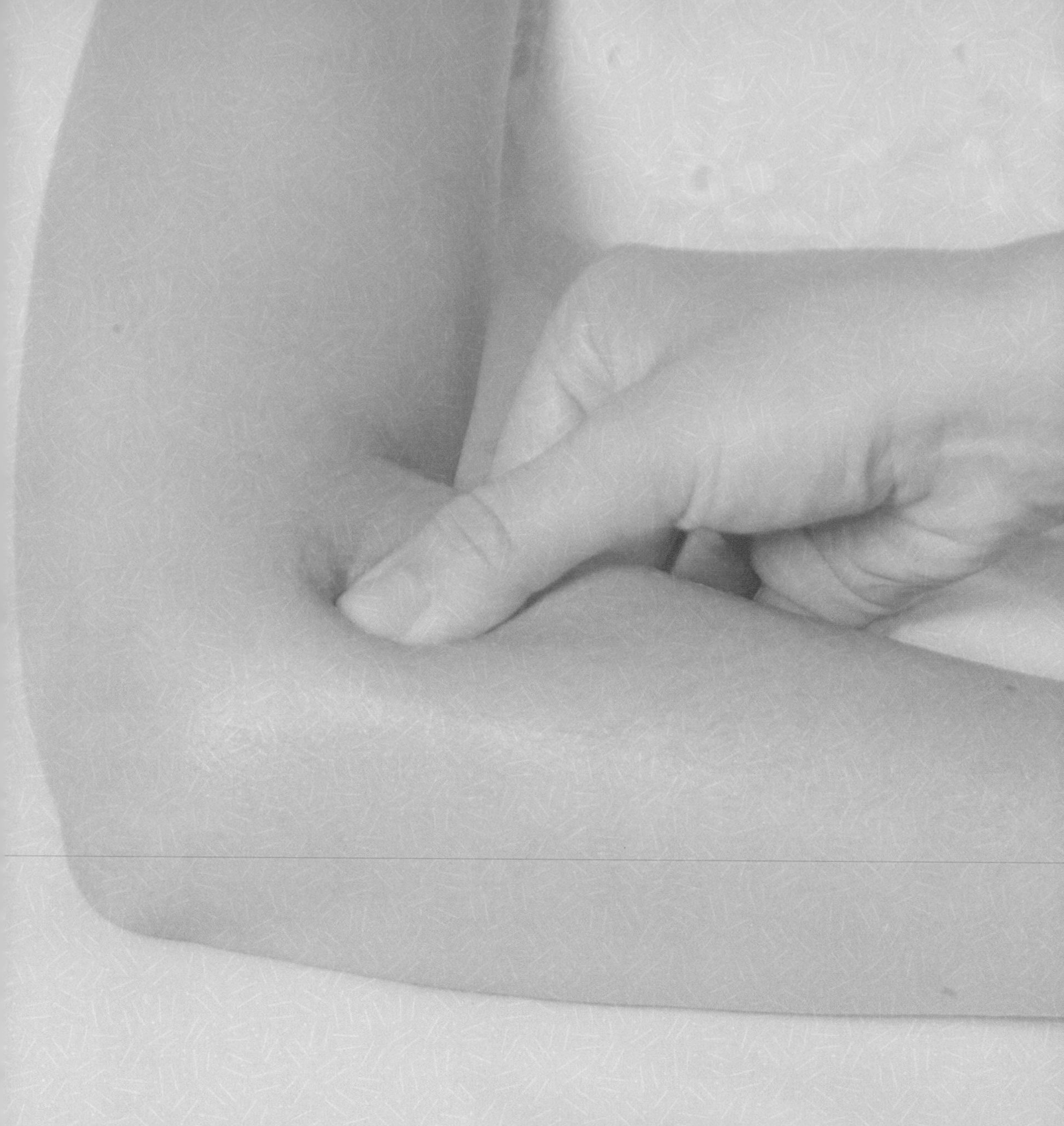

穴位 完美配對按摩法
名醫教你對症調養消百病

第2章

配伍不可不知的重要穴位

經過歷代中醫千百年的摸索，
總結出了一些經典、常用、重要穴位，
這些穴位在配伍的時候經常會用到，
了解這些穴位的位置和功效，
在學習配伍按摩的時候就會事半功倍。

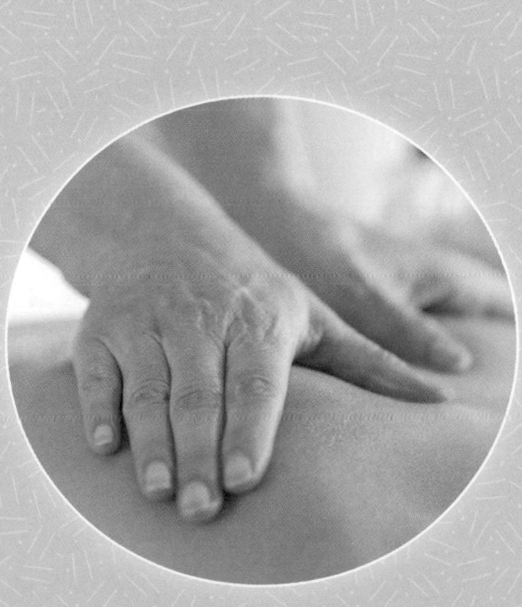

四總穴
穴位按摩的綱領穴

所謂綱領性的穴位，就是大多數情況下某一類疾病的按摩都會用到這個穴位，幾乎是該類疾病配伍的專有穴位，同時也是最有效的穴位。

傳統中醫的四總穴是足三里穴、委中穴、列缺穴、合谷穴，現代中醫根據臨床實踐，又增補了內關穴、三陰交穴、阿是穴、水溝穴四個穴位。歌訣分別如下。

古版四總穴歌訣

肚腹三里留，
腰背委中求，
頭項尋列缺，
面口合谷收。

現代增補版四總穴歌訣

心胸取內關，
小腹三陰謀，
酸痛阿是穴，
急救刺水溝。

歌訣精解

【肚腹三里留】

與肚腹相關的疾病一般都可以通過按摩足三里穴來治療，主要為脾胃、腸胃類疾病和肝、男女小腹部位的疾病等。

足三里穴是足陽明胃經的重要穴位，有調理脾胃、補中益氣、通經活絡、通調三焦等作用。

【腰背委中求】

與腰背相關的疾病都可以配伍按摩委中穴，主要為項部、腰背、臀部等身體背面的酸痛疾病。

委中穴是足太陽膀胱經的重要穴位，具有舒筋通絡、散瘀活血、清熱解毒等功效。

【頭項尋列缺】

各種頭痛、頸項強直類疾病可以按摩列缺穴，另外，還可以治療咽喉、牙齒等疾病。

列缺穴是手太陰肺經的重要穴位，有祛風通絡、宣肺止咳、利氣止痛的作用。

【面口合谷收】

面部、口腔的各種疾病都可以按摩合谷穴。

合谷穴是手陽明大腸經的重要穴位，對頭面部各種疼痛的止痛效果尤為有效，孕婦禁用。

【心胸取內關】

心胸部位的疾病可以通過按摩內關穴來緩解，比如各種胸悶、心悸、胸脅痛等。

內關穴是手厥陰心包經的重要穴位，有寬胸理氣、寧心安神的功效。

【小腹三陰謀】

小腹部位的疾病按摩大多與三陰交穴分不開，主要為各種男女疾病，以及其他一些與腎功能相關的疾病。

三陰交穴是足太陰脾經的重要穴位，婦科保健第一穴，有滋陰補陽、益氣調氣作用。

【酸痛阿是穴】

阿是穴又稱壓痛點、天應穴、不定穴等。這一類腧穴既無具體名稱，又無固定位置，而是以壓痛點或其他反應點而定，多位於病變的附近，也可在與其距離較遠的部位。臨床上醫生根據按壓時患者酸、麻、脹、痛、重等感覺和皮膚變化等而予以臨時認定。

「酸痛阿是穴」意指肌肉酸痛的時候，採取哪痛按哪的原則。

【急救刺水溝】

水溝穴也叫人中，具有醒神開竅、清熱息風的功效，主治昏迷、暈厥、癲狂、急慢驚風、消渴等多種疾病。

遇到中暑、溺水、驚嚇、疼痛等情況導致的昏厥，可以用掐按或針刺水溝穴的方法來進行急救。

五輸穴

每條經脈在四肢部位的 5 個常用穴

五輸穴，是十二經脈各經分布於肘膝關節以下，經氣出、溜、注、行、入之處的五個重要腧穴，即井、滎、輸、經、合。各經的五輸穴從四肢末端起向肘膝方向依次排列，並以水流大小的不同名稱命名，比喻各經脈氣自四肢末端向上，像水流一樣由小到大，由淺入深的特點。《靈樞・九針十二原》指出：「所出為井，所溜為滎，所注為輸，所行為經，所入為合。」這是對五輸穴經氣流注特點的概括。

五輸穴表

	井	滎	輸	經	合
肺	少商穴	魚際穴	太淵穴	經渠穴	尺澤穴
大腸	商陽穴	二間穴	三間穴	陽谿穴	曲池穴
胃	厲兑穴	內庭穴	陷谷穴	解谿穴	足三里穴
脾	隱白穴	大都穴	太白穴	商丘穴	陰陵泉穴
心	少衝穴	少府穴	神門穴	靈道穴	少海穴
小腸	少澤穴	前谷穴	後谿穴	陽谷穴	小海穴
膀胱	至陰穴	通谷穴	束骨穴	崑崙穴	委中穴
腎	湧泉穴	然谷穴	太谿穴	復溜穴	陰谷穴
心包	中衝穴	勞宮穴	大陵穴	間使穴	曲澤穴
三焦	關衝穴	液門穴	中渚穴	支溝穴	天井穴
膽	足竅陰穴	俠谿穴	足臨泣穴	陽輔穴	陽陵泉穴
肝	大敦穴	行間穴	太衝穴	中封穴	曲泉穴

五輸穴各有所主病症。《靈樞・順氣一日分為四時》說：「病在藏者取之井，病變於色者取之滎，病時間隔時甚者取之輸，病變於音者取之經，經滿而血者，病在胃及以飲食不節得病者取之合。」《難經・六十七難》說：「井主心下滿，滎主身熱，輸主體節重痛，經主喘咳寒熱，合主逆氣而洩。」

井穴

井，指地下泉水初出，微小而淺。井穴多位於手足之端，多用於昏迷、厥證。井穴是十二經脈之「根」，陰陽經脈之氣相交之所，有疏通氣血、開竅醒神、瀉熱清神的作用。

滎穴

滎，指小水成流。滎穴多位於掌指或蹠（足掌）趾關節上，主要用於清瀉各經熱證，陽經主外熱，陰經主內熱。

輸穴

輸，指水流漸大可輸送、灌注。輸穴多位於掌腕或蹠關節部。陽經輸穴主治各經痛症及循經遠道病症；陰經輸穴即各經原穴，主治及反映所屬臟器病症。

經穴

經，指水流行經較直、較長。經穴多位於腕踝關節以上，主要用於循經遠道作為配穴（取某穴的同時在本經遠端取穴相配），用於寒熱、喘咳等。

合穴

合，指水流匯合入深。合穴多位於肘膝關節附近。陰經合穴用於胸部及腹部病症；足陽經合穴主要用於腑病；手陽經合穴多用於外經病症。

六腑中，胃、膀胱、膽屬足三陽經，各有合穴；大腸、小腸、三焦屬手三陽經，因臟器位於腹部，應於下肢，故除在手陽經各有合穴外，在有關的足陽經上也各有一合穴。

八會穴

臟、腑、氣、血、筋、脈、骨、髓
精氣匯聚之地

八會穴即臟、腑、氣、血、筋、脈、骨、髓的精氣分別匯聚之處的八個腧穴。

八會穴首載於《難經》，它與其所屬的八種臟器組織的生理功能有著密切關係，並與經穴中的某些特定穴有重複。

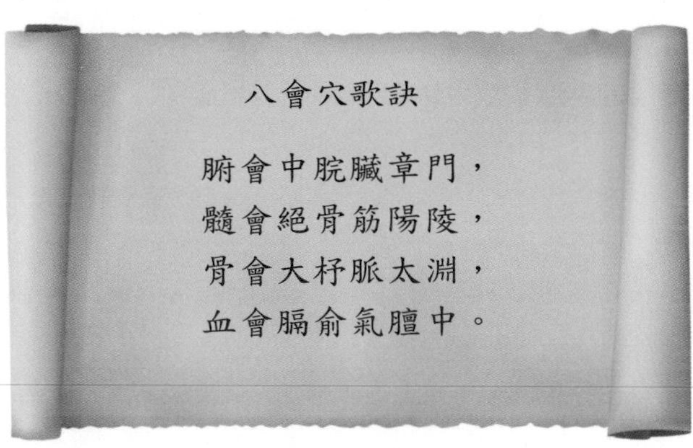

歌訣精解

【腑會中脘臟章門】

胃為「太倉」，主受納、腐熟水穀，故為「水穀氣血之海」，與脾合稱「後天之本」，六腑皆稟於胃，中脘是胃之募穴，故為腑之會穴。

脾主運化水穀精微，五臟六腑、四肢百骸皆賴以養，為「後天之本」，氣血生化之源，五臟皆稟於脾，章門為脾之募穴，故為臟之會穴。

【髓會絕骨筋陽陵】

絕骨即懸鍾穴，位於足外踝尖上 3 寸，屬膽經，《靈樞・經脈篇》說：「膽足少陽之脈……是主骨所生病者」，諸髓皆屬於骨，故為髓之會穴。

陽陵泉在膝下腓骨頭前，是膽經之合穴，肝與膽相表裡，而肝主筋，膝又為筋之府，故稱陽陵泉為筋之會穴。

【骨會大杼脈太淵】

大杼穴在第 1 胸椎棘突下兩旁，屬足太陽膀胱經，膀胱與腎相表裡，腎主骨，古稱椎骨為杼骨，髓自腦注脊，下貫尾骶，滲諸骨節。〔明〕張世賢說：「諸骨自此擎架，往下支生，故骨會於大杼。」

太淵穴位於腕掌側橫紋橈側（寸口）動脈搏動處，屬手太陰肺經，是脈之大會，肺朝百脈，故太淵穴為脈之會穴。

【血會膈俞氣膻中】

膈俞穴在第 7 胸椎下，兩旁開 1.5 寸處，其上為心俞，下為肝俞。心主血脈、肝藏血，故稱膈俞穴為血之會穴。

膻中當胸中，為宗氣積聚之處。《靈樞．邪客篇》說：「宗氣積於胸中，出於喉嚨，以貫心脈而行呼吸焉」，為心包絡之募穴。《靈樞．海論》說：「膻中者，為氣之海」，故膻中為氣之會穴。

八會穴表

	臟會	腑會	氣會	血會	筋會	脈會	骨會	髓會
穴名	章門穴	中脘穴	膻中穴	膈俞穴	陽陵泉穴	太淵穴	大杼穴	懸鍾穴
經屬	脾經	任脈	心包經	膀胱經	膽經	肺經	膀胱經	膽經

在臨床上，由於八會穴在生理上與臟、腑、氣、血、筋、脈、骨、髓的特殊關係，故而在治療上有其特殊的效果。凡屬以上各類疾病，都可配其會穴進行治療，如以太淵穴為主穴，配以內關穴，治療「無脈症」，取大杼穴治小兒麻痺症的上肢癱瘓，針中脘穴治胃痛，灸章門穴治脾虛不運等均有較好的療效。另外，八會穴還能治療某些熱病。

十二原穴
對應治療相應臟腑疾病

原穴，是臟腑原氣經過和留止的腧穴。十二經脈在腕、踝關節附近各有一個原穴，合為十二原穴。陰經的原穴即本經五輸穴的輸穴，陽經則於輸穴之外另有原穴。

原，含本原、真元之意。原氣又稱元氣，來源於臍下腎間，是人體生命的本源，是維持生命活動最基本的動力。原氣通過三焦輸布於全身臟腑、十二經脈，其在四肢部駐留的部位就是原穴，由此可見原穴在人體中的重要性。

十二原穴表

經脈	原穴
肺	太淵穴
大腸	合谷穴
胃	衝陽穴
脾	太白穴
心	神門穴
小腸	腕骨穴
膀胱	京骨穴
腎	太谿穴
心包	大陵穴
三焦	陽池穴
膽	丘墟穴
肝	太衝穴

五臟有疾，當取之十二原

原穴在臨床上主要用於臟腑疾病的診斷和治療。「五臟有疾，應出十二原」、「五臟有疾，當取之十二原」。因為原穴稟受五臟精氣，傳輸到365個腧穴中去，從而滲灌皮膚肌肉，營養全身。五臟如果有病，就會集中反映到十二原穴。因此，根據原穴部位出現的異常變化，就可以推測判斷臟腑功能的盛衰、氣血盈虧的變化。

在臨床上，原穴有祛邪和扶正補虛的功能。按摩原穴能使三焦原氣通達，從而激發原氣，調動體內的正氣以抗禦病邪，臨床主要用來治療五臟病變。

原穴常用配伍方法

原穴在具體應用時，還可與其他腧穴相配伍。常用的配伍方法有臟腑原穴相配、原絡相配、原俞相配、原合相配等，具體如下：

臟腑原穴相配

臟腑原穴相配為五臟原穴與六腑原穴上下的配穴法。適用於內臟有病而症狀主要反映在體表器官的病變。從部位上講，內為陰，外為陽。陰經經穴主治偏重內臟疾患；陽經經穴主治偏重於體表器官疾患，在內臟有病主要反映在體表器官的情況下，取陰經原穴的同時配以陽經原穴可增強療效。其配穴原則是，少陰配少陽、太陰配太陽、厥陰配陽明。取穴時上下肢相應，是陰陽經同氣相求之意。

原絡相配

原絡相配可分為表裡原絡相配及同經原絡相配，是取同一上肢或同一下肢的原絡相配的方法。表裡經原絡相配，適用於某些經有病，兼有表經或裡經的病症；具體方法是，某經的病症，先取該經的原穴為主，再配用有關表裡經的絡穴為輔，原為主，絡為客，故又稱之為主客原絡配穴法。如手太陰肺經發病，出現咳喘、氣急，兼見腹脹、腸鳴、大便失調等手陽明大腸經病候，可取肺經原穴太淵穴為主，輔以大腸經絡穴偏歷穴為客。

原俞相配

原俞相配即分別將本臟腑的原穴與相應的背俞穴相配。這是取原穴與俞穴在主治上存在的共性，以相互協同增強療效的一種配穴法，對陰性病證（包括裡證、虛證、寒證）較為適宜。如取肺的背俞穴與肺經的原穴太淵穴治療氣虛喘咳等。

原合相配

原合相配可分為表裡經原合相配、同經或異經原合相配等多種形式。表裡經原合相配，通常是取陰經（裡）原穴配以陽經（表）的合穴或下合穴。如脾胃失和所致的噁心、嘔吐、腹脹，可取脾經原穴太白穴，配胃經合穴足三里穴以健脾和胃、升清降濁，此為表裡雙治之法。而同經原合相配如手陽明大腸經原穴合谷穴配曲池穴，為雙調氣血，清理上焦，善治頭目疼痛、牙齦腫痛。

十二背俞穴

與募穴搭配治療臟腑疾病

背俞穴是臟腑經氣輸注於背腰部的腧穴，簡稱俞穴，屬膀胱經穴，與相應臟腑位置的高低基本一致，與臟腑有密切關係。共 12 穴，即肺俞穴、厥陰俞穴、心俞穴、肝俞穴、膽俞穴、脾俞穴、胃俞穴、三焦俞穴、腎俞穴、大腸俞穴、小腸俞穴、膀胱俞穴。

背俞穴除治療相應臟腑病外，還可治療與該臟腑有關聯的五官病、肢體病。

背俞穴常和募穴配伍，治療臟腑病。

十二背俞穴與臟腑對應關係

十二背俞穴	所在脊椎節段	相關的組織器官
肺俞穴	第 3 胸椎	肺、氣管、咽等呼吸系統
厥陰俞穴	第 4 胸椎	心臟、心包等心血管系統
心俞穴	第 5 胸椎	心臟、心包等心血管系統
肝俞穴	第 9 胸椎	肝
膽俞穴	第 10 胸椎	膽、胰腺
脾俞穴	第 11 胸椎	脾及胃、十二指腸等消化系統
胃俞穴	第 12 胸椎	脾及胃、十二指腸等消化系統
三焦俞穴	第 1 腰椎	胃、十二指腸、結腸、膀胱等
腎俞穴	第 2 腰椎	腎、膀胱、子宮、卵巢等泌尿生殖系統
大腸俞穴	第 4 腰椎	大腸、乙狀結腸、直腸
小腸俞穴	第 1 骶骨	小腸、腎
膀胱俞穴	第 2 骶骨	膀胱、攝護腺、尿道等泌尿生殖系統

十二募穴
與背俞穴陰陽相應調理臟腑

募穴位於胸腹部的有關經脈上，其位置與相關臟腑所處部位相近，為臟腑之氣結聚之處的特定穴。胸腹為陰，故《難經・六十七難》說：「五臟募皆在陰。」募穴多用於診斷和治療本臟腑病症。「募」，有聚集、匯合之意。五臟、心包絡及六腑各有募穴 1 個，共計 12 個。

募穴歌

大腸天樞肺中府，小腸關元心巨闕，
膀胱中極腎京門，肝募期門膽日月，
胃募中脘脾章門，三焦募在石門穴，
膻中穴是包絡募，從陰引陽是妙決。

十二募穴表

正中		兩側	
臟腑	募穴	臟腑	募穴
肺	中府穴	大腸	天樞穴
心	巨闕穴	小腸	關元穴
腎	京門穴	膀胱	中極穴
肝	期門穴	膽	日月穴
脾	章門穴	胃	中脘穴
心包	膻中穴	三焦	石門穴

臨床上臟腑有病可取其所屬的募穴，尤其腑病多取募穴，或俞穴、募穴相配治療，效果較顯著。

十六郤穴
陰經治血症，陽經治氣症

郤穴，經穴分類名。郤，是間隙的意思，經脈之氣深聚之處的穴位稱郤穴。郤，又有彎曲的含義，郤穴可說是氣血曲折會聚的空隙。十二經脈及陰蹺脈、陽蹺脈、陰維脈、陽維脈各有郤穴 1 個，合為十六郤穴，大多分布於四肢肘膝以下。

郤穴常用來治療本經循行所過部位及所屬臟腑的急性病症，陰經郤穴多用於治療血分病症，陽經郤穴多用於治療氣分病症，如急性疼痛、氣形兩傷等。當臟腑發生病變時，亦常在相應的郤穴出現疼痛、酸脹及反應物，臨床常用作診斷疾病的參考。

郤穴臨床上多用於治療急性病症，如胃痛取梁丘穴、吐血取孔最穴等。

十六郤穴表

經脈	郤穴	經脈	郤穴
肺	孔最穴	心包	郤門穴
大腸	溫溜穴	三焦	會宗穴
胃	梁丘穴	膽	外丘穴
脾	地機穴	肝	中都穴
心	陰郤穴	陰蹺脈	交信穴
小腸	養老穴	陽蹺脈	跗陽穴
膀胱	金門穴	陰維脈	築賓穴
腎	水泉穴	陽維脈	陽交穴

下合穴

六腑疾病找下合

「下合穴」是根據《靈樞・邪氣臟腑病形》「合治內府」的理論而提出來的，即指「胃合於三里，大腸合於巨虛上廉，小腸合入於巨虛下廉，三焦合入於委陽，膀胱合入於委中央，膽合入於陽陵泉」。

因大腸、小腸、三焦三經在上肢原有合穴，而以上六穴都在下肢，為了區別，故以下合穴命名。其理論根據首見於《靈樞・本輸》「六腑皆出足之三陽，上合於手者也」。因「大腸、小腸皆屬於胃」，所以大腸、小腸的下合穴在胃經上；《針灸甲乙經》指出：「委陽，三焦下輔俞也……此足太陽之別絡也。」膀胱主藏津液，三焦主水液代謝，故三焦與膀胱關係密切，因此，三焦的下合穴在膀胱經上；胃、膽、膀胱三經的合穴，本在下肢，因此，以上六穴稱為六腑下合穴。

下合穴是治療六臟病症的主要穴位，《素問・咳論》說：「治府者治其合。」如足三里穴治療胃脘痛；下巨虛穴治療泄瀉；上巨虛穴治療腸癰、痢疾；陽陵泉穴治療蛔厥；委陽穴、委中穴治療三焦氣化失常而引起的癃閉、遺尿等，都為臨床所常用。

下合穴歌

胃經下合三里鄉，上下巨虛大小腸，
膀胱當合委中穴，三焦下合屬委陽，
膽經之合陽陵泉，腑病用之效必彰。

六腑下合穴表

	胃	大腸	小腸	膀胱	三焦	膽
下合穴	足三里穴	上巨虛穴	下巨虛穴	委中穴	委陽穴	陽陵泉穴
所在經脈	足陽明胃經	足陽明胃經	足陽明胃經	足太陽膀胱經	足太陽膀胱經	足少陽膽經

八脈交會穴

既治交會兩脈病，也治交會處疾病

八脈是指奇經八脈，即任脈、督脈、衝脈、帶脈、陰維脈、陽維脈、陰蹺脈、陽蹺脈。這八脈與十二正經脈氣相通的八個腧穴即稱為八脈交會穴。

這裡的相通，應當理解為通過各穴本身所屬經脈而通向奇經八脈。後來將這種相通關係說成「交會」，所以稱作「八脈交會穴」，並非直接相交。

八脈交會八穴歌

公孫衝脈胃心胸，內關陰維下總同，
臨泣膽經連帶脈，陽維目銳外關逢，
後谿督脈內眥頸，申脈陽蹺絡亦通，
列缺任脈行肺系，陰蹺照海膈喉嚨。

歌訣精解

- 公孫穴通過足太陰脾經入腹會於關元穴，在此處與衝脈相通；內關穴通過手厥陰心包經起於胸中，與陰維脈相通。以上兩對經脈會合於心、胃、胸，故交會兩穴相配可主治胃及心、胸之病。
- 足臨泣穴通過足少陽膽經過季脅，與帶脈相通；外關穴通過手少陽三焦經在肩部天髎穴與陽維脈相通。以上兩對經脈會合於目銳眥、耳後、頰、頸、肩，故交會兩穴相配可主治目銳眥、耳後、頰、頸、肩之病。
- 後谿穴通過手太陽小腸經交肩會於大椎穴，與督脈相通；申脈穴通過足太陽膀胱經與陽蹺脈相通。以上兩對經脈會合於目內眥、頸項、耳、肩，故交會兩穴相配可主治目內眥、頸項、耳、肩、膊、小腸、膀胱之病。

● 列缺穴通過手太陰肺經循喉嚨，與任脈相通；照海穴通過足少陰腎經循陰股入腹達胸，與陰蹺脈相通。以上兩對經脈會合於肺系、咽喉、胸膈，故交會兩穴相配可主治肺系、咽喉、胸膈之病。

八脈交會穴表

八穴	經屬	通八脈	會合部位
公孫穴	足太陰脾經	衝脈	胃、心、胸
內關穴	足厥陰肝經	陰維脈	
外關穴	手少陽三焦經	陽維脈	目外眥、頰、頸、耳後、肩
足臨泣穴	足少陽膽經	帶脈	
後谿穴	手太陽小腸經	督脈	目內眥、頸項、耳、肩
申脈穴	足太陽膀胱經	陽蹺脈	
列缺穴	手太陰肺經	任脈	肺系、胸膈、喉嚨
照海穴	足少陰腎經	陰蹺脈	

由於奇經與正經的經氣通過八穴相會通，所以此八穴既能治奇經病，又能治正經病。如公孫穴通衝脈，故公孫穴既能治足太陰脾經之病，又能治衝脈之病。

八脈交會穴本身也是四組非常有效的配伍穴，且是上下相應配穴法的經典運用。如下肢公孫穴配上肢內關穴治療胃、心、胸部病症，上肢列缺穴配下肢照海穴治咽喉、胸膈、肺等疾病。

奇經八脈

奇經八脈是任脈、督脈、衝脈、帶脈、陰蹺脈、陽蹺脈、陰維脈、陽維脈的總稱。它們與十二正經不同，既不直屬臟腑，又無表裡配合關係，其循行別道奇行，故稱奇經。

奇經八脈的功能主要有兩個：一是溝通十二經脈之間的聯繫；二是對十二正經氣血發揮蓄積滲灌等調節作用。

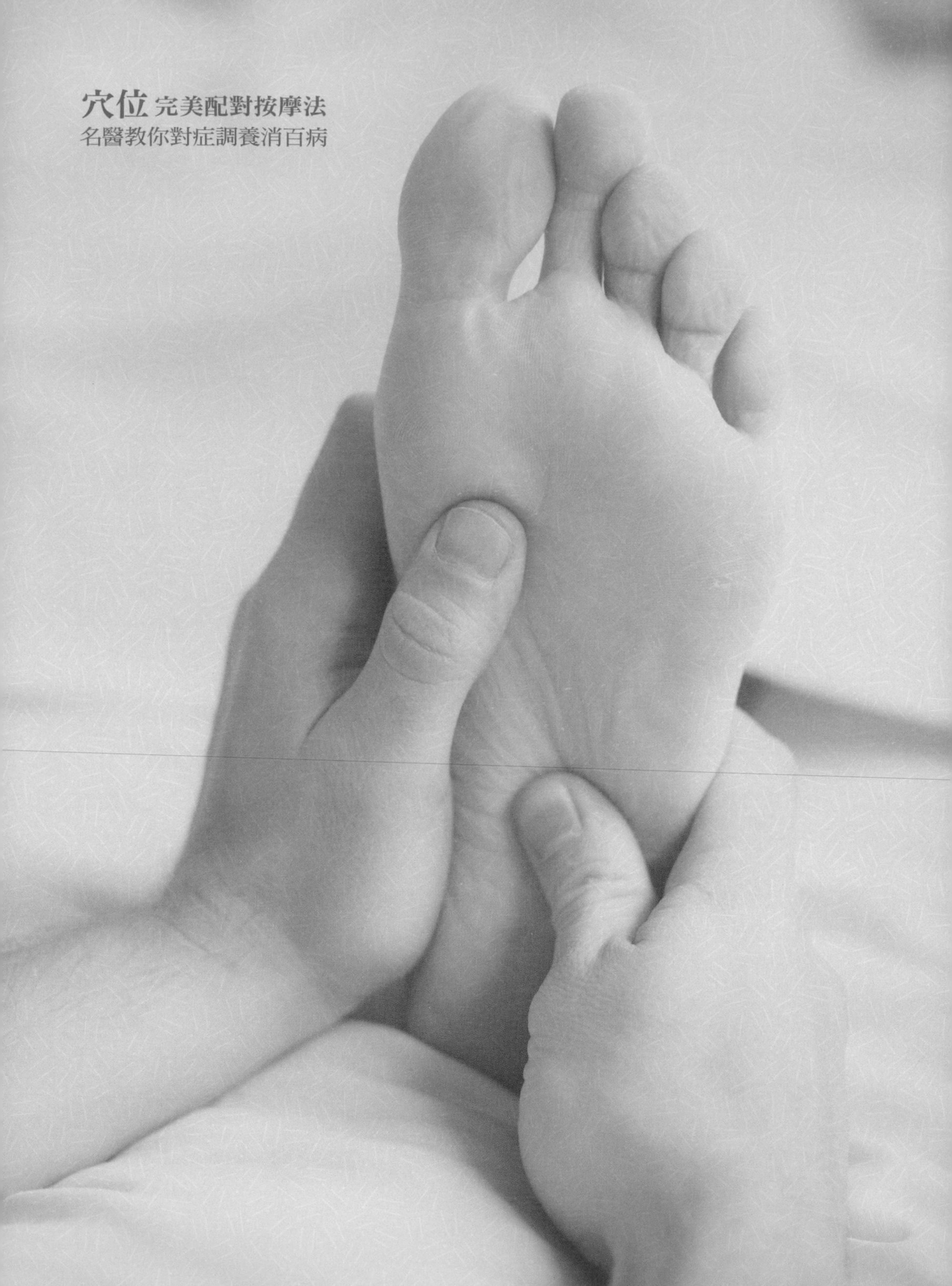

穴位 完美配對按摩法
名醫教你對症調養消百病

第3章

常見病症穴位配伍按摩方

相比單穴按摩，穴位配伍可大大增強治療效果。辨證選穴則能讓治療更有針對性。8大類疾病，80種證型，本章一一剖析病機，合理配穴。

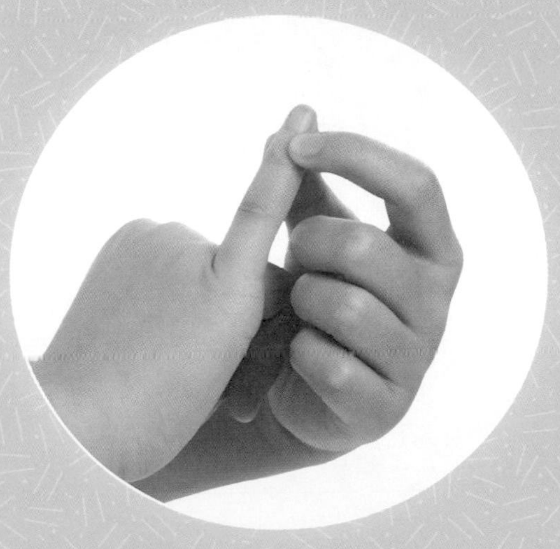

肩頸腰部疾病

風寒濕痺引起的頸椎病

頸椎病屬於中醫「痺病」範疇，其中風寒濕痺所致者最為常見，一般表現為肩頸痛、頭暈頭痛、上肢麻木、肌肉萎縮等，遇風寒症狀加重。

完美配對

大椎穴+後谿穴+天柱穴

通經活絡，益氣壯陽

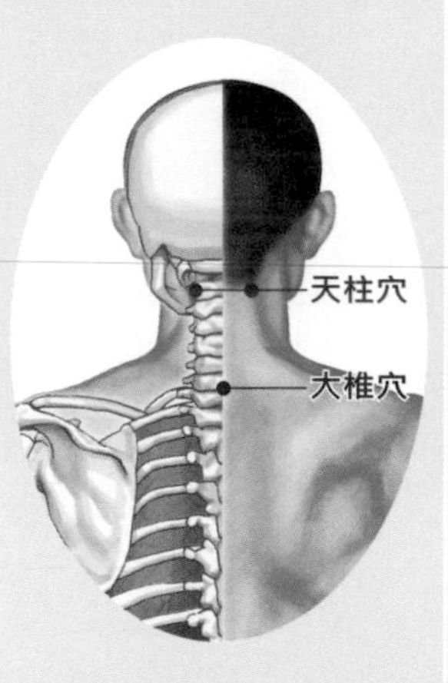

大椎穴屬於督脈，為手足三陽經及督脈之會。督脈統領一身陽氣，足三陽經的陽熱之氣由此匯入本穴並與督脈的陽氣上行頭頸。所以刺激大椎穴能夠激發身上所有陽經的陽氣，從而通經活絡、益氣壯陽。

天柱穴位於頸項兩旁，人體以頭為天，頸項猶擎天之柱，故天柱穴為頭部、頸部、脊椎以及神經疾病的首選穴之一。且天柱穴氣血物質為強勁的陽氣，陽氣循膀胱經在此快速上行。因此按摩此穴有化氣壯陽的作用。

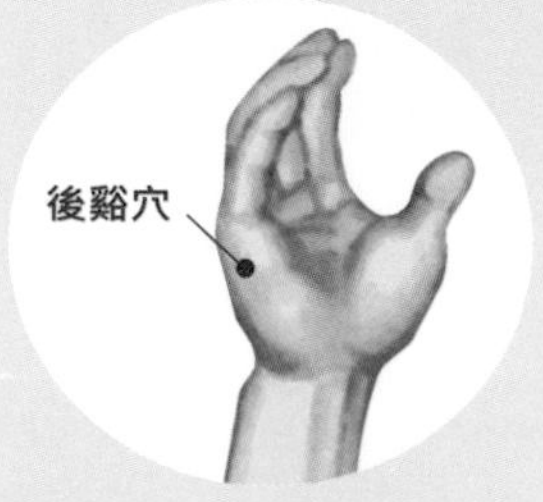

後谿穴是八脈交會穴，與督脈相通。督脈主一身陽氣，陽氣旺，則全身旺。一般按揉幾分鐘後就可振奮全身的陽氣。此外，點揉此穴，對小腸經有熱、腿痛也有很好的療效。

對症調養功效

大椎穴刺激陽氣升發，天柱穴化氣壯陽，後谿穴協助振奮全身陽氣。三者相配，可以調節督脈經氣，升陽祛濕、通絡止痛。

超簡單按摩法

步驟一

按壓大椎穴
3 ～ 5 分鐘

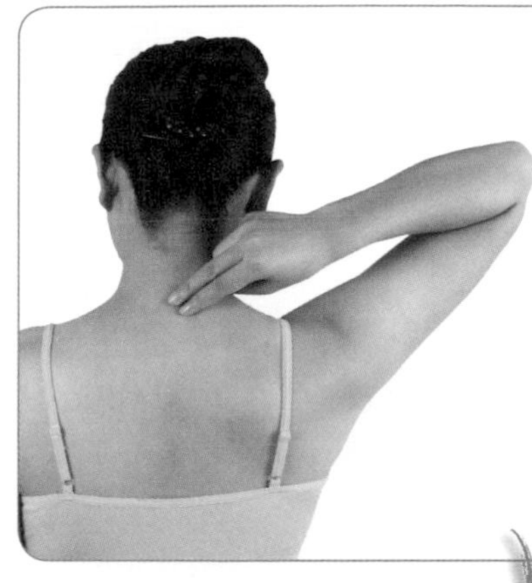

【取法】在頸區，第 7 頸椎棘突下凹陷中，後正中線上。

【按法】低頭，將食指和中指併攏，用力按壓穴位 3 ～ 5 分鐘。

步驟二

按揉天柱穴
20 下

【取法】在頸後區，橫平第 2 頸椎棘突上際，斜方肌外緣凹陷中，後正中線旁開 1.3 寸。

【按法】一邊緩緩吐氣一邊用拇指揉 6 秒，如此反復 20 下。每天 2 次。

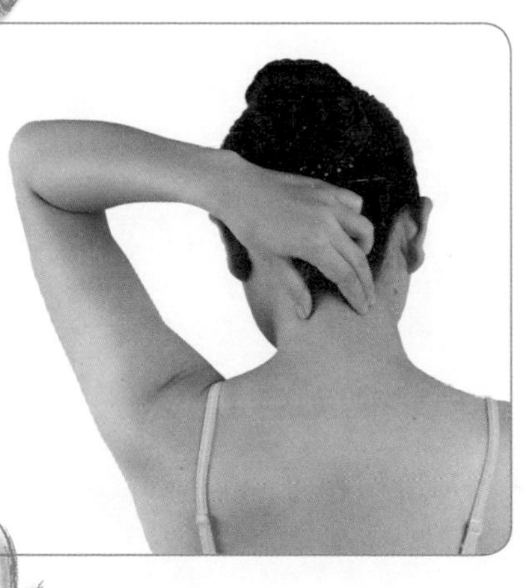

步驟三

掐按後谿穴
3 ～ 5 分鐘

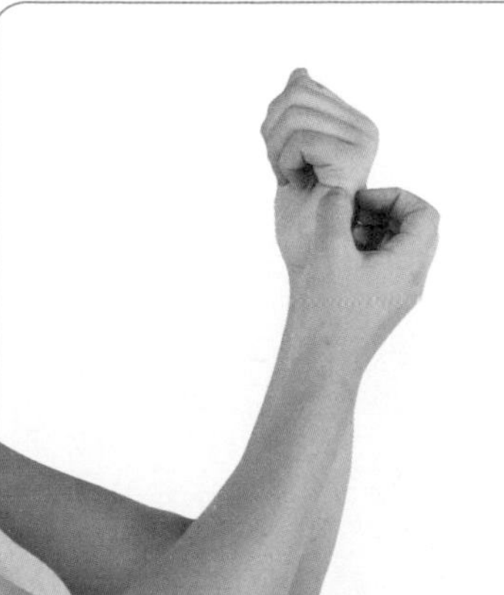

【取法】位於第 5 掌指關節尺側後方，第 5 掌骨小頭後緣，赤白肉際處。

【按法】以拇指指尖有節律地掐按患側後谿穴，以有痛感但舒適為宜，雙手交替按摩。同時輕轉頸部，掐按 3 ～ 5 分鐘。

氣血不通引起的五十肩

氣血不通是引起肩周炎（俗稱五十肩）的一個重要因素，年老體弱、肝腎不足、氣血虧虛都可造成氣血不通。如再加上風寒濕邪、外傷及慢性勞損等外因，就更易誘發本病。主要表現為肩頸持續疼痛，患側上肢抬高、旋轉、前後擺動受限，遇風遇冷感覺沉重隱痛。

完美配對

肩井穴＋肩貞穴＋肩髃穴

祛風除痺，疏利關節

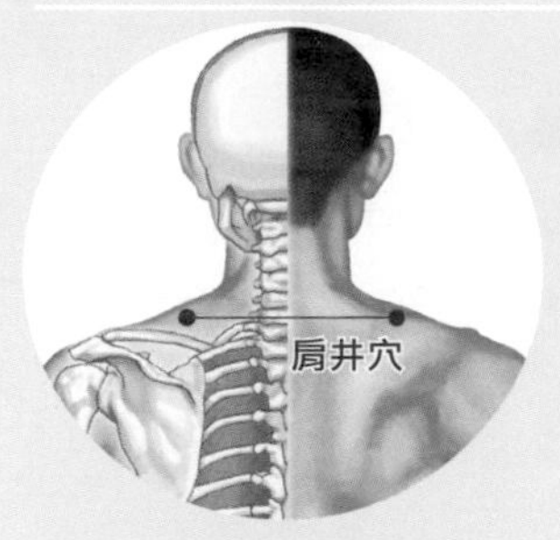

肩井穴屬足少陽膽經穴位，為足少陽膽經、陽維脈之會。具有寬胸理氣、通經活絡的功效，是治療肩背痛、頸項痛、落枕等肩頸疾病的重要穴位。

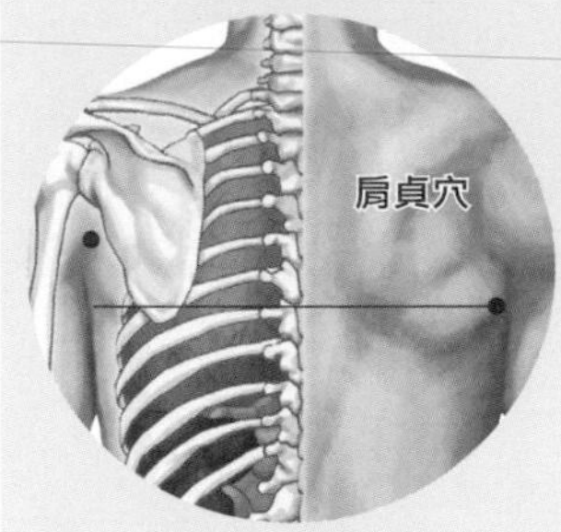

肩貞穴為手足少陽、足陽明與陽維脈交會穴，通一身之陽，調理氣機，疏利肝膽而主難產、胞衣不下、瘰癧諸症；局部用於頸項肩背痛等。

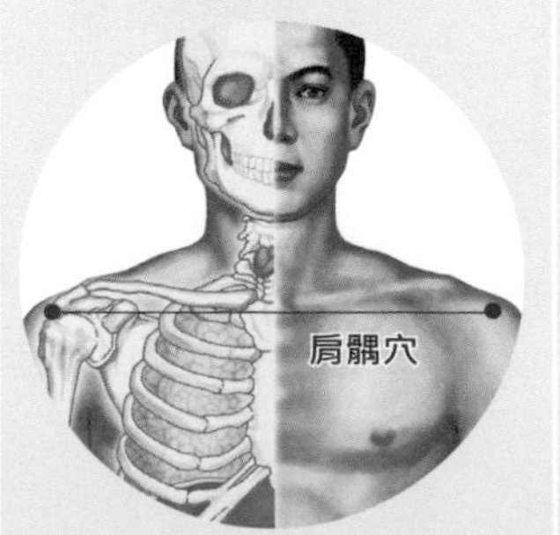

肩髃穴屬手陽明大腸經穴位。手陽明大腸經陽氣盛極，按摩肩穴可疏通此部經絡，升發肩臂部陽氣，驅除聚集在此的風寒濕邪，從而治療五十肩。主治肩臂攣痛、上肢不遂等肩、上肢病症。現代常用於治療五十肩、上肢癱瘓、臂部的神經痛等。

對症調養功效

肩井穴舒經活絡，肩貞穴調理氣機，肩髃穴溫陽驅寒。三穴都位於肩部，相配可調理多種肩頸疾病。

超簡單按摩法

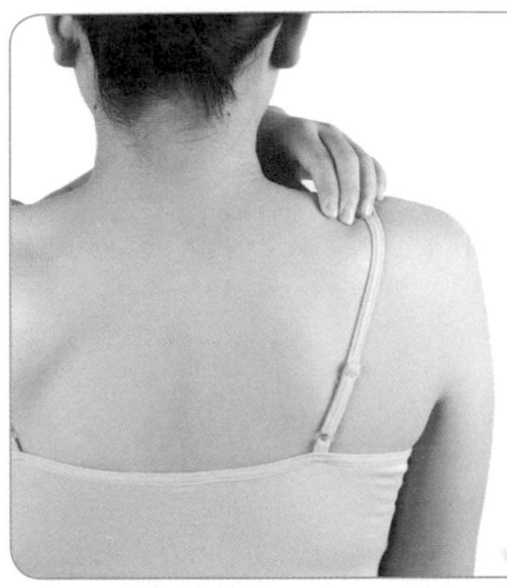

【取法】在肩胛區，第 7 頸椎棘突與肩峰最外側點連線的中點。

【按法】用對側手的拇指、食指和中指拿捏穴位，兩側穴位每天早晚各 1 次，每次 3 分鐘。

步驟一

拿捏**肩井穴**
3 分鐘

【取法】在肩胛區，肩關節後下方，臂內收時，腋後紋頭上 1 寸。

【按法】用拇指用力按壓穴位 5 秒，然後慢慢放開，重複 10 下，換另一側重複相同按摩。

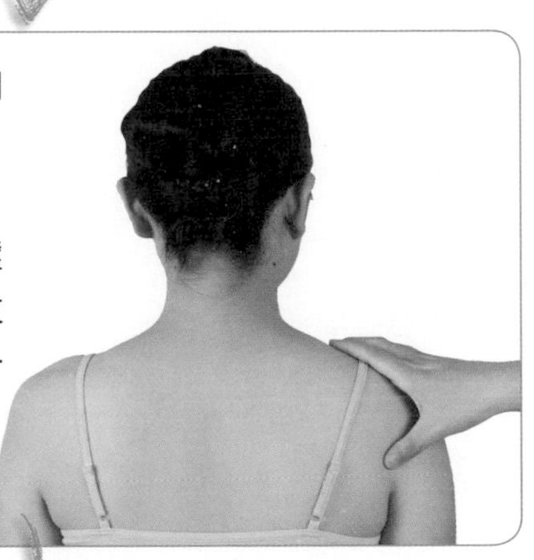

步驟二

按壓**肩貞穴**
10 下

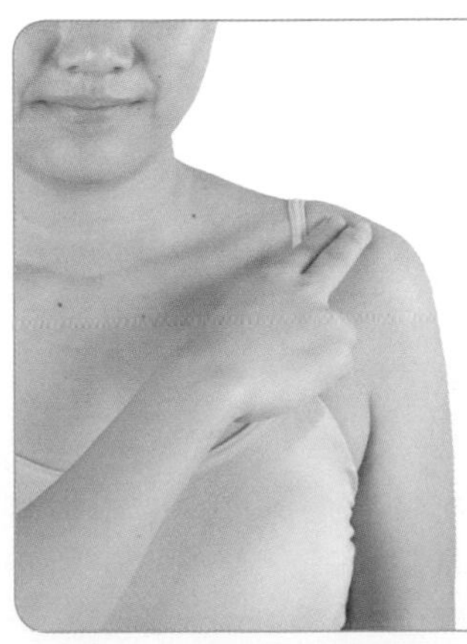

【取法】位於肩峰前下方，肩峰與肱骨大結節之間，三角肌上部中央。臂外展或平舉，肩峰前下方凹陷處即是。

【按法】食指、中指併攏，或用拇指用力按壓穴位 30 ～ 50 下，力度以稍感疼痛為宜。雙肩交替按摩，每天 2 ～ 3 次。

步驟三

按壓**肩髃穴**
30 ～ 50 下

風寒入絡引起的項強

頸項部位（即脖子）暴露在外，肌肉較薄，而且又居高位，很容易受風寒侵擾。風寒入絡，如不能及時散出就會導致局部經絡失調，氣血阻滯而致酸痛。主要表現為頸項酸痛僵硬，嚴重者頸項活動困難，遇風寒症狀尤為嚴重。

完美配對

列缺穴＋角孫穴＋風府穴

疏風通絡，驅寒止痛

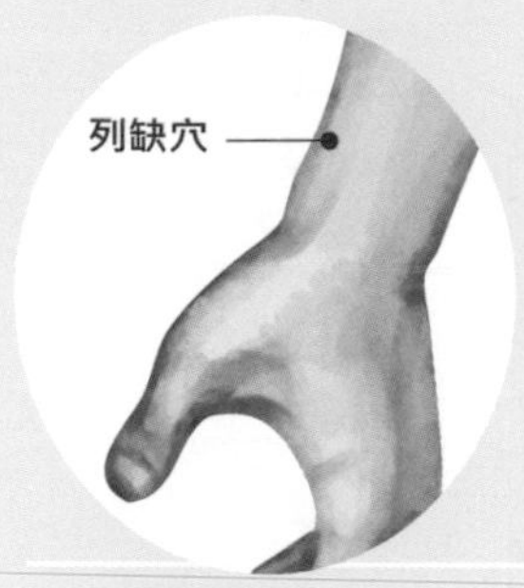

列缺穴是治療頭頸部疾病的首選穴位和特效穴位。《四總穴歌》中說「頭項尋列缺」，即列缺穴的主要作用是治療頭頸部疾病的。手陽明經循行過肩頸，上至頭面，且肺主表，頭項部為風邪易襲之位，因此列缺穴亦可治療頭面、肩頸、五官疾病。

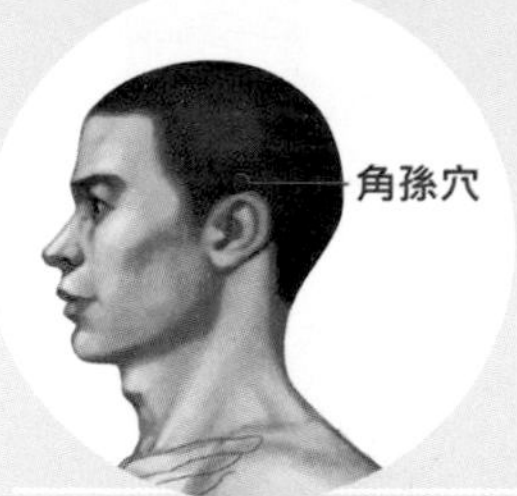

角孫穴主治項強、頭痛、耳部腫痛、目赤腫痛、目翳、牙痛、唇燥。

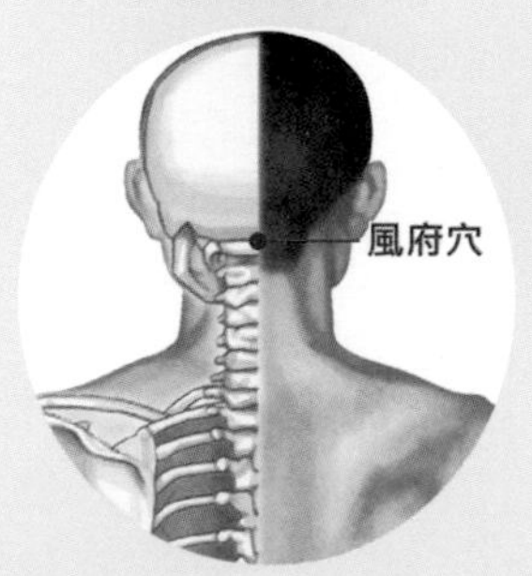

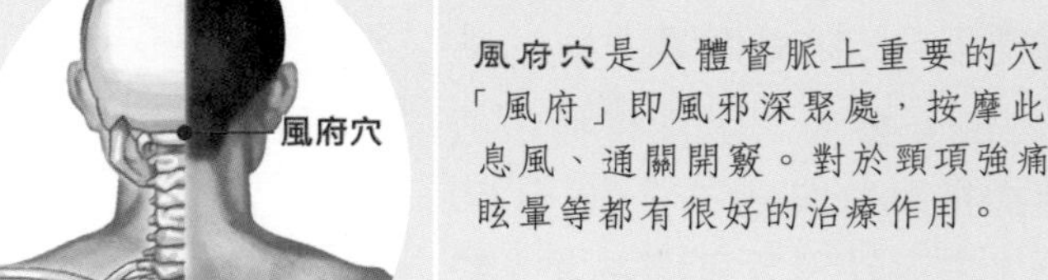

風府穴是人體督脈上重要的穴位之一，「風府」即風邪深聚處，按摩此穴可散風息風、通關開竅。對於頸項強痛、頭痛、眩暈等都有很好的治療作用。

對症調養功效

列缺穴祛風通絡，角孫穴吸濕降濁，風府穴息風開竅。三穴相配可祛除頸項部位的風邪，祛寒止痛。

超簡單按摩法

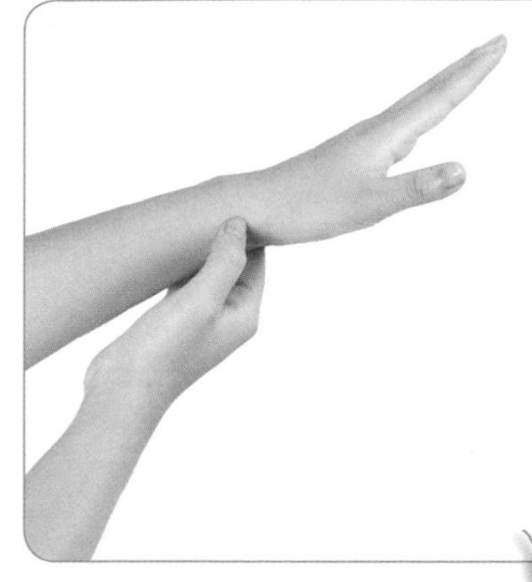

【取法】橈骨莖突上方，腕橫紋上 1.5 寸。

【按法】用拇指橫向推搓揉動穴位，使肌肉、筋腱左右移動。持續 2～3 分鐘，或以局部有酸脹等感覺為宜，每天按摩 1～2 次。

步驟一

按摩列缺穴
2 ～ 3 分鐘

【取法】折耳郭向前，當耳尖直上入髮際處。

【按法】用食指指腹按揉穴位，順時針、逆時針各按揉 30 下，每天 2 次。

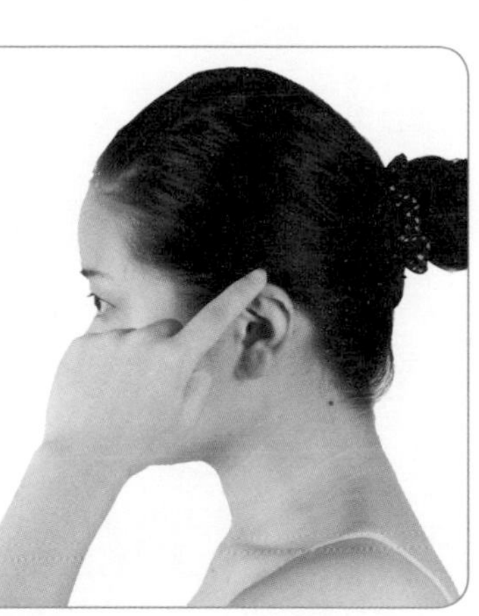

步驟二

按揉角孫穴
30 下

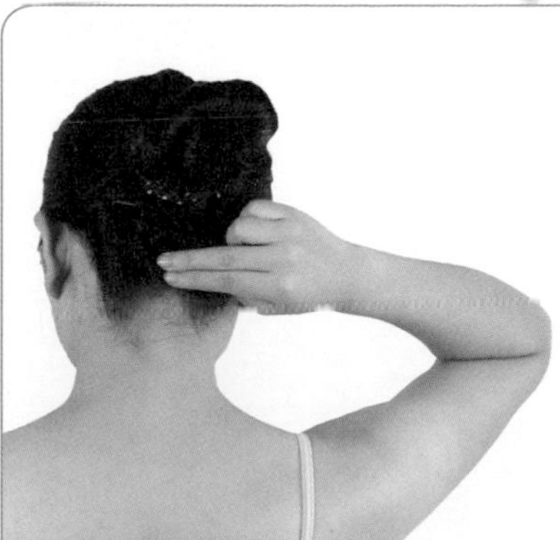

【取法】後髮際正中直上 1 寸，枕外隆凸直下凹陷中。

【按法】食指、中指併攏，稍用力按揉穴位 30 ～ 50 下，每天按摩 1 ～ 2 次。

步驟三

按壓風府穴
30 ～ 50 下

勞累過度引起的肩背酸痛

長時間保持一種姿勢，或者勞累過度會使局部肌肉繃緊，致使周圍血管受壓，血流量減少，進而使受壓部位新陳代謝產物堆積，從而產生酸痛。肩背部由於承壓較重，勞累之後最容易酸痛，緩解這種酸痛最有效的辦法就是按摩，舒展經絡，促進血液流動。

完美配對

中渚穴+大杼穴+曲池穴

益氣活血，舒筋通絡

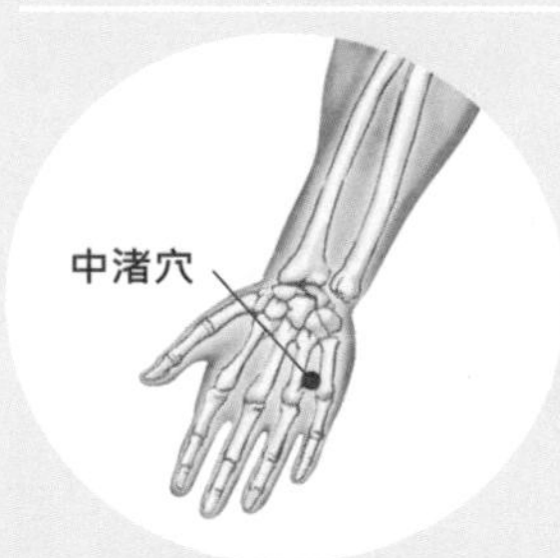

中渚穴為人體三焦經經脈氣血的輸出之地，具有開竅、舒筋、止痛的功效，現在主要用來治療肩背部筋膜炎等勞損性疾病、肋間神經痛、肘或腕關節炎等。如果感覺頸項部酸痛、僵硬或是肩背部疼痛，經常按摩此穴可有效緩解。

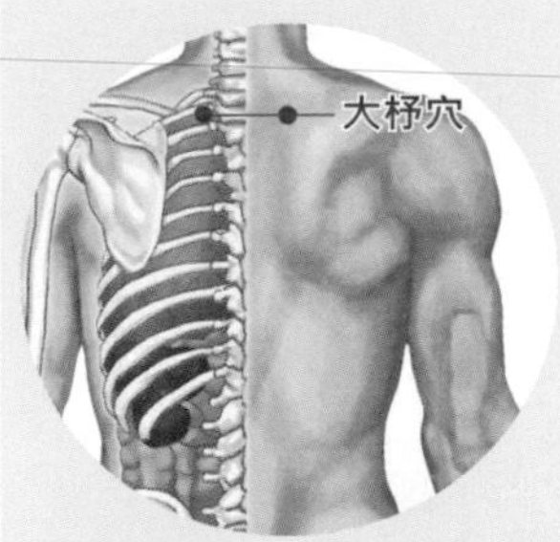

大杼穴為足太陽膀胱經經穴，按摩此穴能增強太陽經經氣，驅風祛濕、活血通絡，也能緩解和治療風濕或勞累所致的肩背部疼痛。

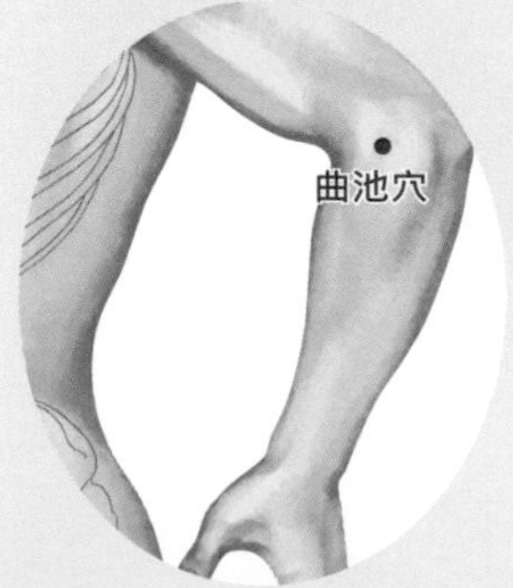

曲池穴是手陽明大腸經的合穴，陽明經多氣多血，可調理全身氣血。此穴還能活血止痛，對勞累所致肩背手臂酸痛等有一定的緩解作用。也可治療痺病所致的麻木疼痛。

對症調養功效

中渚穴舒筋止痛，大杼穴活血通絡，兩穴相配可緩解肩部酸痛不適；曲池穴調理氣血、活血止痛，與中渚穴、大杼穴相配，能增強舒筋止痛效果。

超簡單按摩法

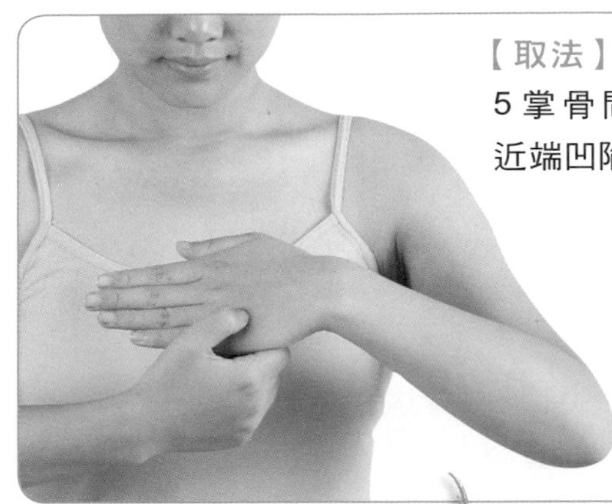

【取法】在手背，第 4、第 5 掌骨間，第 4 掌指關節近端凹陷中。

【按法】用拇指指端按揉穴位，以感到酸麻脹為宜，每次 30 下，每天 2 次。

步驟一

按揉中渚穴
30 下

【取法】在背部，當第 1 胸椎棘突下，旁開 1.5 寸。

【按法】用拇指按揉大杼穴（兩側），力度適中，每次 3 分鐘，每天 3 次。

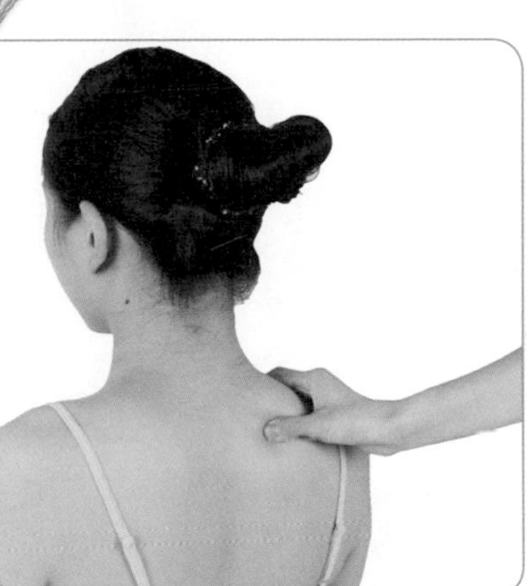

步驟二

按揉大杼穴
3 分鐘

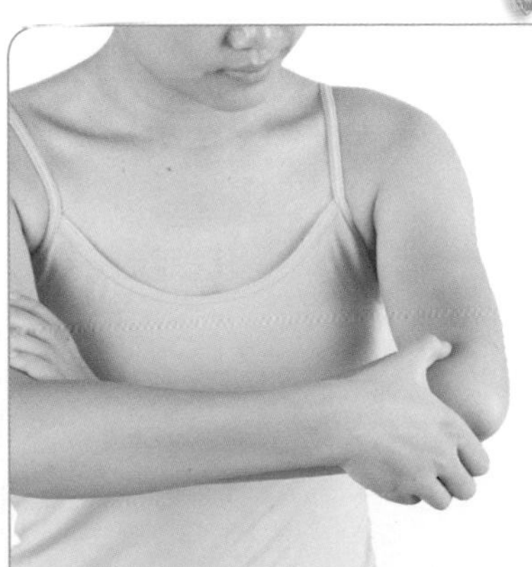

【取法】位於肘橫紋外側端，屈肘，當尺澤穴與肱骨外上髁連線中點。屈肘，在肘橫紋盡處。

【按法】屈肘，用拇指指腹按揉穴位，以感到酸麻脹為度，每次 3 分鐘，每天按摩 3 次。

步驟三

按揉曲池穴
3 分鐘

寒濕引起的腰痛

寒濕腰痛又名濕冷腰痛，主要是由寒濕傷腎所致。表現為腰部冷痛重著，轉側不利，逐漸加重，每遇陰雨天或腰部感寒後加劇，痛處喜溫，得熱則減。治療此類腰痛應以驅寒祛濕為主，同時適當溫補腎陽。

完美配對

腰眼穴+腰陽關穴+湧泉穴

驅寒溫腎，除濕降濁

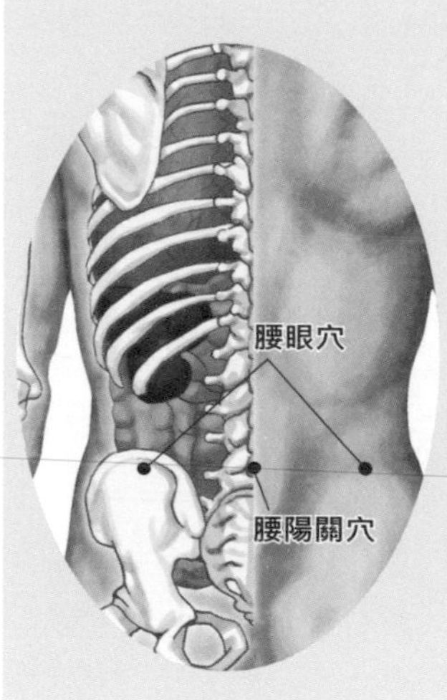

腰眼穴位於「帶脈」（環繞腰部的經脈）上，為腎所在部位。腎喜溫惡寒，常按摩腰眼穴，能溫煦腎陽、暢達氣血。用掌搓腰眼和尾閭，不僅可以疏通帶脈、強壯腰脊，還能有固精益腎和延年益壽的作用。

腰陽關穴屬督脈，按摩腰陽關穴有除濕降濁的作用，尤其是對腰部怕冷症非常有效。

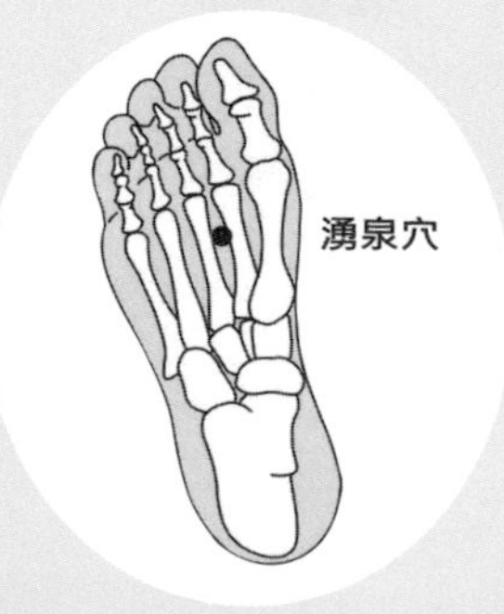

湧泉穴是足少陰腎經位於肢體末端的井穴。腎為人體陰陽精血之根，足少陰腎經起始於足底之下，生命之水從這裡噴湧而出，所以湧泉穴在人體養生、防病、治病、保健諸方面有著非常重要的作用，特別是有很好的驅寒溫腎效果。

對症調養功效

腰眼穴和腰陽關穴固精益腎、強壯腰脊，湧泉穴驅寒溫腎。三穴相配能有效祛除體內寒濕，發揮溫腎強腰的作用。

超簡單按摩法

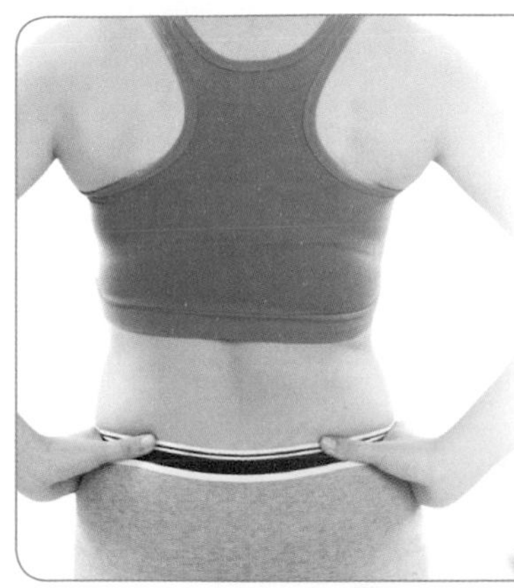

【取法】在腰區，橫平第 4 腰椎棘突下，後正中線旁開約 3.5 寸凹陷中。

【按法】雙手叉腰，用拇指指腹按壓穴位 3 分鐘。每天 2 次，可在疼痛時按壓，直至緩解。

步驟一

按壓腰眼穴
3 分鐘

【取法】在脊柱區，第 4 腰椎棘突下凹陷中，後正中線上。

【按法】用艾條灸 10 ～ 15 分鐘，或艾炷灸 3 ～ 7 壯。每天 1 次，症狀緩解後隔天 1 次。

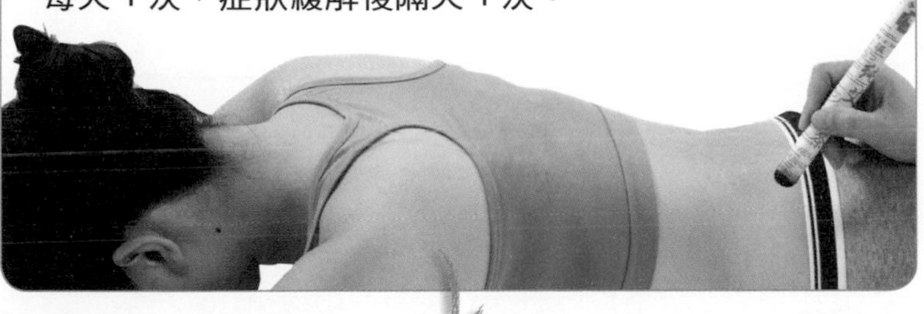

步驟二

艾灸腰陽關穴
10 ～ 15 分鐘

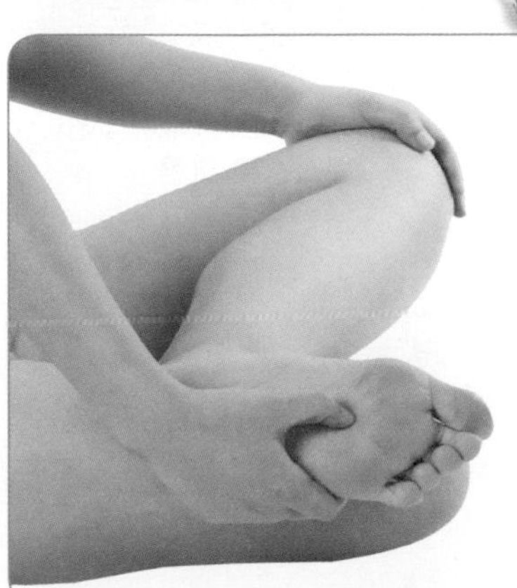

【取法】在足底，屈足卷趾時足心最凹陷處。

【按法】用拇指指腹從穴位處推至足跟部，至局部透熱，雙足交替按摩，每天 1 ～ 2 次。

步驟三

推按湧泉穴
至局部透熱

腎精虧虛引起的腰痛

腎虛腰痛是慢性腰痛最常見的類型，多為先天稟賦不足，後天又勞累太過或久病體虛，或年老體衰，或房事不節，導致腎精虧損，無以滋養腰脊而發生疼痛。主要表現為腰痛隱約纏綿，酸脹乏力，腿膝酸軟，腰局部喜按揉和溫暖。

完美配對

腎俞穴＋太谿穴＋委中穴

補腎益精，健腰止痛

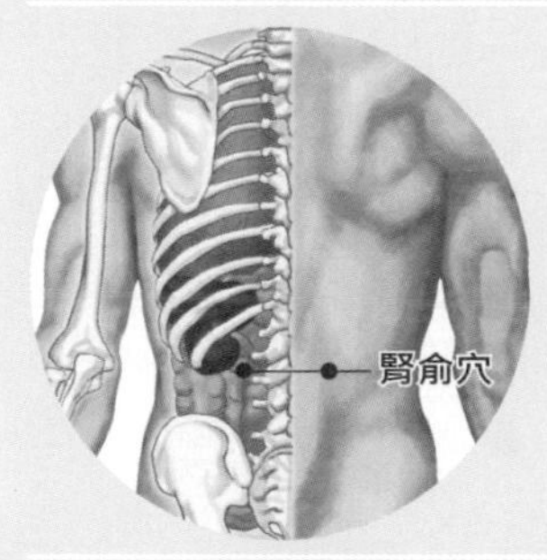

腎俞穴屬足太陽膀胱經，是腎臟之氣輸注部位，內應於腎臟。主治腰痛、腎臟病、高血壓、低血壓、耳鳴、精力減退等。經常按摩可以補腎精，強腰脊，緩解腎虛所致腰痛。

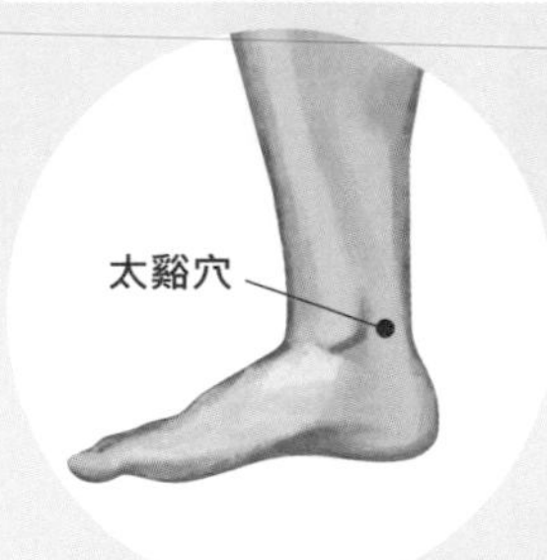

太谿穴為腎經經水的傳輸之處，輸出的地部經水真正表現出腎經氣血的本源特性，故為腎經原穴。因此具有清熱生氣的功效，對腎氣虧虛所致的腰腿酸軟等有一定的調理作用。

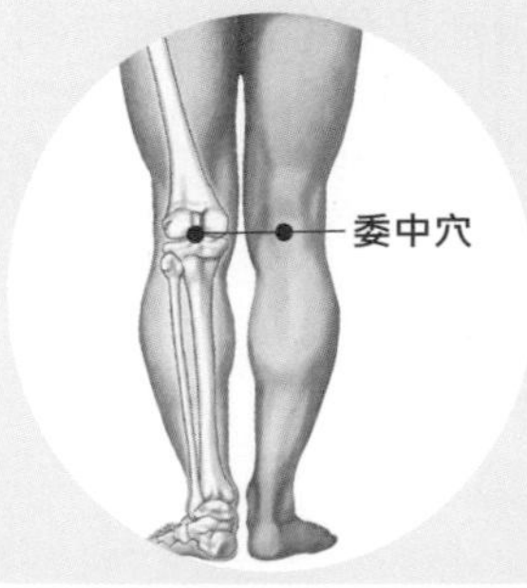

委中穴又名血郤，是足太陽膀胱經的合穴，膀胱經經氣注入之處，中醫治病自古有「腰背委中求」的經驗，故委中穴是治療腰背疾病的要穴。主治腰背痛、下肢痿痺等腰及下肢病症，以及腹痛、急性吐瀉、小便不利、遺尿等。

對症調養功效

腎俞穴補腎強腰，配太谿穴可增強補腎效果；委中穴專治腰部疾患。三穴相配，能有補腎益精、健腰止痛的作用。

超簡單按摩法

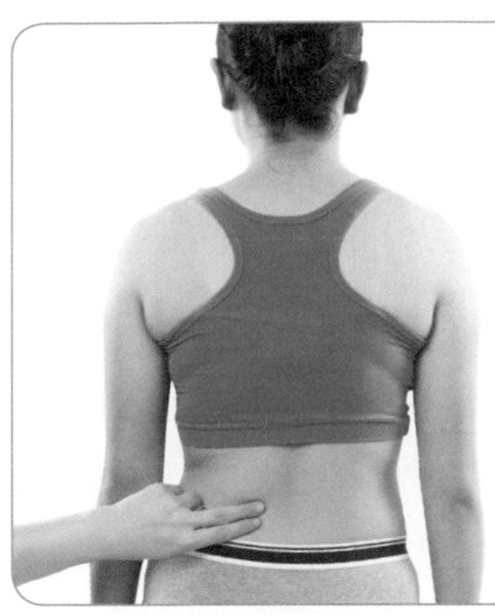

【取法】在脊柱區，第 2 腰椎棘突下，後正中線旁開 1.5 寸。

【按法】食指和中指併攏按揉 30 下，每天 3 次。

步驟一

按揉**腎俞穴**
30 下

【取法】在踝區，內踝尖與跟腱之間的凹陷中。

【按法】用拇指指腹按揉穴位 3 分鐘，每天 2 次。

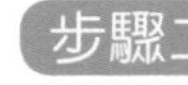

按揉**太谿穴**
3 分鐘

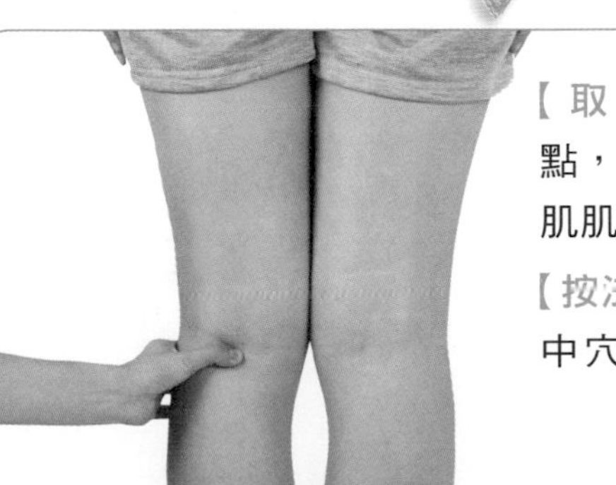

【取法】位於膕橫紋中點，當股二頭肌腱與半腱肌肌腱的中間。

【按法】用拇指指端按揉委中穴 1 分鐘，每天 2 次。

步驟三

按揉**委中穴**
1 分鐘

脾胃類疾病

脾胃虛寒引起的胃痛

脾胃虛寒引起的胃痛多由飲食不當、年齡老化引起的脾胃虛弱導致，主要表現為胃脘部長期隱隱作痛，吃涼的食物後疼痛會加劇，手摀或者熱敷會減輕。常伴有口泛清水、大便溏稀、完穀不化、四肢發涼等症。

完美配對

中脘穴+足三里穴+三陰交穴

健脾和胃，調理氣機

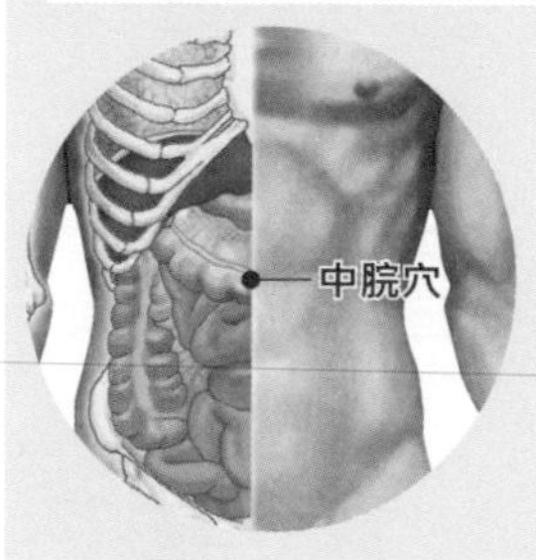

中脘穴位於人體正中線上，肚臍上方，是任脈的重要穴位，主治腹部、腸胃各種疾病，如胃痛、腹脹、腹瀉等。經常揉按此穴可以全面綜合調理腸胃，讓胃氣運行順暢，協調好胃和其他臟腑的關係，鬆動並袪除盤踞在胃裡的寒邪。

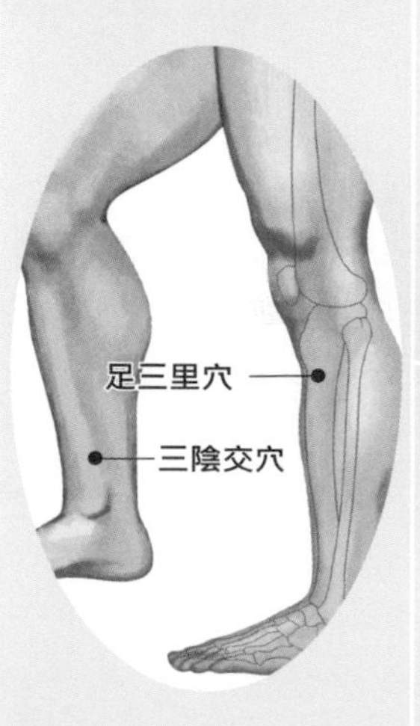

足三里穴位於膝下外側，是足陽明胃經的重要穴位。四總穴之一，有「肚腹三里留」之說，腸胃疾病大多可按摩該穴來調理或治療，可以引導胃氣下行，胃氣下行通暢是胃健康的基本條件之一。

三陰交穴是足太陰脾經的重要穴位，主要作用是調和陰陽、滋陰補陽。按摩此穴可以讓胃府陰陽平衡，快速恢復健康狀態。

對症調養功效

中脘穴綜合調理，鬆動寒邪；足三里穴引胃氣下行，驅寒護胃；三陰交穴調補陰陽，讓胃恢復到健康狀態。三者搭配從根本上解決虛寒引起的胃痛問題。

超簡單按摩法

步驟一

按揉中脘穴
10 分鐘

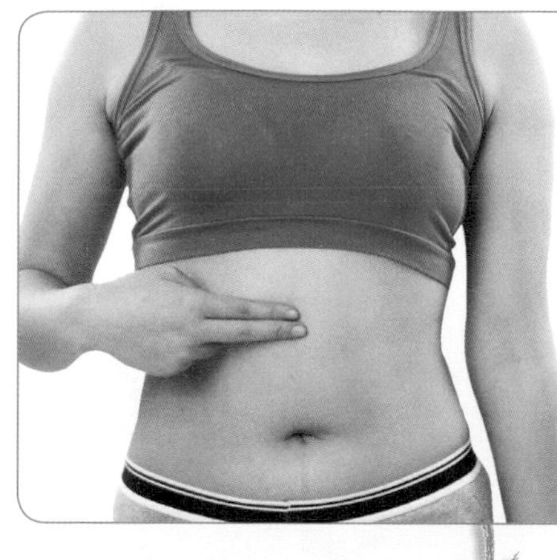

【取法】位於身體正中線上，臍中上 4 寸。

【按法】食指和中指併攏按揉，或用右手掌根覆在中脘穴上，輕輕按揉約 10 分鐘（不宜用力過大）。

步驟二

按揉足三里穴
5 分鐘

【取法】犢鼻穴（外膝眼）下 3 寸，距脛骨前緣 1 橫指。

【按法】用拇指指腹向正下方用力按揉，兩側各 5 分鐘。

步驟三

按揉三陰交穴
5 分鐘

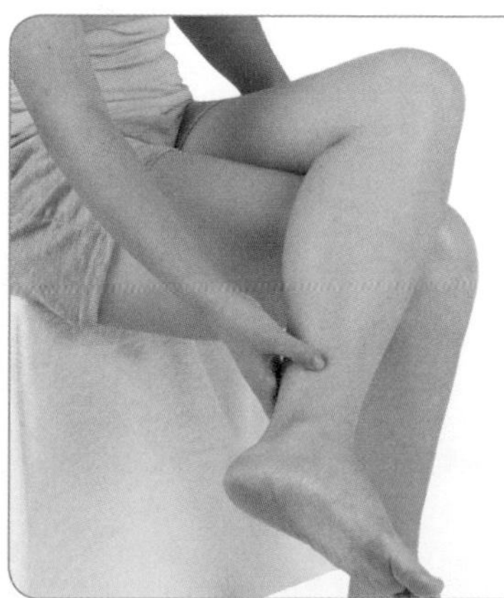

【取法】在小腿內側，內踝尖上 3 寸，脛骨內側緣後方。

【按法】另一側手張開，握住小腿，用拇指用力按揉，兩側各 5 分鐘。

肝氣犯胃引起的胃痛

肝氣犯胃是肝失疏泄，橫逆犯胃，胃失和降所表現的證候。多由情志不遂，氣鬱化火，或寒邪內犯肝胃而發病。肝的疏泄功能可以促進脾胃運化，脾胃的運化功能又有助於肝的疏泄，兩者相互依賴，相互協調。疾病情況下，兩者亦相互影響，如抑鬱傷肝，肝失疏泄，橫逆犯胃，胃失和降，引起肝氣犯胃證；若胃氣先虛，肝氣相對偏盛，乘之於脾胃，也可引起肝氣犯胃證。

肝氣犯胃所引起的胃痛以胃脘部脹滿疼痛為主要表現，可伴有嘔吐、呃逆、脅痛等症狀。

完美配對

行間穴＋中脘穴＋肝俞穴＋胃俞穴

疏肝理氣，平胃降逆

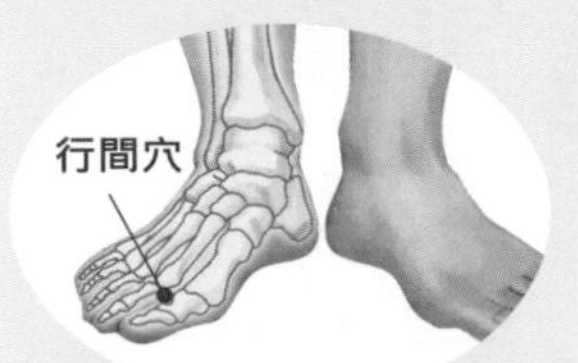

行間穴為肝經滎穴，經常按摩此穴可消除肝氣鬱結，疏泄壓抑情緒。

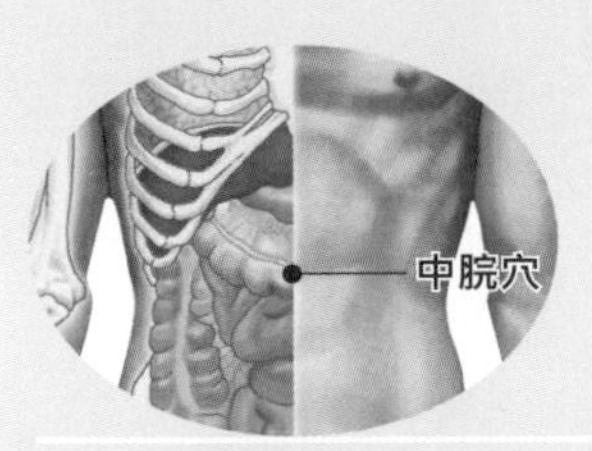

中脘穴為任脈穴，也是胃的募穴，即胃的經氣反映到胸腹部的特殊部位。同時它又是八會穴中的腑會穴，和膽、三焦、小腸、大腸等的關係都非常密切，是調理腸胃疾病的重要穴位。

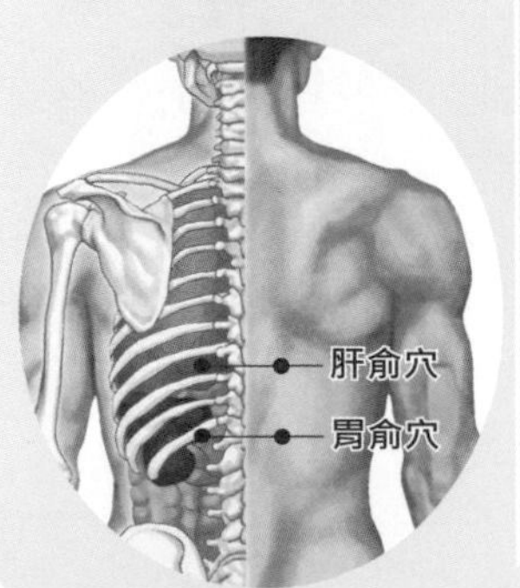

肝俞穴為肝的背俞穴，具有疏肝理氣、降火退熱、益肝明目、行氣止痛等功效，經常按摩可調理肝經問題。

胃俞穴為胃的背俞穴，其作用是外散胃腑之熱，主治消化系統疾病，如胸脅痛、胃脘痛、嘔吐、腹脹、腸鳴，是治療胃脘疾病的主要穴位之一。

對症調養功效

行間穴、肝俞穴疏肝理氣，中脘穴、胃俞穴調整胃腑、平胃降逆。四穴相配主治肝氣犯胃之胃痛。

超簡單按摩法

步驟一 按揉行間穴 20 ～ 30 下

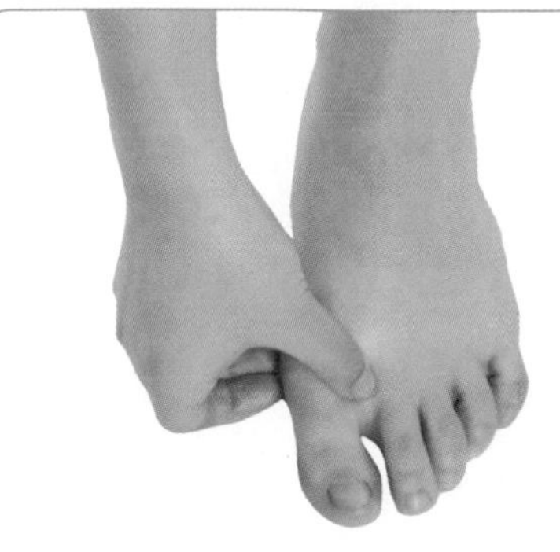

【取法】在足背，第 1、第 2 趾之間，趾蹼緣的後方赤白肉際處。

【按法】用拇指指端按揉穴位 20 ～ 30 下，每天 2 次。

步驟二 按揉中脘穴 100 圈

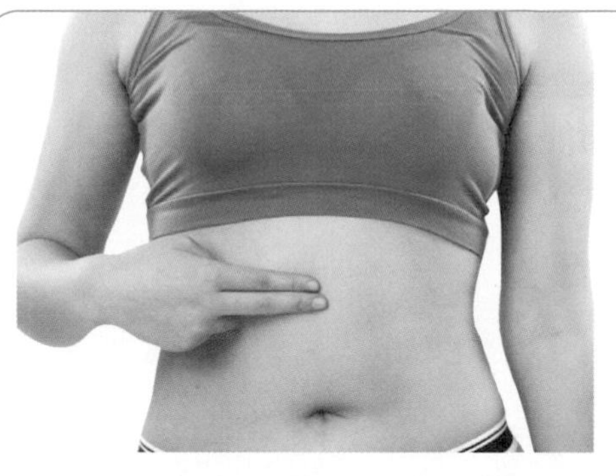

【取法】位於上腹部，前正中線上，臍上 4 寸，肚臍中央向上 5 橫指處即是。

【按法】食指和中指併攏按揉，或用右手掌根揉摩 100 圈。

步驟三 按揉肝俞穴 3 分鐘

【取法】在背部，第 9 胸椎棘突下，後正中線旁開 1.5 寸。

【按法】用拇指指腹用力按揉穴位，並做橫向撥動。每天 2 次，每次 3 分鐘。

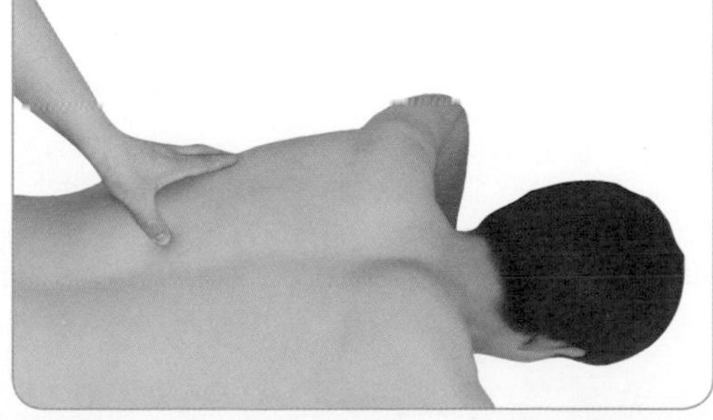

步驟四 按揉胃俞穴 3 分鐘

【取法】在背部，第 12 胸椎棘突下，後正中線旁開 1.5 寸。

【按法】用拇指指腹用力按揉穴位，並做橫向撥動。每天 2 次，每次 3 分鐘。

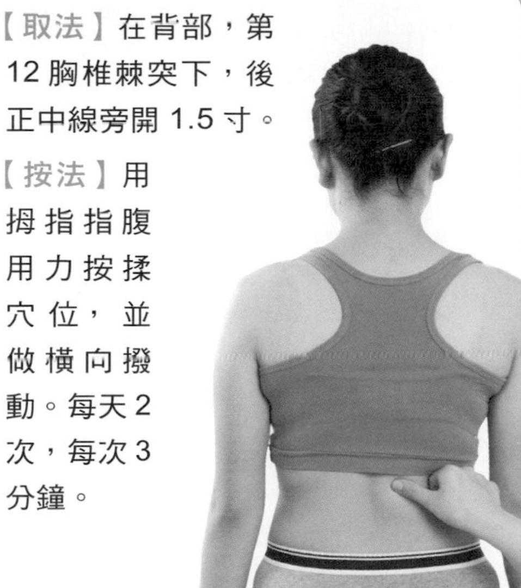

肝胃不和引起的反胃、噁心

肝胃不和指肝失疏泄、胃失和降所表現的證候。情志不遂、肝氣鬱結、氣鬱化火，都會影響胃的功能；寒邪侵襲肝胃，也會導致肝胃功能異常。主要表現為脘脅脹悶疼痛、噯氣、嘈雜呑酸、急躁易怒等。常見的反胃、噁心等症狀多是由肝胃不和引起的。

完美配對

天樞穴+中脘穴+陽陵泉穴

平肝和胃，調理腸胃

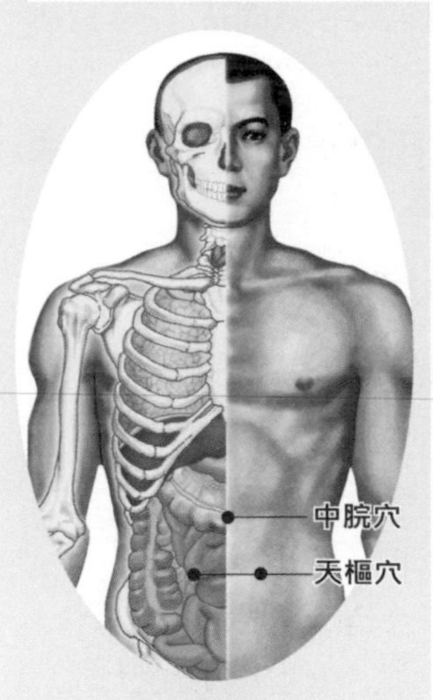

天樞穴為大腸募穴，其功能為調和腸胃、疏通腑氣，腸胃功能和調，則能分理水穀及糟粕，疏導濁滯，緩解反胃、燒心等症狀。

中脘穴是胃的募穴，最能反映胃的運化功能和疾病狀況。其位於膈下臍上，是任脈上的重要穴位之一，也是治療消化道疾病最常用的穴位之一。經常按壓中脘穴，可使中焦之氣上通下達，調理消化系統功能。

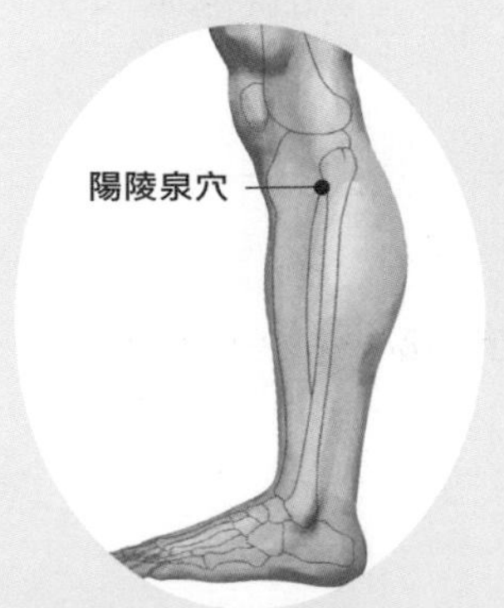

陽陵泉穴為膽經之合穴，肝與膽相表裡，膽又為中清之府，故瀉陽陵泉可肅清靜之府，平肝氣之橫，降肝火之逆，協調肝胃。

對症調養功效

天樞穴調和腸胃、疏通腑氣，中脘穴通調上、中、下三焦，陽陵泉穴降逆調肝。三者相配，能平肝和胃、調理腸胃、疏導濁滯，主治呃逆、反胃、脅痛、嘔吐、腹瀉等。

超簡單按摩法

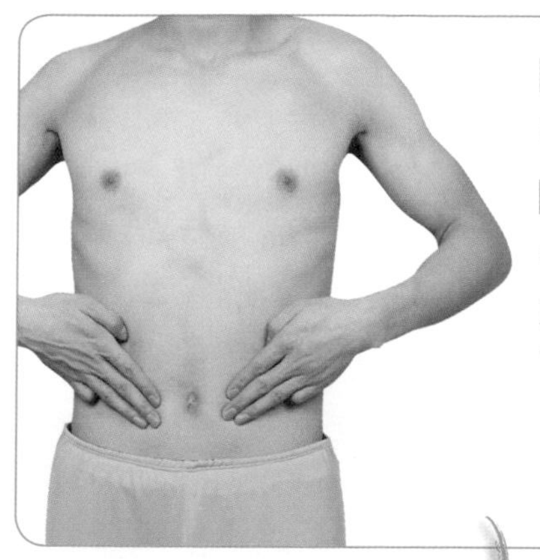

【取法】在腹部，橫平臍中，前正中線旁開 2 寸。

【按法】食指、中指、無名指併攏，用中指指腹貼於穴位處按揉 30 ～ 50 下，每天 2 次。

步驟一

按揉**天樞穴**
30 ～ 50 下

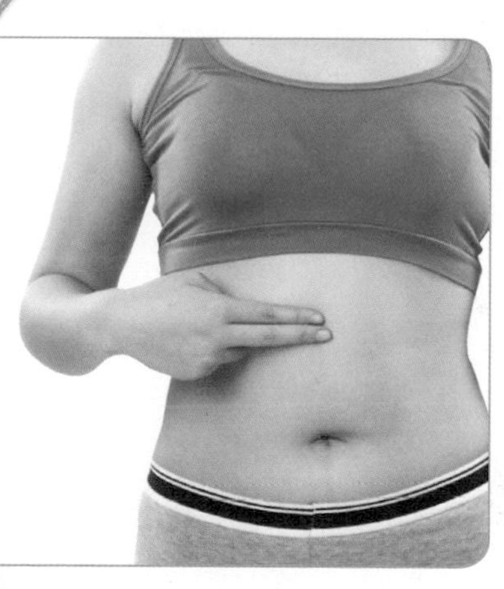

【取法】位於人體上腹部，前正中線上，臍上 4 寸，肚臍中央向上 5 橫指處即是。

【按法】食指和中指併攏，用指腹按揉 3 分鐘。

步驟二

按揉**中脘穴**
3 分鐘

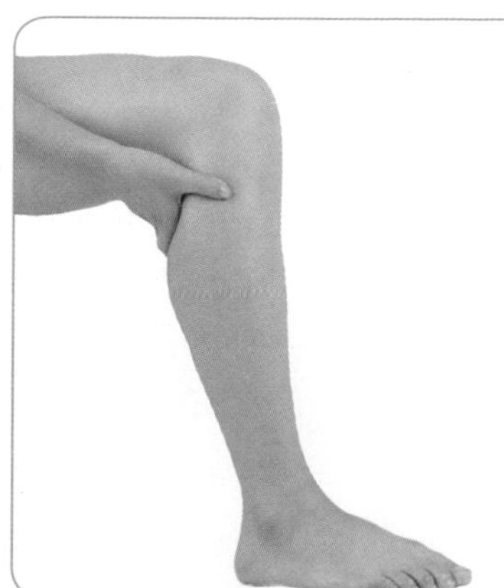

【取法】在小腿外側，腓骨頭前下方凹陷中。

【按法】按揉穴位 100 ～ 150 下，手法輕揉、均勻、和緩，每天 2 次。

步驟三

按揉**陽陵泉穴**
100 ～ 150 下

脾胃氣虛引起的胃下垂

脾虛會導致中氣下陷，中氣下陷則中氣不足，脾胃運化功能下降，食物消化就慢，長此以往就容易導致胃下垂。脾胃氣虛型胃下垂表現為面色萎黃，精神倦怠，語言低微，氣短乏力，食少納呆，脘腹重墜，脹滿，噯氣不舒，食後加重，肌肉瘦弱。

完美配對

中脘穴+氣海穴+三陰交穴

補中益氣，健脾和胃

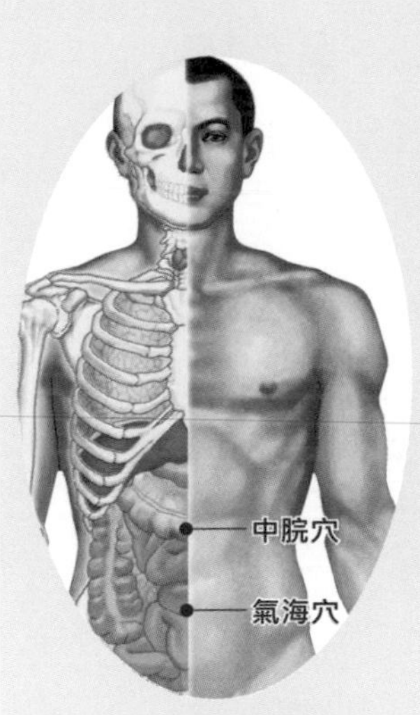

中脘穴是胃經募穴，胃經經氣匯集之處，是治療腸胃病最重要的穴位之一。經常刺激本穴，可使氣血和暢、氣機通調，尤其適用於脾胃氣陰不足所致的臟器下垂等症。

氣海穴為氣匯之處，其功能為蒸動氣化，以助運化之機。並且能通調任脈，蘊固下元，有溫陽益氣、扶正固本、培元補虛的功效，對於陽氣不足、生氣乏源所致的臟器下垂、虛寒性疾病都有一定的調補作用。

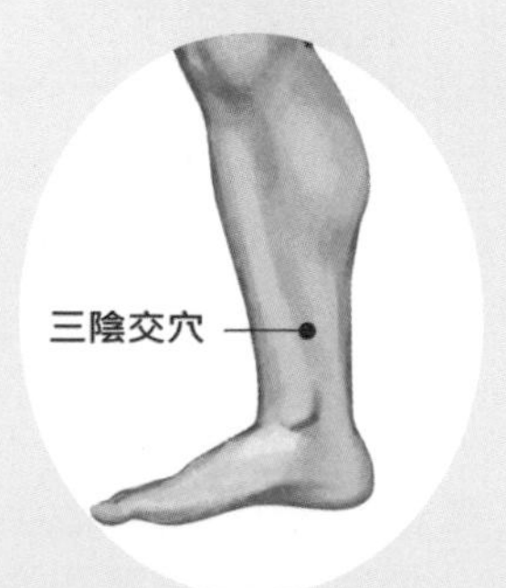

三陰交穴是脾、肝、腎三條經絡相交彙的穴位。脾化生氣血，統轄血液；肝藏血；腎精生氣血。按摩三陰交穴能健脾和胃、升陽益氣，有助於脾氣升發，緩解和預防胃下垂。

對症調養功效

中脘穴、三陰交穴，陰陽相配，健脾滋陰、和胃暢中；氣海穴蒸動氣化，以助運化之機。三者相配，可補中氣，益氣血，使脾氣得升，胃氣得降，運化生機旺盛；主治脾胃虛弱、臟氣下陷、消化不良、肌膚羸瘦、遺尿、失眠等症，以及泌尿生殖系統病症。

超簡單按摩法

步驟一

按揉中脘穴
3 分鐘

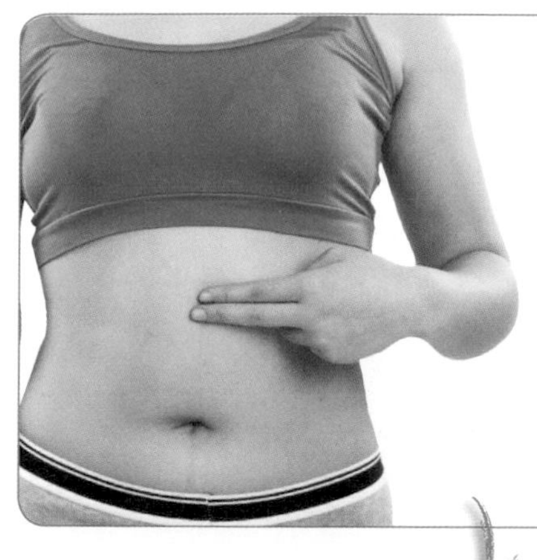

【取法】位於人體上腹部，前正中線上，臍上4寸。胸骨下端與肚臍連接線中點即是。

【按法】食指和中指併攏，用指腹按揉3分鐘。

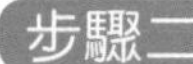

步驟二

按揉三陰交穴
15 分鐘

【取法】在小腿內側，內踝尖上3寸，脛骨內側緣後方，脛骨後緣靠近骨邊的凹陷處即是。

【按法】用拇指指腹按揉15分鐘。每天晚上9～11點三焦經當令之時按揉最好。

步驟三

按壓氣海穴
3 分鐘

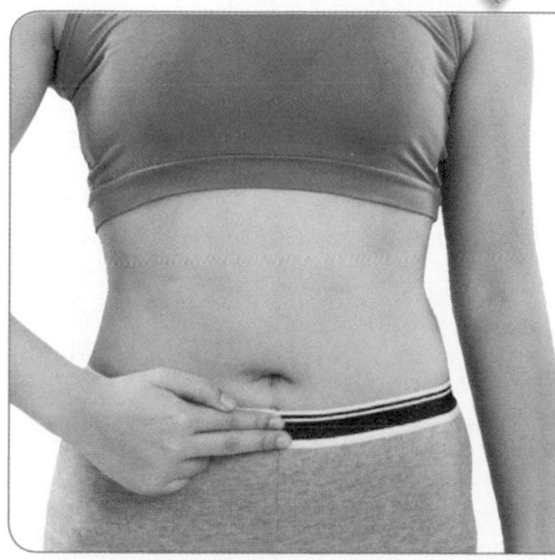

【取法】位於體前正中線上，臍下1.5寸。

【按法】用手指抵住穴位，緩緩用力下按，同時深吸氣，慢慢吐出，停頓6秒鐘，再恢復自然呼吸，如此重複按壓3分鐘，每天2～3次。

脾胃虛弱引起的消化不良

脾胃虛弱型消化不良是一種最常見的消化不良類型。脾胃虛弱則運化乏力，消化自然不好，表現為胃脘痞滿，悶脹不舒，納差食少，食後或勞累則加重，神疲乏力，噯氣不爽，口淡不渴，面色萎黃。患者平素體質較弱，病程較長，稍有飲食不慎或勞累即會使病情復發。治療時應注意緩圖以功，切不可急於求成。

完美配對

足三里穴+中脘穴

調理肝胃之氣，助消化

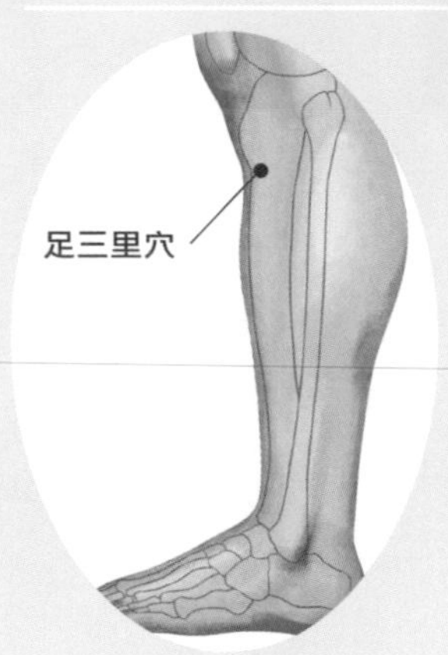

足三里穴為足陽明胃經經穴，屬胃絡脾，「經脈所通，主治所及」，故足三里穴可用於脾胃病的治療。中醫也有「肚腹三里留」之說。經常按摩足三里穴可調理脾胃、補中益氣，助消化。

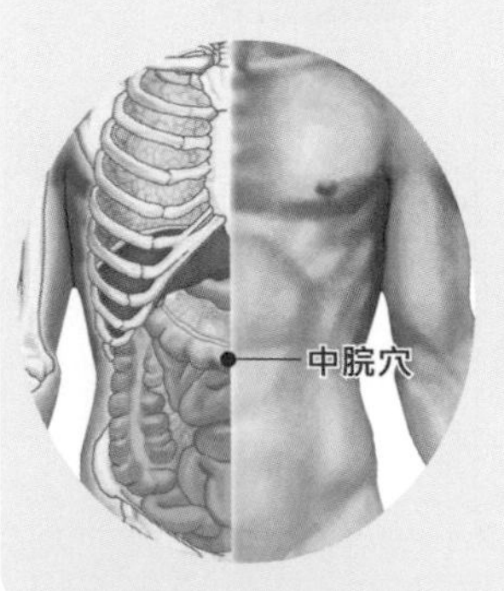

中脘穴是胃經的募穴，胃經經氣匯集之處，也是人體五臟六腑經氣匯聚處。具有健脾和胃、補中益氣之功，是治療腸胃病不可缺少的穴位。經常刺激本穴，可使氣血和暢、氣機通調，對脾胃虛弱所致食穀不化、胃脹、打嗝、氣不順等症狀都有調理作用。

對症調養功效

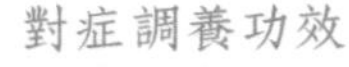

足三里穴調理脾胃、補中益氣，中脘穴助運化。兩者配合可調理肝胃之氣，以助消化，主治脾胃虛弱所致消化不良、胃脘堵悶、食少納呆等症。

超簡單按摩法

【取法】在小腿前外側，外膝眼下 3 寸，距脛骨前緣 1 橫指（中指），脛骨前肌上。屈膝 90° ，手心扣住同側膝蓋，手指向下，無名指指端處即為足三里穴。

【按法】以拇指指腹用力按壓穴位，有酸脹麻的感覺。每天早晚各按 1 次，每次 2 分鐘。

步驟一

按壓足三里穴
2 分鐘

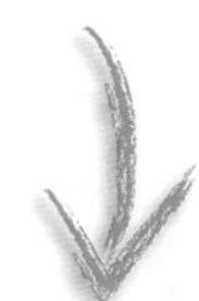

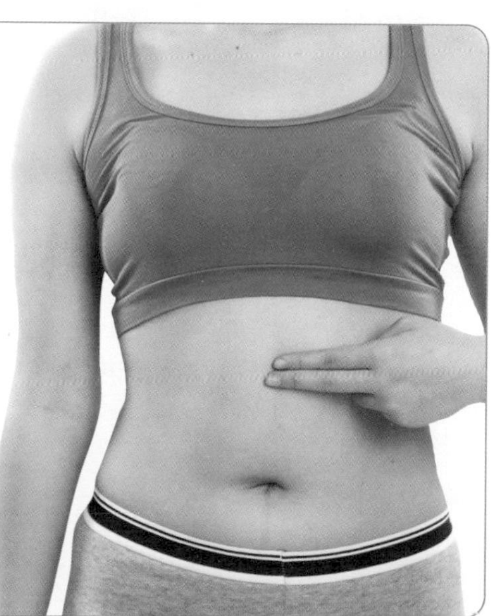

【取法】位於人體上腹部，前正中線上，臍上 4 寸。胸骨下端與肚臍連接線中點即為此穴。

【按法】食指和中指併攏，用指腹按揉 3 分鐘；或以右手掌根部緩緩按揉。

步驟二

按揉中脘穴
3 分鐘

脾胃虛寒引起的食慾不振

脾胃虛寒型食慾不振，主要是因飲食失調、過食生冷、勞倦過度，或久病或憂思傷脾等所致。表現為胃痛隱隱，綿綿不休，冷痛不適，喜溫喜按，空腹痛甚，得食則緩，勞累或食冷或受涼後疼痛發作或加重，泛吐清水，食少，神疲乏力，手足不溫，大便溏薄等。

完美配對

氣海穴+足三里穴

助胃氣腐熟水穀，濡養五臟六腑

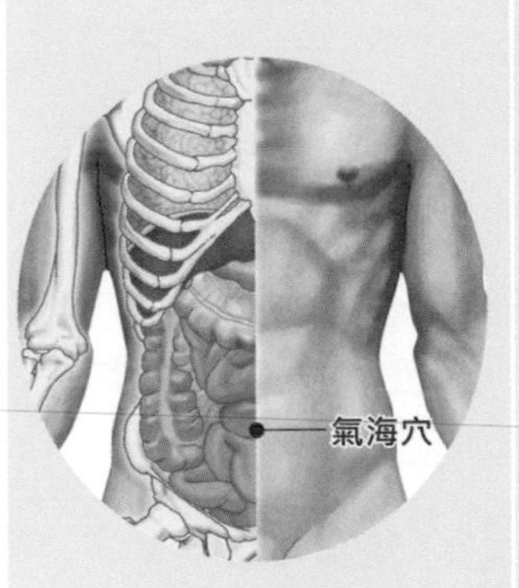

氣海穴為氣血之會，呼吸之根，藏精之府，生氣之海。按摩此穴能溫陽益氣、扶正固本、培元補虛，對脾腎及一切臟腑氣不足之症都有很好的調理之效。經常按揉氣海穴，不僅能補氣培元、調理臟腑，還有延年益壽之功。

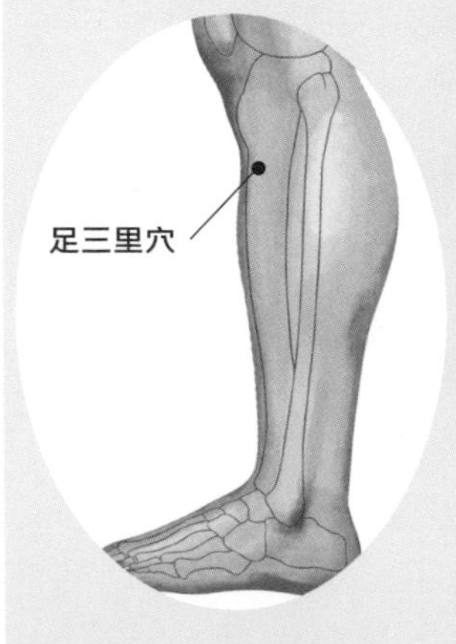

足三里穴為足陽明胃經之合穴，後天水穀精微之根。按揉足三里穴，能理脾胃、調氣血，具有補虛、健脾的功效，是脾胃疾病的首選穴位。對腹痛、腹脹、食慾不振等多種脾胃疾病都有較好的調理作用。健康人經常按揉此穴能全面調理身體。民間有「常拍足三里，勝吃老母雞」的諺語，足見其功效卓著。

對症調養功效

氣海穴、足三里穴兩者相配，助胃氣腐熟水穀，且可補臟腑之虛，能主治脾腎不足、中焦虛寒、氣血不足、食減納呆、宿食停滯等病症。

超簡單按摩法

【取法】位於體前正中線上，臍下 1.5 寸。

【按法】用手指抵住穴位，緩緩用力下按，同時深吸氣，慢慢吐出，停頓 6 秒鐘，再恢復自然呼吸，如此重複按壓動作 3 分鐘。每天 2 ～ 3 次。

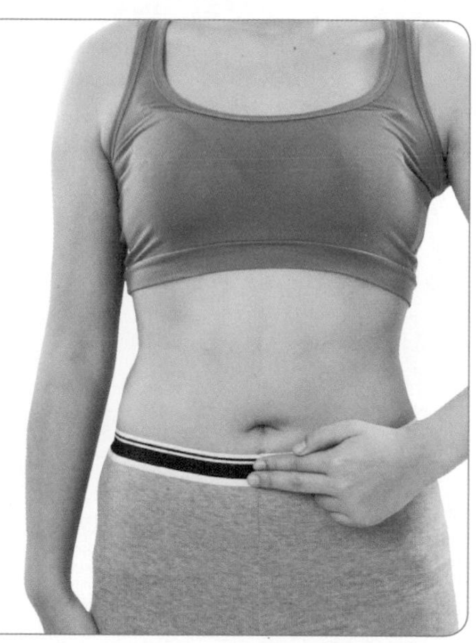

步驟一

按壓氣海穴
3 分鐘

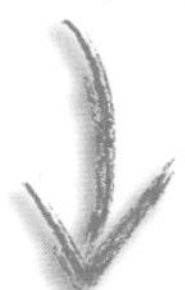

【取法】在小腿外側，犢鼻穴下 3 寸，距脛骨前緣 1 橫指。

【按法】用拇指指端按揉 2 分鐘。

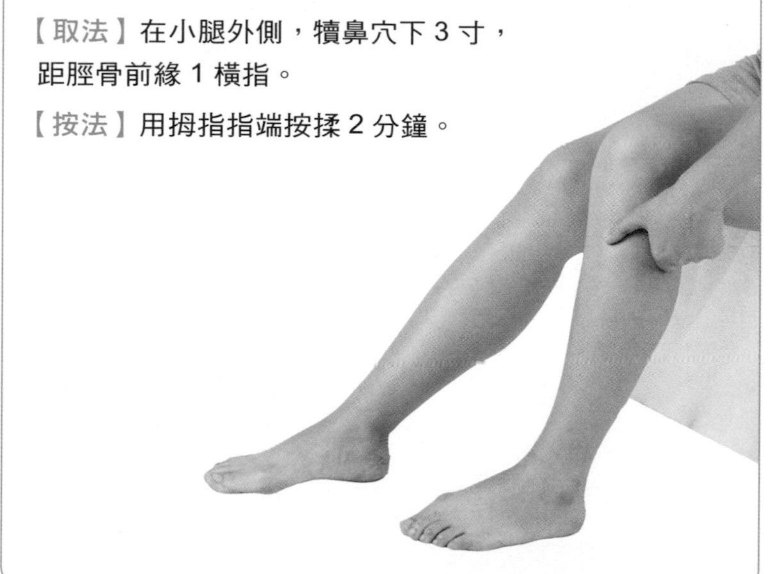

步驟二

按揉足三里穴
2 分鐘

心胃灼熱引起的「燒心」

此類灼熱多因暴飲暴食或飯後劇烈活動或疾病引起。除了明顯食慾不振外，還多表現為上腹痛、噯氣、腹脹、噁心、嘔吐、便祕等。

完美配對

內關穴＋足三里穴

健脾和胃，益氣養血，清心安神

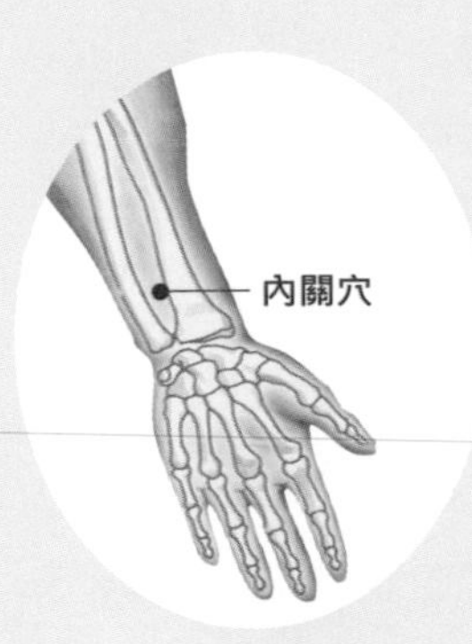

內關穴為心包經之絡穴，八脈交會穴之一，能清心胸之熱，行三焦之氣，若與足三里穴相配，能輔助足三里穴升降氣化之機，又能益氣養血、寧心定志。因其又能升清降濁，通利水道，清心除煩，導赤除濕，故可用於心胃灼熱、胸悶、停痰宿飲、嘔逆嗆咳、不思飲食等。

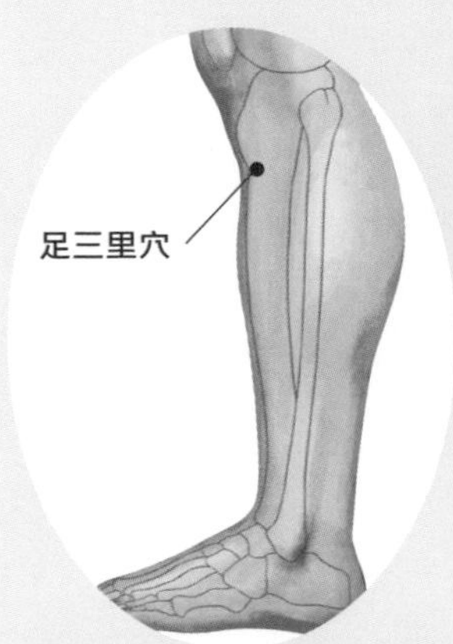

足三里穴為足陽明胃經之合穴，為土中之真土，後天精華之根，能升能降，為疏導胃氣之樞機。胃為五臟六腑之海，後天之根本，五臟六腑皆賴以營養，故刺激足三里穴能補臟腑之虛損，且能升清降濁，緩解「燒心」不適。

對症調養功效

內關穴清心除煩、導赤除濕，足三里穴疏導胃氣、升清降濁。兩者相配能有健脾和胃、益氣養血、寧心安神之功。

超簡單按摩法

步驟一

按揉足三里穴
5 分鐘

【取法】犢鼻穴（外膝眼）下 3 寸，距脛骨前緣 1 橫指。

【按法】用拇指指腹用力按揉穴位，左右側各 5 分鐘。

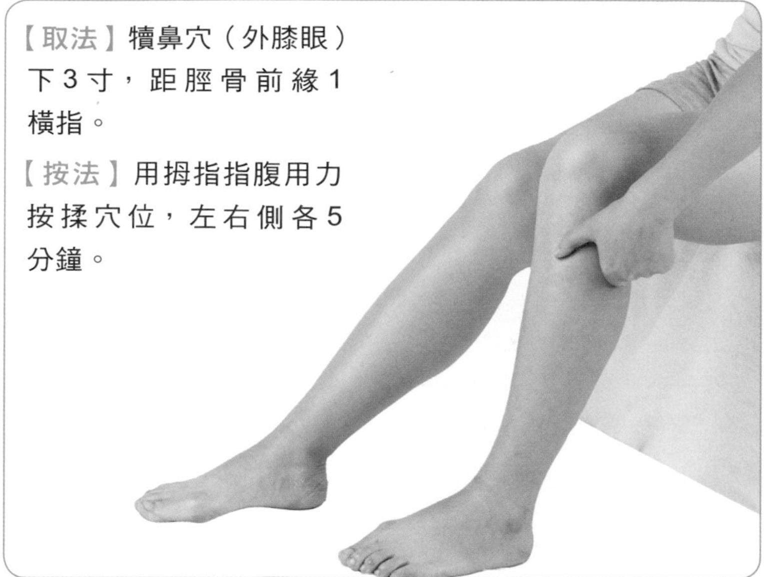

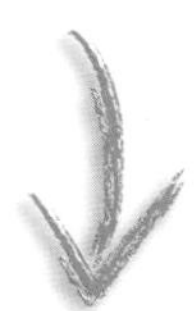

步驟二

掐按內關穴
2 ～ 3 分鐘

【取法】在前臂前區，腕橫紋上 2 寸，掌長肌腱與橈側腕屈肌腱之間。握拳，手外展，微屈肘時，顯現兩肌腱。本穴在大陵穴直上 2 寸，兩肌腱之間，與外關穴相對。

【按法】拇指指端掐按穴位 5 秒鐘，緩慢放鬆，拇指指尖不離皮膚，停頓 3 秒鐘再次掐按，如此重複 2 ～ 3 分鐘。

胃熱熾盛引起的口苦、氣逆

胃熱熾盛，則腐熟功能過於亢進，可出現胃中嘈雜、消穀善飢等症狀，胃熱會消爍津液，而致燥熱內結，胃失和降，進而出現口苦、口渴、大便祕結等。甚則耗傷陰液而致胃陰虛、胃火上炎，致胃氣上逆，引發噁心、嘔吐酸苦黃水等症。

完美配對

足三里穴+內庭穴

調和胃氣，清瀉滯熱

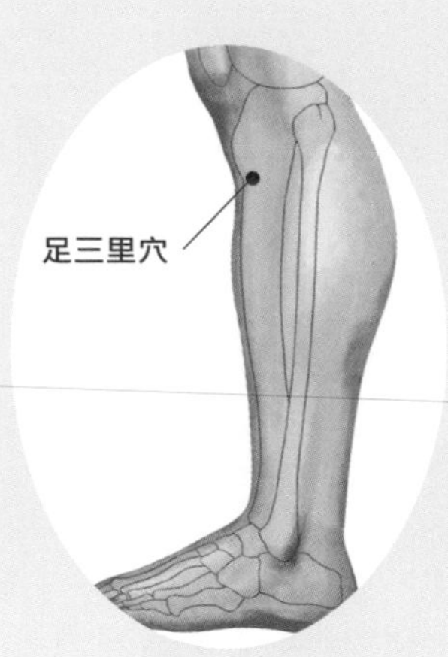

足三里穴為胃經合穴。胃為水穀之海，主消納水穀。胃氣盛則消納暢流，營養充沛；胃氣虛則消納呆滯，臟腑失榮。補足三里穴則益氣健脾、升陽助胃，瀉之則升清降濁、條達氣機。

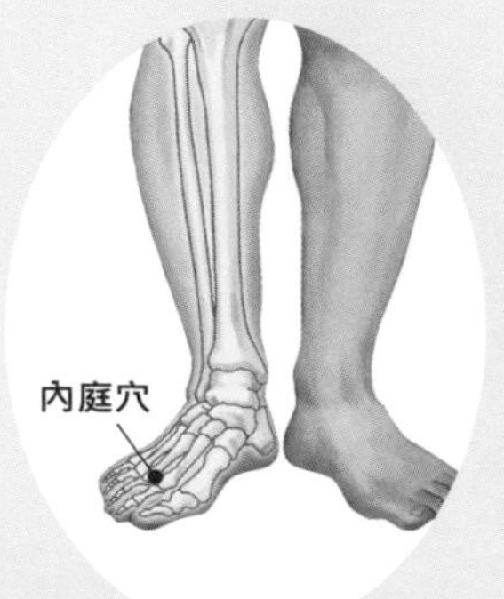

內庭穴為胃經之滎穴。滎穴可以用治熱證。胃喜潤而惡燥，燥則生內熱，必須以水潤之，水土交融則胃氣和調。刺激內庭穴可瀉胃之燥熱。

對症調養功效

足三里穴升振胃陽於上，內庭穴滎水和陰，潤胃於下，使陰平陽祕，胃氣調和，消納之機得以暢利，蘊蓄之滯熱得以清瀉，故能主治胃火上逆、中焦蘊熱、胃陰不足等病症。

超簡單按摩法

步驟一

按揉足三里穴
5 分鐘

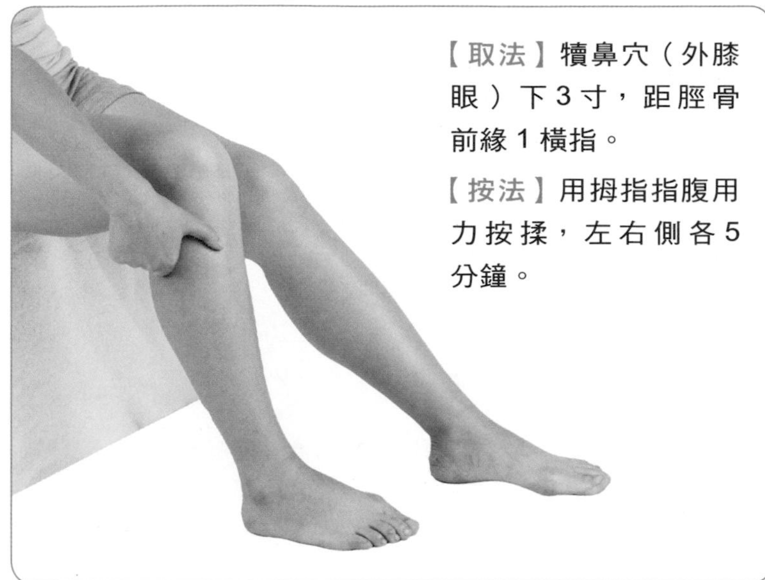

【取法】犢鼻穴（外膝眼）下 3 寸，距脛骨前緣 1 橫指。

【按法】用拇指指腹用力按揉，左右側各 5 分鐘。

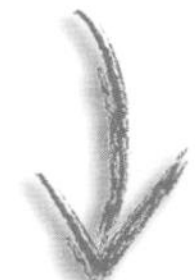

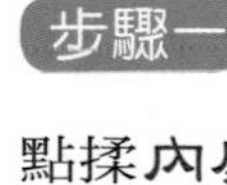

點揉內庭穴
100 下

【取法】在足背，第 2、第 3 趾間，趾蹼緣後方赤白肉際處。

【按法】用拇指指尖點揉 100 下，每天 2 次。

外邪傷胃引起的
噁心、嘔吐、腹痛、腹瀉

外感寒邪，寒邪犯於胃，或過食肥甘，內生濕熱，或過食冷飲或冷熱不均等都可傷及胃腑而出現噁心、嘔吐、腹痛、腹瀉等症狀。

完美配對

足三里穴＋曲池穴

疏理表邪，清解肺衛，防止表邪傷臟腑

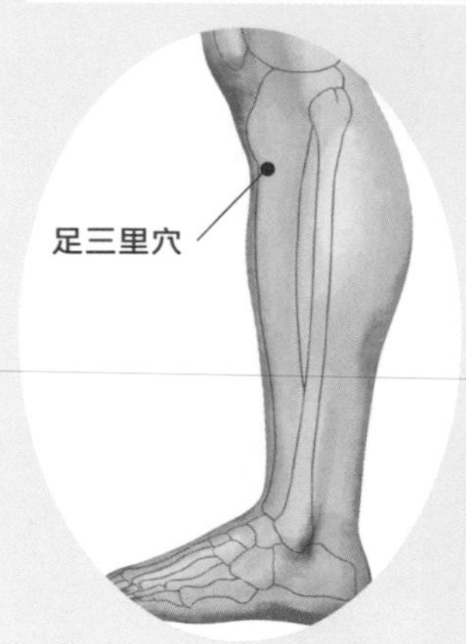

足三里穴為足陽明胃經合穴，能升能降、上下交融，故能協調腸胃氣機，通達上下，疏瀉表邪。

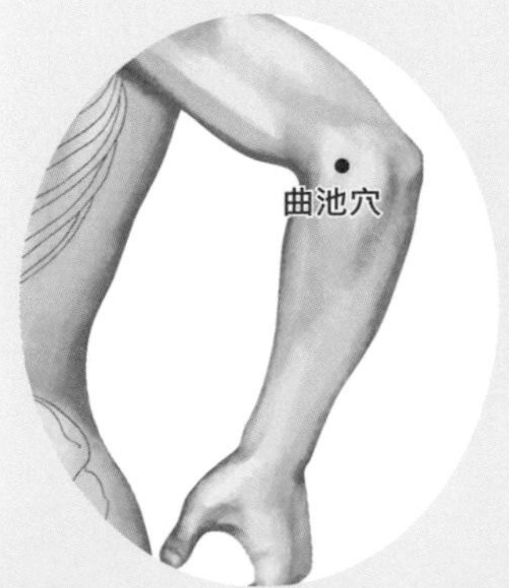

曲池穴為手陽明大腸經合穴，又因肺與大腸相表裡，故刺激曲池穴能間接疏調肺氣、清熱散邪。

對症調養功效

足三里穴協調腸胃氣機，曲池穴清熱散邪，兩者相配合，能疏理表邪、清解肺衛，故可用於外邪直中腸胃所致的噁心、嘔吐、腹痛、腹瀉等症。也可用於表邪侵襲肺衛而不能宣達所見的惡寒、發熱、咽乾、頭痛等症者。

超簡單按摩法

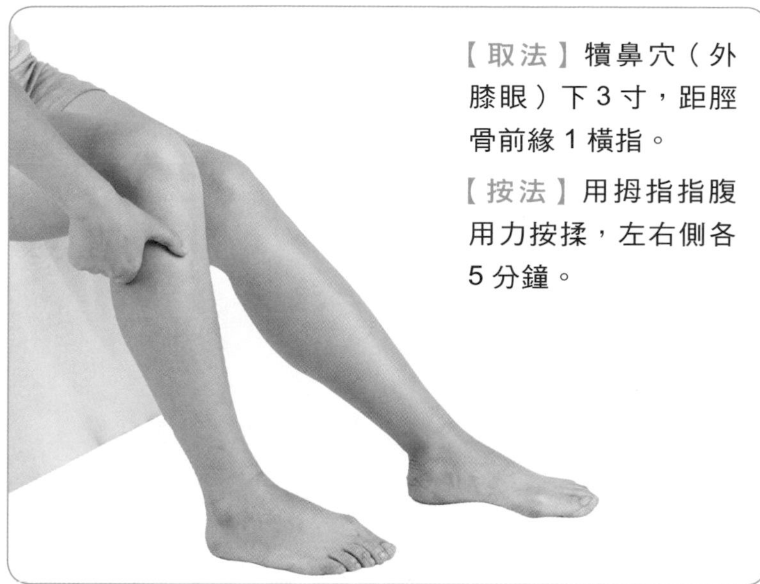

【取法】犢鼻穴（外膝眼）下 3 寸，距脛骨前緣 1 橫指。

【按法】用拇指指腹用力按揉，左右側各 5 分鐘。

步驟一

按揉足三里穴
5 分鐘

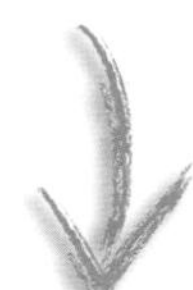

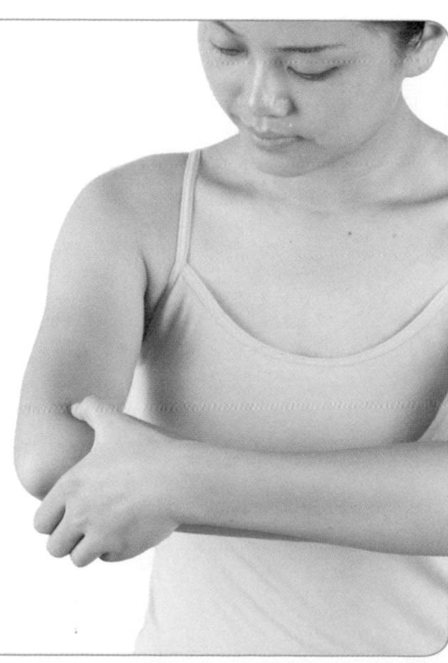

【取法】位於肘橫紋外側端，屈肘，當尺澤穴與肱骨外上髁連線中點。屈肘，在肘橫紋盡處，即肱骨外上髁內緣凹陷處即是。

【按法】屈肘，用拇指指腹按揉穴位，感到酸麻脹為度。每天 3 次，每次 3 分鐘。

步驟二

按揉曲池穴
3 分鐘

肝胃不和引起的呃逆、脅痛

肝胃不和是肝失疏泄，胃失和降，臟腑功能不協調所致的病證。多由情志不遂、肝氣鬱結、氣鬱化火，影響胃功能；或寒邪侵襲肝胃，導致肝胃功能異常等引起。主要表現為脘脅脹悶疼痛、噯氣（打嗝）、嘈雜吞酸、急躁易怒等。

完美配對

陽陵泉穴+太衝穴

平肝除逆，疏通肝胃氣機，清理肝膽胃腑蘊熱

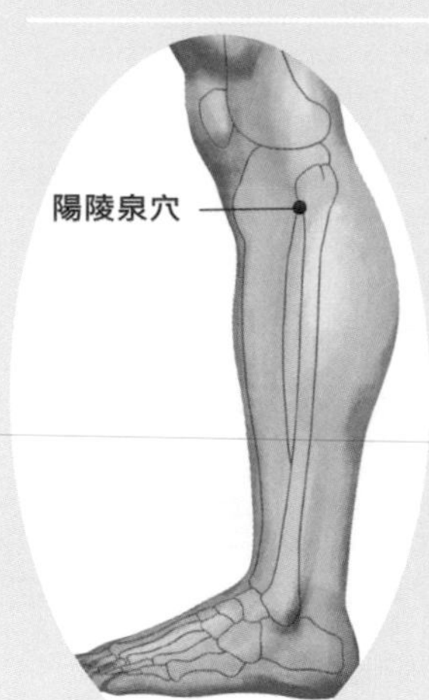

陽陵泉穴為足少陽膽經之合穴，具有平肝和胃、降逆緩衝、疏木和土、調理肝胃的功效。主治下肢痿痺、肩痛、脅肋疼痛、膝髂腫痛、口苦、黃疸、嘔吐、腳氣、小兒驚風。

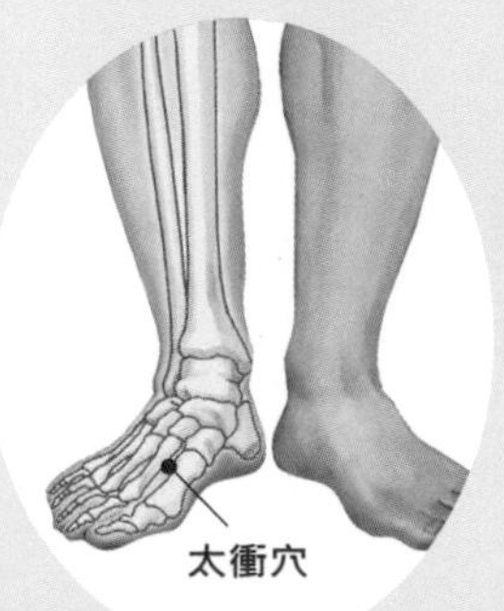

太衝穴為足厥陰肝經的原穴。「太衝」意指肝經的水濕風氣由此向上衝行，故按摩太衝穴可以洩肝膽、降氣逆、行氣止痛，也可疏解情緒。

對症調養功效

陽陵泉穴平肝和胃、降逆緩衝，太衝穴洩肝膽、降氣逆、行氣止痛，兩者相配，平肝除逆，疏通肝胃之氣機，清理肝膽胃腑之蘊熱，主治經痛、肝膽氣逆、頭暈頭痛、煩躁善怒、嘔呃、胃痛等屬氣逆或氣滯蘊熱者，以及脅痛、臟躁、癲狂、肝胃不和、胃中堵悶等病症。

超簡單按摩法

【取法】在小腿外側，腓骨頭前下方凹陷中。

【按法】用拇指指腹按揉穴位 100 ～ 150 下，手法輕揉、均勻、和緩，每天 2 次。

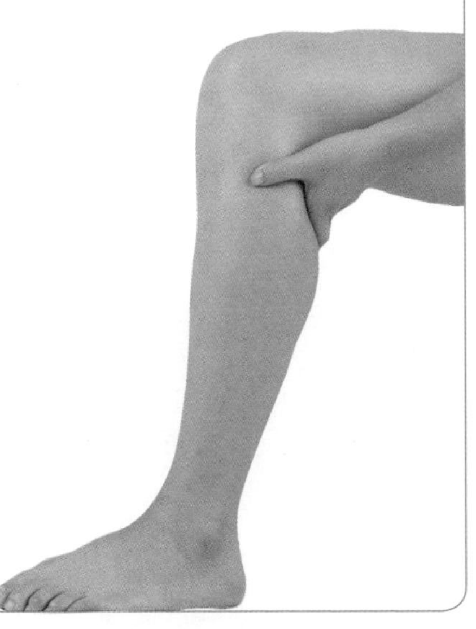

步驟一

按揉陽陵泉穴
100 ～ 150 下

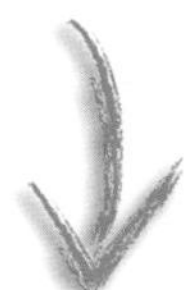

【取法】在足背，第 1、第 2 蹠骨間，蹠骨底結合部前方凹陷中，或觸及動脈搏動。從第 1、第 2 蹠骨間向後推移至底部的凹陷中取穴。

【按法】用拇指指端垂直按壓穴位 20 ～ 30 下。

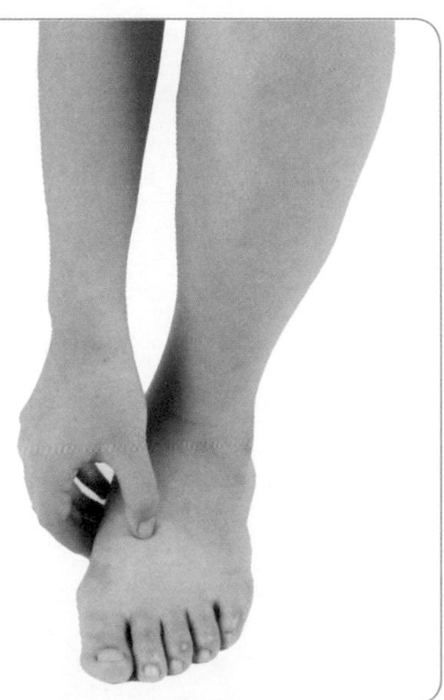

步驟二

按壓太衝穴
20 ～ 30 下

肝膽不和引起的反酸、嘔吐

肝膽不和，多源於憂思惱怒或情志不暢，長期情志不暢則會傷肝損脾，肝失疏泄，橫逆犯胃，脾失健運，胃氣阻滯，均易致胃失和降，而出現胃痛、反酸、嘔吐等症狀。

完美配對

足三里穴+陽陵泉穴

平肝和胃，降逆緩衝，疏木和土，調理肝胃

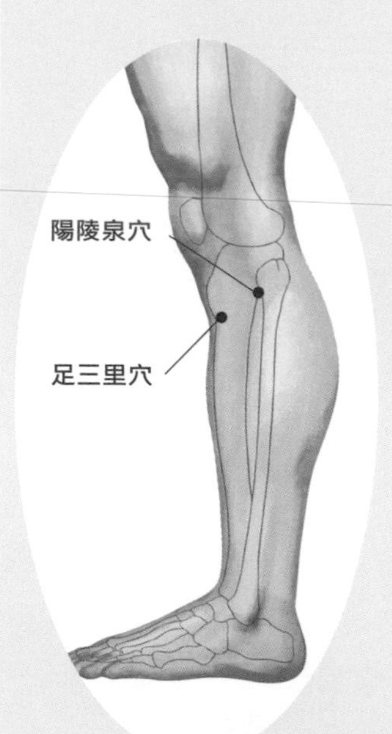

足三里穴為足陽明胃經之樞紐，具有疏通胃氣、升清降濁的功效，經常按摩，可調理一切腸胃系統疾病。

陽陵泉穴為足少陽膽經之合穴，具有平肝和胃、降逆緩衝、疏木和土、調理肝胃的功效。

對症調養功效

足三里穴疏通胃氣、升清降濁，陽陵泉穴平肝和胃、降逆緩衝、疏木和土。兩者相配，能主治木鬱侮土，見中消停飲、口苦吞酸、反胃呃逆、泄瀉嘔吐等症。

超簡單按摩法

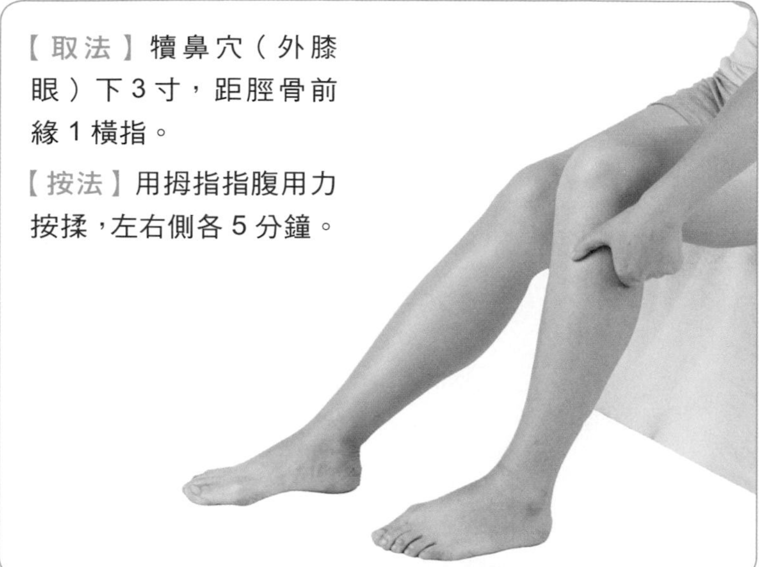
【取法】犢鼻穴（外膝眼）下 3 寸，距脛骨前緣 1 橫指。

【按法】用拇指指腹用力按揉，左右側各 5 分鐘。

步驟一

按揉足三里穴

5 分鐘

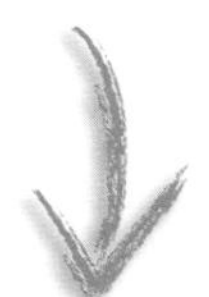

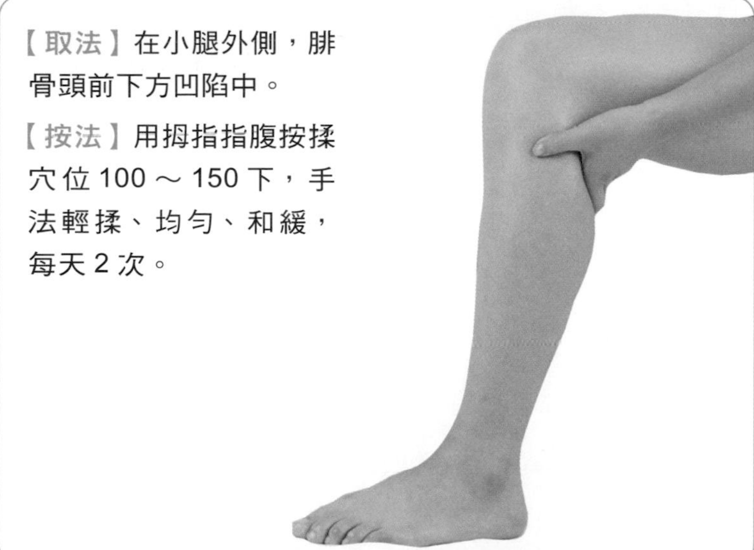
【取法】在小腿外側，腓骨頭前下方凹陷中。

【按法】用拇指指腹按揉穴位 100 ～ 150 下，手法輕揉、均勻、和緩，每天 2 次。

步驟二

按揉陽陵泉穴

100 ～ 150 下

氣血不足引起的老寒胃

胃寒的主要病因是飲食習慣不良，如飲食不節制、經常吃冷飲或冰涼的食物，再加上生活節奏快，精神壓力大，更易導致胃病。主要表現為常因天氣變冷、感寒食冷品而引發疼痛，疼痛時伴有胃部寒涼感，得溫症狀減輕。

完美配對

天樞穴+中脘穴+氣海穴

調理腸胃，益氣健脾，和血調中

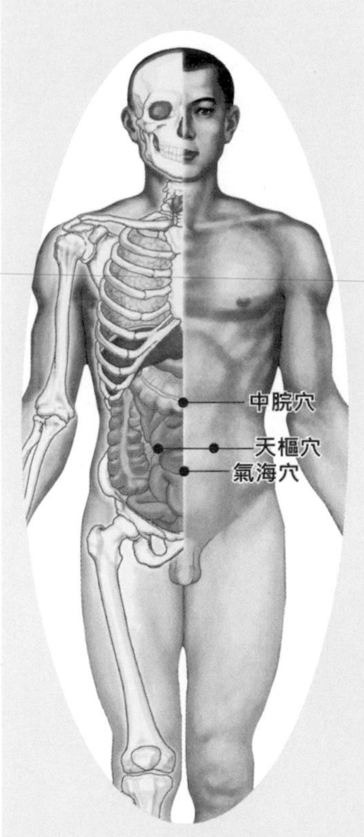

天樞穴為足陽明胃經穴，為大腸之募，腹氣之街。胃經的氣血從此頻繁流通，其功能為分理水穀之糟粕，調理臟腑以利運行，消導積滯以助脾氣。

中脘穴是胃的募穴，對調理消化系統有獨特作用，常按可益氣健脾。

氣海穴為任脈上的主要穴位之一，是「丹田」所在、生氣之源，人身真氣由此而生，具有溫陽益氣、扶正固本、培元補虛的功效。對於陽氣不足、生氣乏源所導致的虛寒性疾患，如老寒胃等，具有溫養功效。

對症調養功效

天樞穴、中脘穴、氣海穴三穴相配，調理腸胃、益氣健脾、和血調中，主治腸胃諸疾之偏於氣血不足、脾胃虛寒者；還能治療虛損、寒疝、小便不利以及月經失調、崩漏帶下等症。

超簡單按摩法

步驟一

按揉天樞穴
30 ～ 50 下

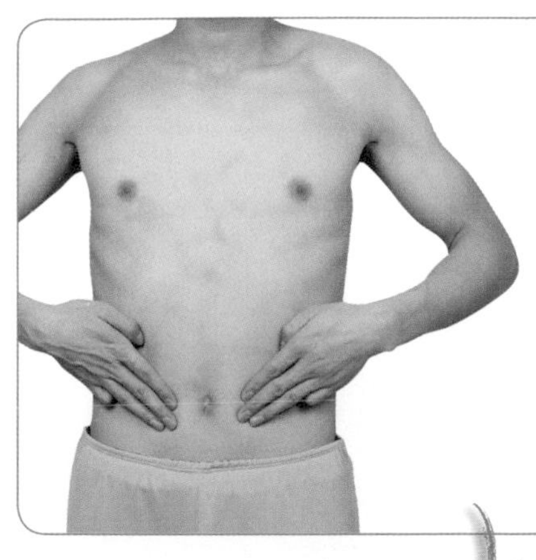

【取法】在腹部，橫平臍中，前正中線旁開 2 寸。

【按法】食指、中指、無名指併攏，用中指指腹貼於穴位處按揉 30 ～ 50 下，每天 2 次。

步驟二

按揉中脘穴
3 分鐘

【取法】位於人體上腹部，前正中線上，臍上 4 寸。胸骨下端與肚臍連接線中點即是。

【按法】食指和中指併攏，用指腹按揉 3 分鐘；或用右手掌根緩緩摩揉。

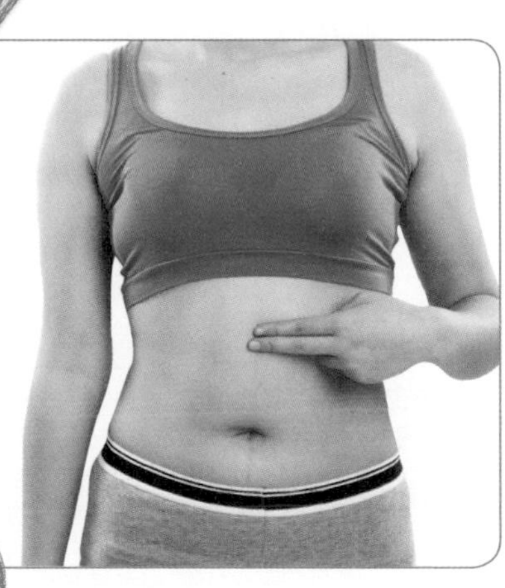

步驟三

按壓氣海穴
3 分鐘

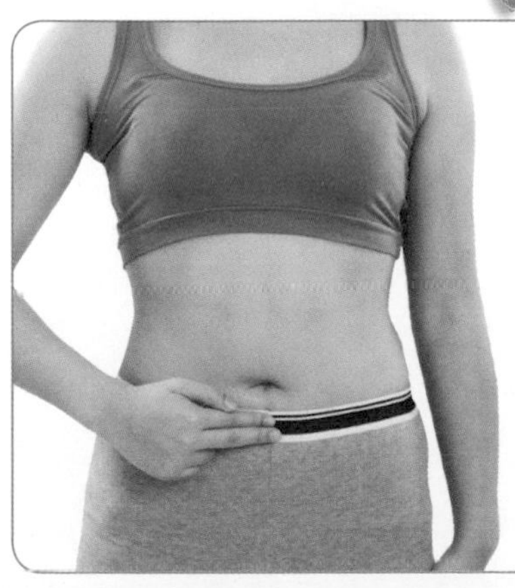

【取法】位於前正中線上，臍中下 1.5 寸。

【按法】用手指抵住穴位，緩緩用力下按，同時深吸氣，慢慢吐出，停頓 6 秒鐘，再恢復自然呼吸，如此重複按壓動作 3 分鐘。每天 2 ～ 3 次。

濕熱引起的腹瀉

濕熱型腹瀉是腸道感染中最常見的一種類型，多發於夏秋之交。多因外界濕熱疫毒之氣侵及腸胃，使其傳化失常而發生泄瀉。一般表現為瀉下急迫、瀉而不爽、肛門灼熱、煩熱口渴、小便短赤等。

完美配對

天樞穴＋中脘穴＋梁丘穴

疏調脾胃，理氣止瀉

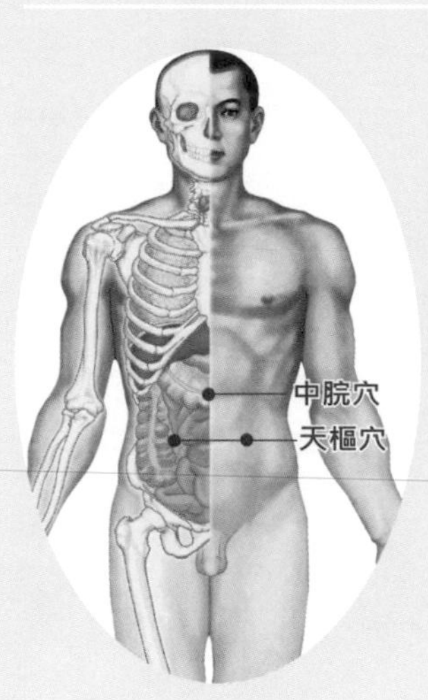

天樞穴屬足陽明胃經，為天之要樞，胃之樞紐。能理氣化滯，引胃氣下行，並能疏調脾胃、疏瀉大腸。天樞穴還有「止瀉穴」之稱，對腸道有雙向調節作用，泄瀉時按之可止瀉，便祕時按之則又能通便。

中脘穴是胃的募穴，也是治療消化道疾病最常用的穴位之一，經常按摩此穴可調理胃的運化功能。主治食不化、腹痛、泄瀉、疳積、胃痛、嘔吐、吐酸、嘔逆等。

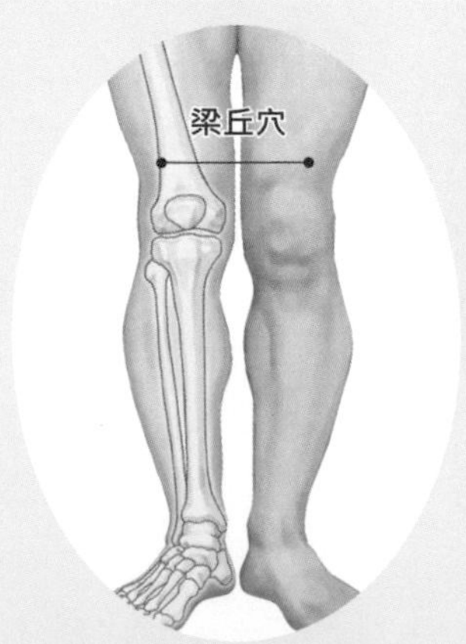

梁丘穴為足陽明胃經上的重要穴位之一，除了對膝部疼痛有緩解和治療作用外，其最顯著的作用是調理脾胃。主治膝蓋痛、胃痙攣、腹瀉、水腫等。

對症調養功效

天樞穴理氣化滯、止瀉，中脘穴助消化，梁丘穴調脾胃。三穴相配，可清胃瀉熱、疏調脾胃之氣、增強脾胃運化功能，主治濕熱所致腹瀉、嘔吐等症。

超簡單按摩法

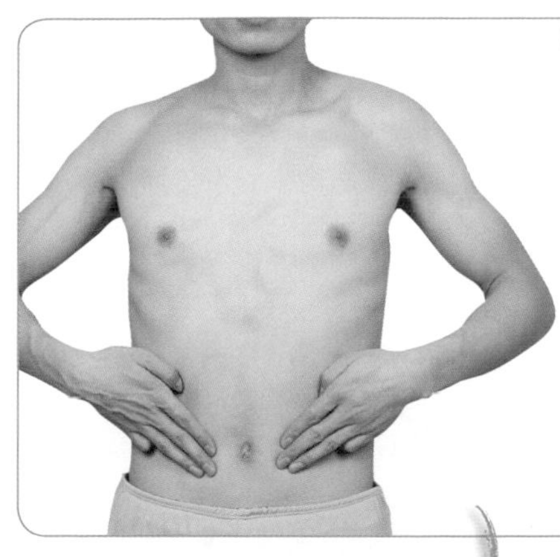

【取法】在腹部，橫平臍中，前正中線旁開 2 寸。

【按法】排便後，取坐位或仰臥位，用食指、中指和無名指的指端，慢慢深壓天樞穴，約按壓 10 分鐘。

步驟一

按壓**天樞穴**
10 分鐘

【取法】位於上腹部，前正中線上，臍上 4 寸。肚臍中央向上 5 橫指處即是。

【按法】食指和中指併攏，用指腹按揉 3 分鐘，或以右手掌根緩緩摩揉。

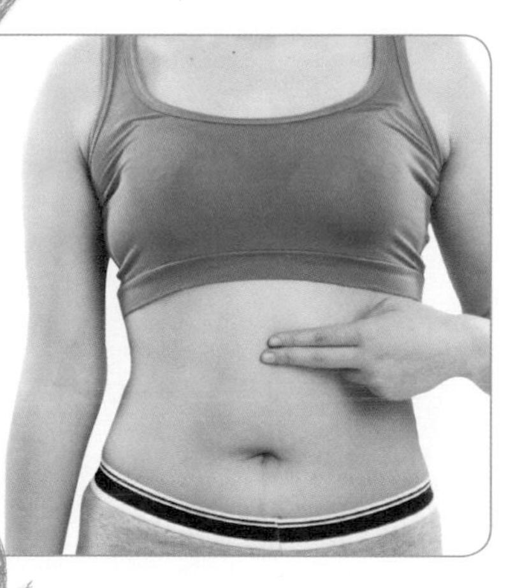

步驟二

按揉**中脘穴**
3 分鐘

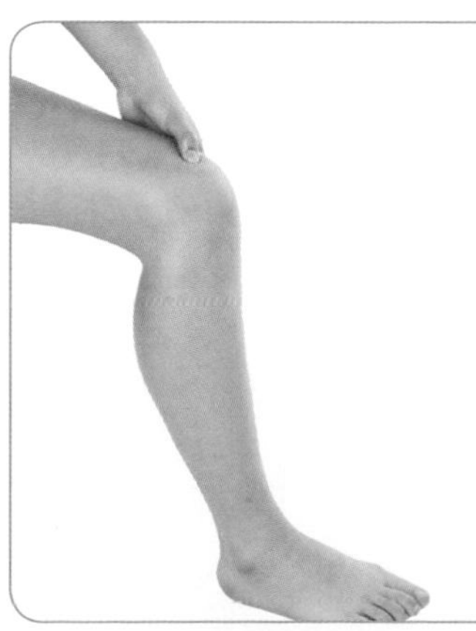

【取法】屈膝，在大腿前面，髂前上棘與髕底外側端的連線上，髕底上 2 寸。

【按法】雙手用力按壓兩腿穴位 3 ～ 5 分鐘，以感覺大腿、腹部發熱為宜，每天 1 ～ 2 次。也可艾灸。

步驟三

按壓**梁丘穴**
3 ～ 5 分鐘

陰虛火旺引起的便祕

陰虛則不能製陽，致使陽相對亢盛，發展而成陰虛火旺證。陰虛火旺證可偏重於不同的臟腑，表現為咽乾口燥、心煩易怒、烘熱、舌質紅絳、目乾澀痛，大便乾結等。陰虛火旺所致的便祕同時會有以上一種或多種症狀，與虛性便祕不同。

完美配對

天樞穴+陽陵泉穴+支溝穴

調腸胃，益氣通便，扶正祛邪

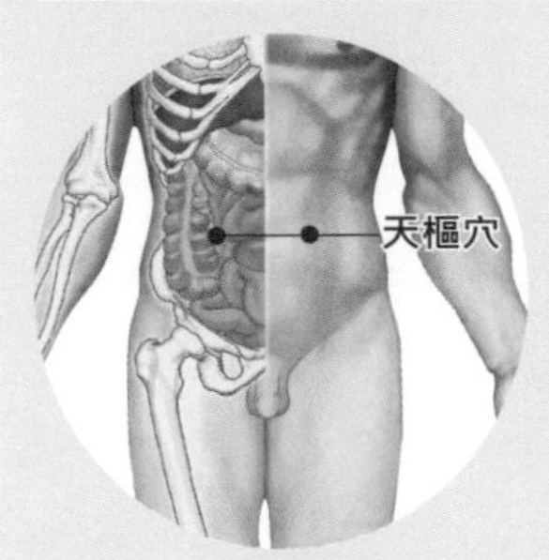

天樞穴為胃經穴位，對身體具有雙向良性調節作用，如泄瀉時艾灸天樞穴可止瀉，便祕時艾灸天樞穴又能通便。

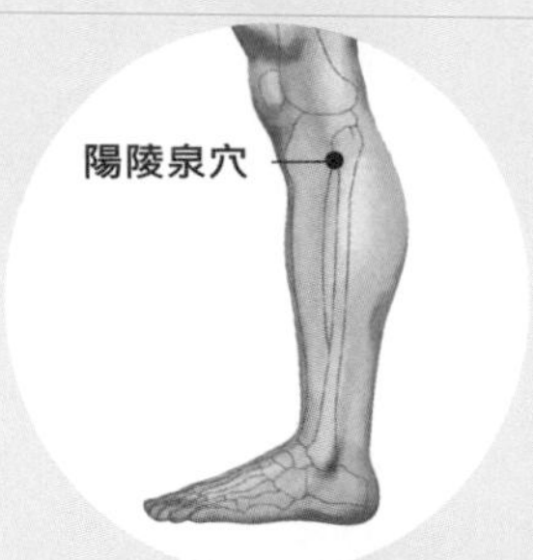

陽陵泉穴為治療筋病的要穴，具有舒筋和壯筋的作用，但同時也可清熱化濕、疏肝利膽，尤其是與支溝穴配合，對肝膽火旺所致的腹脹、便祕有效。

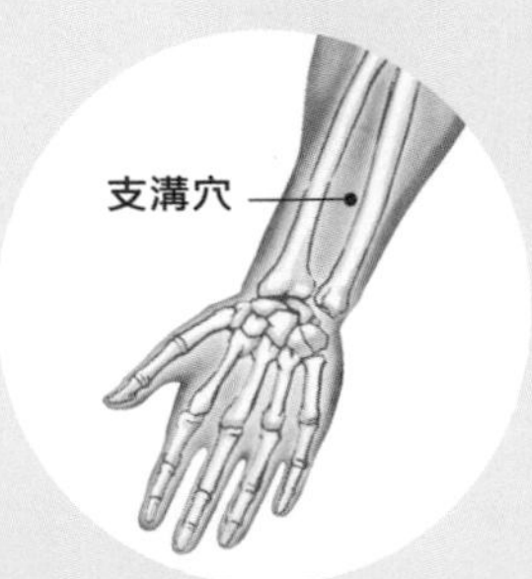

支溝穴為手少陽三焦經穴，其功能為疏通三焦氣機，助三焦氣化，利三焦之水道，為治療便祕的經驗效穴，還可治療其他消化系統疾病，如腹痛、嘔吐、泄瀉等症。

對症調養功效

天樞穴調腸胃，陽陵泉穴宣通下降，又能瀉肝膽平逆氣；支溝穴疏通三焦氣機。三穴相配，主治便祕、腹脹便結等症，又可扶正祛邪。

超簡單按摩法

步驟一

按揉天樞穴
100 ～ 150 下

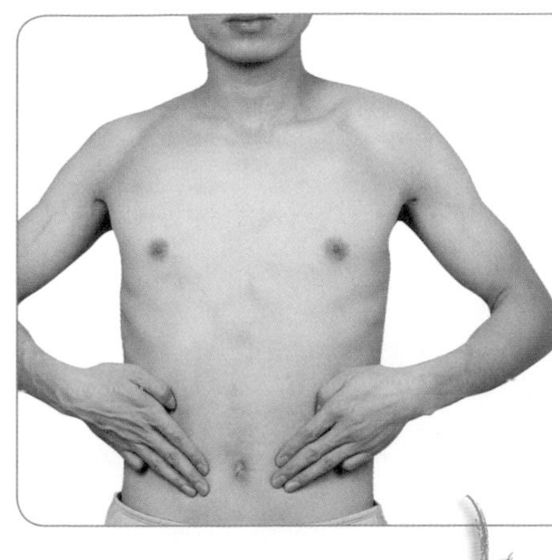

【取法】在腹部，橫平臍中，前正中線旁開 2 寸。

【按法】食指、中指和無名指併攏，中指指腹貼於穴位處，雙側同時操作，按揉 100 ～ 150 下，每天 2 次。

步驟二

按揉陽陵泉穴
100 ～ 150 下

【取法】在小腿外側，腓骨頭前下方凹陷中。

【按法】按揉穴位 100 ～ 150 下，手法輕揉、均勻、和緩，每天 2 次。

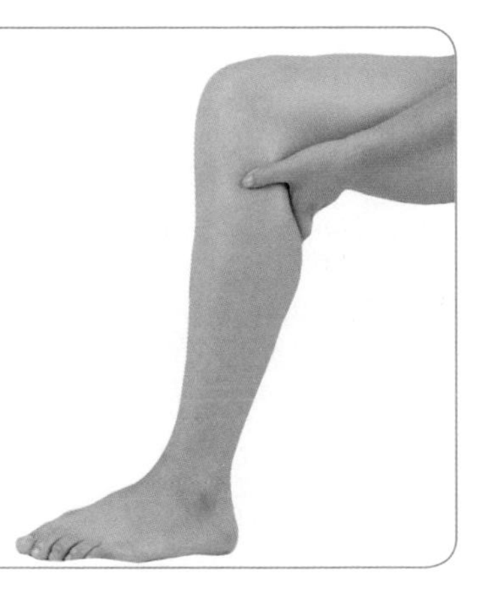

步驟三

按壓支溝穴
10 分鐘

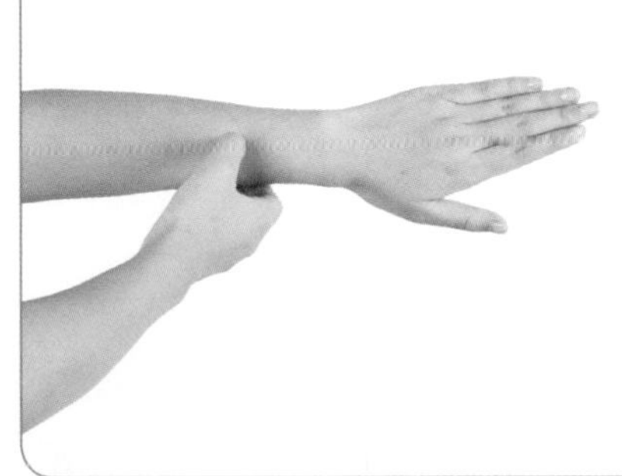

【取法】在前臂背側，腕背側橫紋上 3 寸，尺骨與橈骨之間。

【按法】每天清晨排便前，用拇指分別按壓雙側支溝穴，由輕到重，使指壓處有酸麻脹痛感，10 分鐘後即感腸蠕動加強而產生便意。

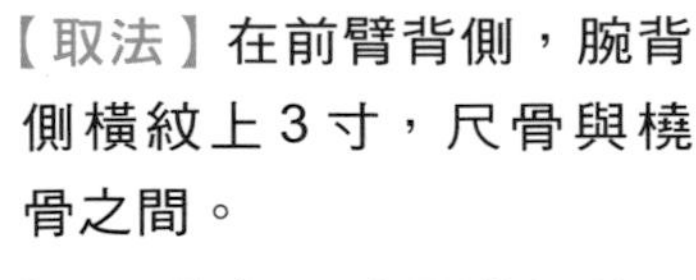

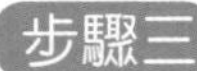

頭面部疾病

血虛引起的頭暈

血虛是指體內陰血虧損的病理現象。可由失血過多，或久病陰血虛耗，或脾胃功能失常，水穀精微不能化生血液等所致。血虛主症為面色萎黃、眩暈、心悸、失眠、脈虛細等。血虛頭暈一般還伴有目眩、肢體麻木、筋脈拘攣、心悸怔忡、失眠多夢、皮膚乾燥、頭髮枯焦，以及大便燥結、小便不利等一種或多種症狀。

完美配對

三陰交穴+血海穴+神庭穴

補血養血，寧神醒腦

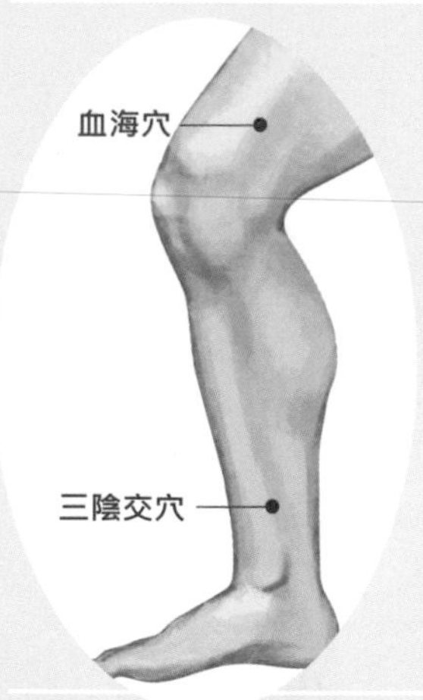

三陰交穴具有健脾補血、疏肝補腎的功效。凡血虛諸病，如血虛頭暈及經少、經痛等，按摩三陰交穴均有良效。

血海穴是足太陰脾經輸穴，意指本穴為脾經所生之血的聚集之處。有活血化瘀、補血養血、引血歸經的作用，是治療血虛所致諸病的首選穴。特別適宜女性血虛者經常按摩。

神庭穴

神庭穴也稱天庭穴，屬督脈，為督脈與足太陽膀胱經、足陽明胃經的交會穴。按摩此穴具有寧神醒腦、降逆平喘的效果，主治頭暈目眩、驚悸、失眠、頭痛，以及神智方面的疾病。

對症調養功效

三陰交穴、血海穴生血調血，從根本上解決血虛問題；神庭穴寧神醒腦，能有效緩解眩暈症狀。三者上、中、下相配合，標本兼治。

超簡單按摩法

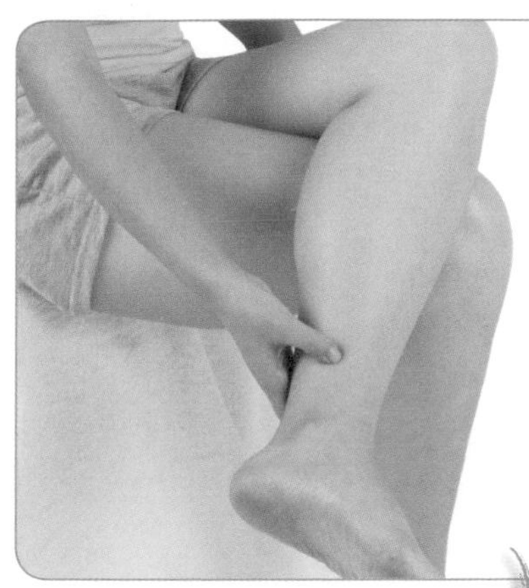

【取法】在小腿內側，內踝尖上 3 寸，脛骨內側緣後方。

【按法】用拇指指腹按揉 5 分鐘。每天晚上 9 ～ 11 點三焦經當令之時按揉最好。

步驟一

按揉三陰交穴
5 分鐘

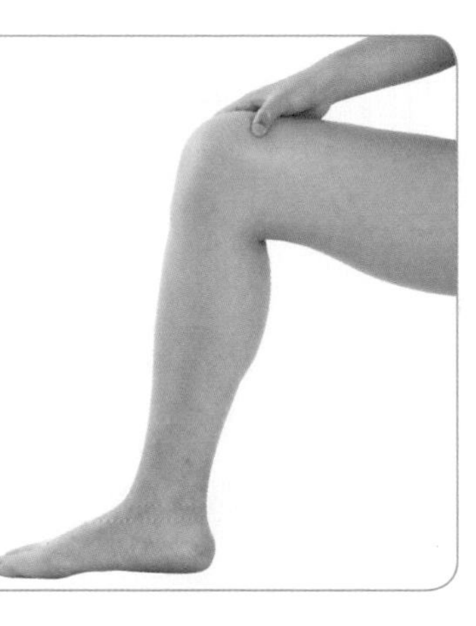

【取法】屈膝，在大腿內側，髕底內側端上 2 寸，股四頭肌內側頭的隆起處。

【按法】拇指彎曲，用拇指指尖按揉穴位，每天早晚各 1 次，每次 3 分鐘。每天上午 9 ～ 11 點脾經經氣最旺時按摩效果最好。

步驟二

按揉血海穴
3 分鐘

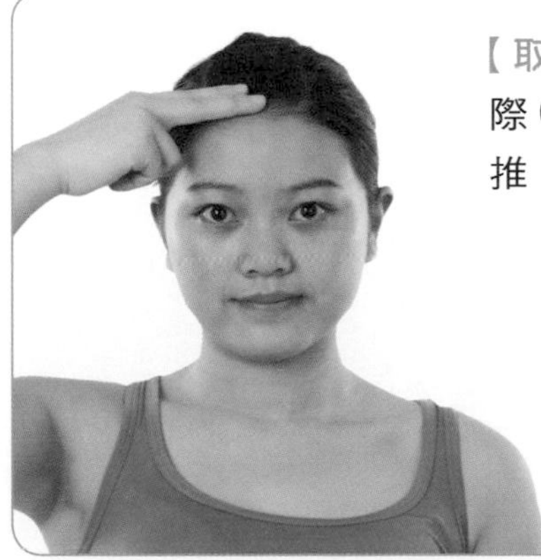

【取法】位於頭前部正中入髮際 0.5 寸。手指從眉心往上推，入髮際有凹陷處即是。

【按法】順著鼻樑用力向上推至神庭穴，再下推至鼻翼兩側為 1 下，推 100 下，推動速度要快一些，每天 2 ～ 3 次。

步驟三

推按神庭穴
100 下

氣虛引起的頭暈

氣虛包括元氣、宗氣、衛氣的虛損，以及氣的推動、溫煦、防禦、固攝和氣化功能的減退，從而導致身體某些功能低下或衰退，抗病能力下降等。氣虛多由勞倦傷脾、清陽下陷引起。氣虛眩暈基本症狀為面色白、身無熱、神識清爽、言語輕微、二便清利，時或虛陽上浮，眩暈不止。

完美配對

關元穴+氣海穴

溫陽益氣，扶正固本

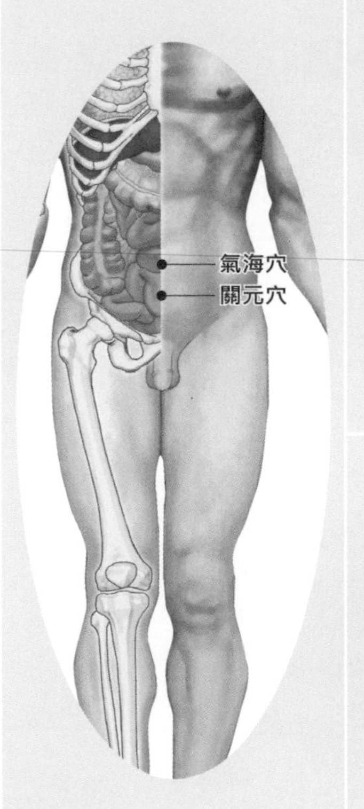

關元穴也稱「先天氣海」，具有培元固本、補益下焦之功，凡元氣虧損均可使用。可用於治療氣虛引起的經痛、眩暈、神經衰弱等症。

氣海穴意為本穴如同氣之海洋。此穴有培補元氣、補益回陽、延年益壽之功。常按可促真氣升騰，凡氣虛所致諸症常按氣海穴都有較好的調理作用。

對症調養功效

關元穴、氣海穴均為任脈上的重要穴位，都有補氣培元之功效，又都位於下焦，乃人身真氣所生之處，兩者同經脈相配可治陽氣不足、生氣乏源所致諸疾。

超簡單按摩法

【取法】在下腹部，前正中線上，臍中下 3 寸。

【按法】食指和中指併攏揉按穴位至局部酸脹；或用手掌按揉和震顫關元穴（雙手交叉重疊置於關元穴上，快速、小幅度地上下推動。注意不可以過度用力）。

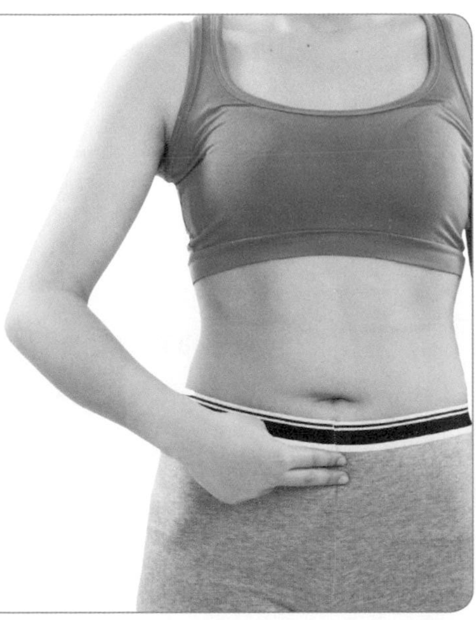

步驟一

按揉關元穴
至局部酸脹

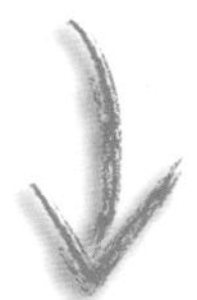

【取法】在下腹部，前正中線上，臍中下 1.5 寸。

【按法】艾灸，以艾灸條在穴位上旋轉施灸，灸到局部皮膚發紅即可。也可用手掌按揉和震顫氣海穴。

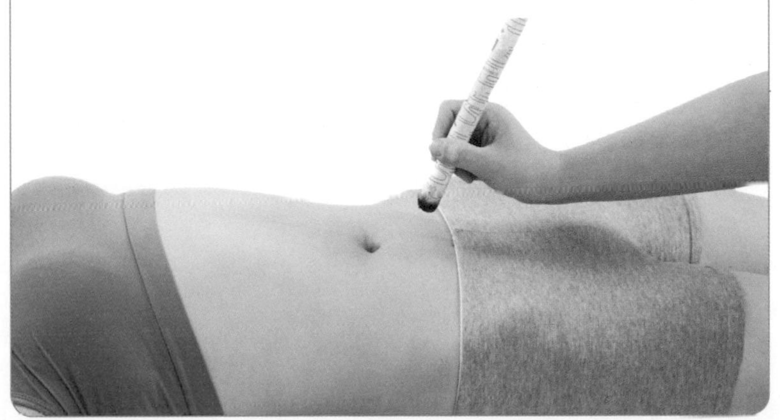

步驟二

艾灸氣海穴
至局部皮膚發紅

風邪入絡引起的頭痛

頭部是風邪最易侵襲的部位，尤其是中老年人氣血逐漸衰微，在外邪內困之下，頭痛更容易發生。風邪常傷人上部和肌表，所以這類頭痛的明顯特點是頭痛伴有汗出、惡風、面部浮腫等症狀。

完美配對

風府穴＋列缺穴＋足臨泣穴

息風開竅，祛風活絡止痛

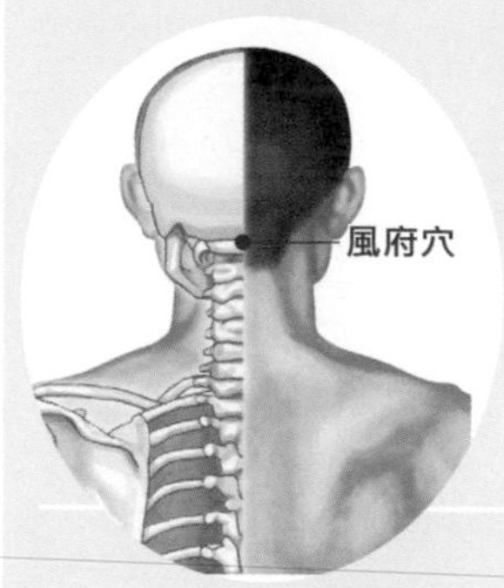

中醫有「六淫」之說，也就是六邪。其中，以風為首，「風為百病之長」。在人體中有很多部位容易遭受風的襲擊，在頭頸部當以風府為最。因為此處位於人體上部，又暴露在外。按摩風府穴可散風息風、通關開竅，治療頭痛、眩暈、項強等多種疾病。

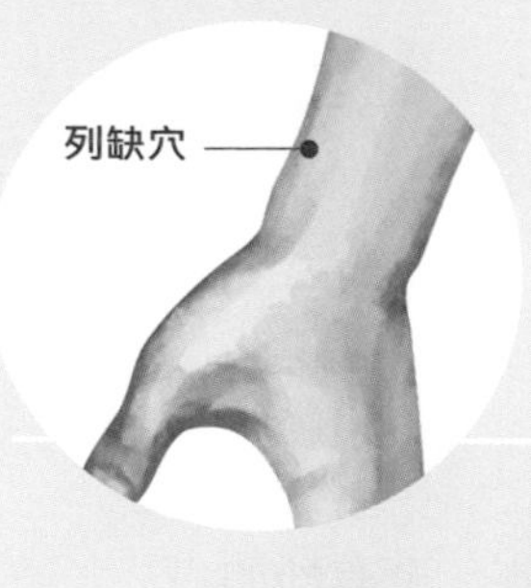

列缺穴屬於手太陰肺經穴位。在該穴處按摩，除能治療腕臂部病變外，還有助於治療頭部、項背部病症，故有「頭項尋列缺」的歌訣流傳。

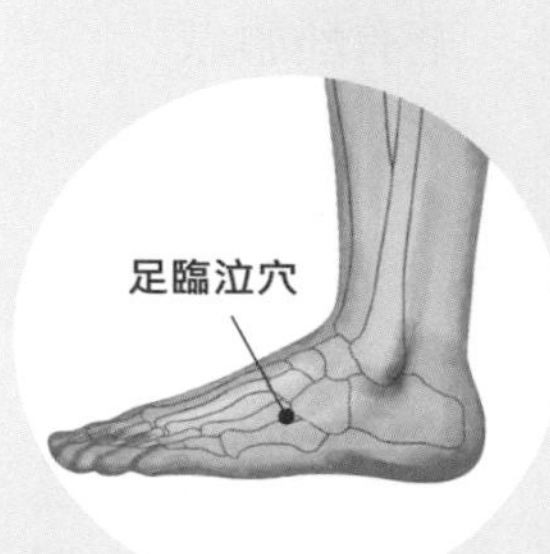

足臨泣穴為足少陽膽經上的主要穴位之一，有祛風活絡止痛的作用，主治風邪入絡所致偏頭痛。

對症調養功效

風府穴息風開竅，列缺穴專治頭項疾病，足臨泣穴善祛風活絡。三穴相配，共奏祛風止痛之效。

超簡單按摩法

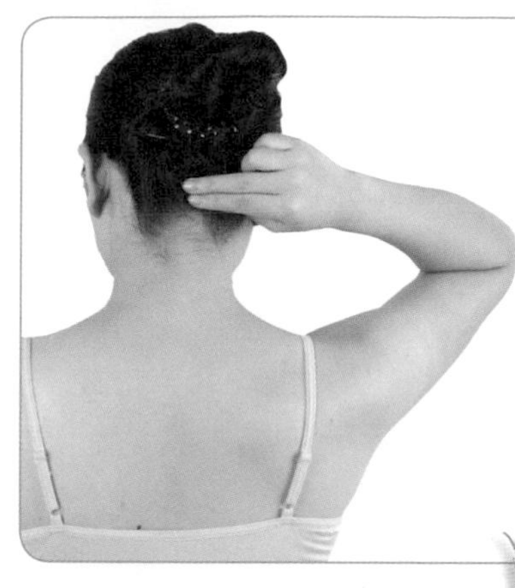

【取法】在頸後區，當後髮際正中直上 1 寸，枕外隆凸直下，兩側斜方肌之間凹陷中。

【按法】略低頭，食指、中指併攏，中指著力於穴位處，用力按揉 30 ～ 50 下，或直至頭痛緩解。

步驟一

按揉風府穴
30 ～ 50 下

【取法】在前臂橈側緣，橈骨莖突上方，腕橫紋上 1.5 寸處。

【按法】用拇指橫向推揉穴位，使肌肉、筋腱左右移動。持續時間以局部有酸脹等感覺為宜，每天 1 ～ 2 次。

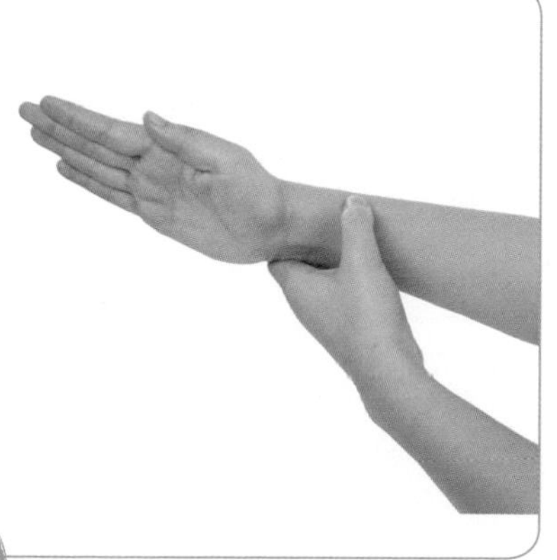

步驟二

推揉列缺穴
至有酸脹感

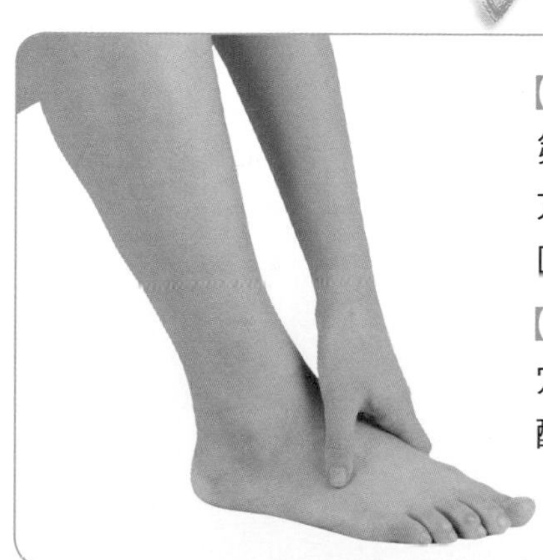

【取法】在足背，第 4、第 5 蹠骨底結合部的前方，第 5 趾長伸肌腱外側凹陷中。

【按法】用拇指指端按壓穴位，力度適中，以感到酸脹為宜。

步驟三

按壓足臨泣穴
至有酸脹感

肝膽濕熱引起的頭痛

肝膽濕熱證是指身體內藏濕熱，使肝膽疏泄失常，濕熱上擾，清竅失去正常功能，可致頭暈頭痛。此類頭暈頭痛伴有身目發黃、脅肋脹痛以及其他濕熱症狀。

完美配對

頭維穴+行間穴+合谷穴

明目寧神，平肝息風，鎮靜止痛

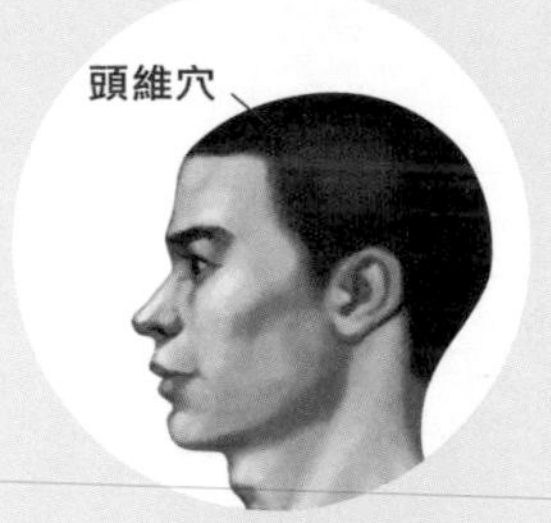

頭維穴為足陽明、足少陽、陽維脈之交會穴，足陽明之脈，循髮際，至額顱，足少陽經上抵頭角，下耳後，陽維脈循額角，維絡諸陽以通督脈，故可治頭痛、眩暈，對偏頭痛尤為有效。

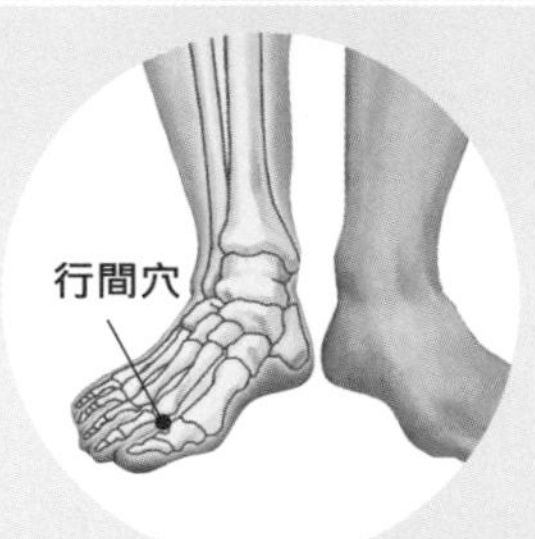

行間穴為人體足厥陰肝經上的主要穴位之一，主治中風、癲癇、頭痛、目眩、目赤腫痛、青盲、口歪等肝經風熱所致病證。

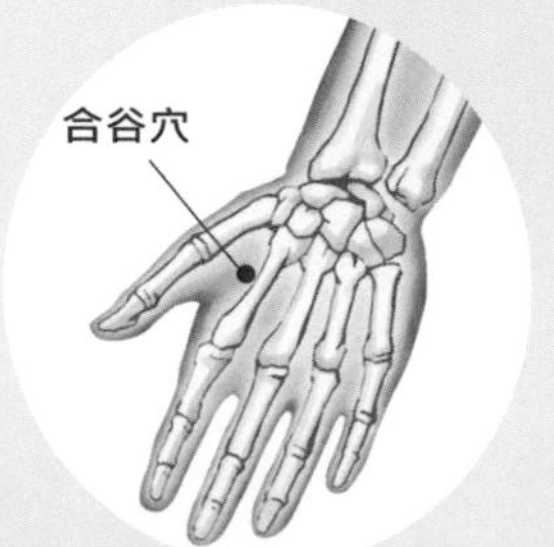

合谷穴具有鎮靜止痛、通經活絡、清熱解表的功效，頭痛時刺激此穴，可以有立即止痛的效果。

對症調養功效

頭維穴止痛驅風、明目寧神，行間穴平肝息風，合谷穴鎮靜止痛。三者相配能促進肝膽濕熱疏泄，緩解肝膽濕熱、風熱所致頭痛、眩暈等症。

超簡單按摩法

步驟一

按揉頭維穴
10 分鐘

【取法】在頭部，額角髮際上 0.5 寸，頭正中線旁開 4.5 寸。

【按法】用雙手食指、中指按揉，每次約 10 分鐘，頭痛能明顯緩解，頭痛時壓痛較為明顯。

步驟二

按揉行間穴
20 ～ 30 下

【取法】在足背，第 1、第 2 趾之間，趾蹼緣的後方赤白肉際處。

【按法】用拇指指端按揉穴位 20 ～ 30 下，每天 2 次。

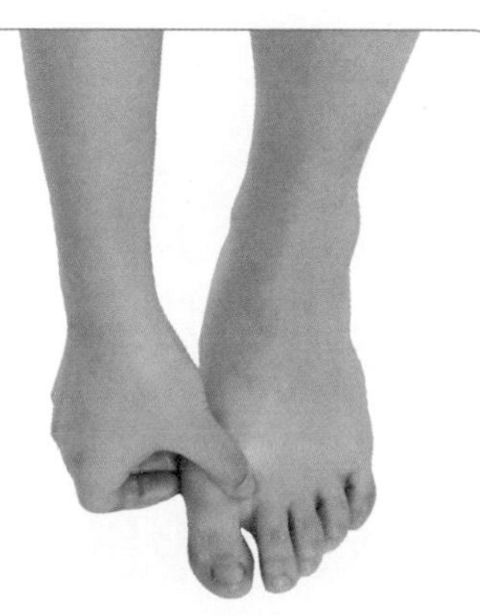

步驟三

掐按合谷穴
至頭痛緩解

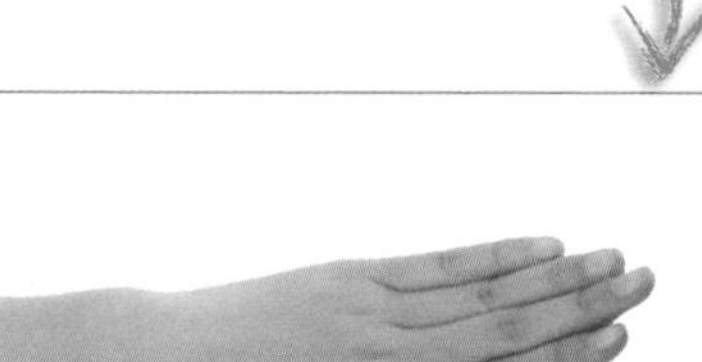

【取法】在手背，第 1、第 2 掌骨間，第 2 掌骨橈側中點處。拇指、食指合攏，在肌肉的最高處取穴。

【按法】用一手拇指用力掐按另一手的合谷穴，左側頭痛按右合谷穴，反之亦然，直至頭痛緩解。

傷風引起的鼻塞

傷風鼻塞，是指因風邪侵襲所致的以鼻塞、流涕、打噴嚏為主要症狀的鼻病。風為百病之長，常夾寒熱侵襲人體。本病多因氣候變化、寒熱不調，或生活起居不慎、過度疲勞，使正氣虛弱，風邪趁虛侵襲而為病。初起屬風寒居多，繼則寒鬱化熱而呈風熱之候，亦可直接感受風熱之邪為病。

完美配對

迎香穴+印堂穴+風池穴

祛風通竅，清頭明目，疏風解表

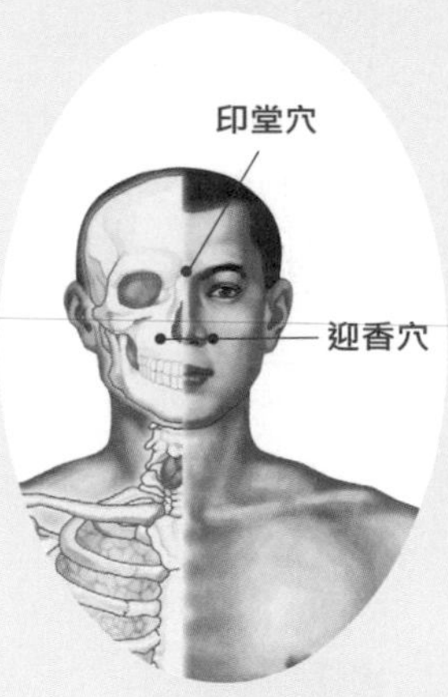

迎香穴為手陽明大腸經、足陽明胃經交會穴，具有祛風通竅、理氣止痛的作用。迎香穴位於面部鼻翼的兩側，可改善鼻的一系列不適症狀，主治鼻塞、鼽衄、口歪、面癢、膽道蛔蟲症。

印堂穴有清頭明目、通鼻開竅的功效。與迎香穴配合，對緩解感冒鼻塞效果極好。經常按印堂穴，不僅可以有效緩解鼻部乾燥，使鼻腔內的黏液分泌增加，保持鼻腔濕潤，還可預防鼻出血、鼻炎以及感冒等疾病。

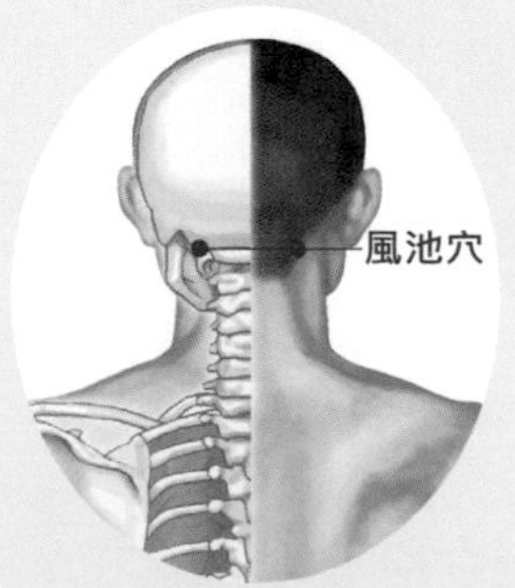

風池穴為足少陽膽經、陽維脈交會穴，具有疏風解表的作用，主治外感風邪所致的感冒、發熱、鼻塞、流涕等症。

對症調養功效

迎香穴祛風通竅，印堂穴清頭明目，風池穴疏風解表。三穴相配，不僅能迅速緩解鼻塞症狀，還能提升身體抵抗力，預防各種感冒。

超簡單按摩法

步驟一

揉搓迎香穴
64 遍

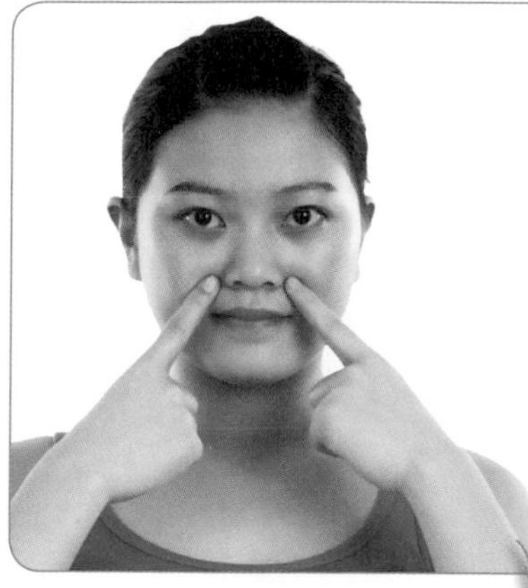

【取法】在鼻翼外緣中點旁，當鼻唇溝中。

【按法】將食指指尖置於迎香穴，做旋轉揉搓。鼻吸口呼。吸氣時向外、向上揉搓，呼氣時向裡、向下揉搓，連做 8 遍，多可至 64 遍。

步驟二

推按印堂穴
10 ～ 15 下

【取法】在頭部，兩眉毛內側端中間的凹陷中。兩眉頭連線中點即是。

【按法】將食指指腹按在印堂穴上，稍用力往上推，再緩慢往下壓。如此 10 ～ 15 下，可大大改善鼻塞症狀。

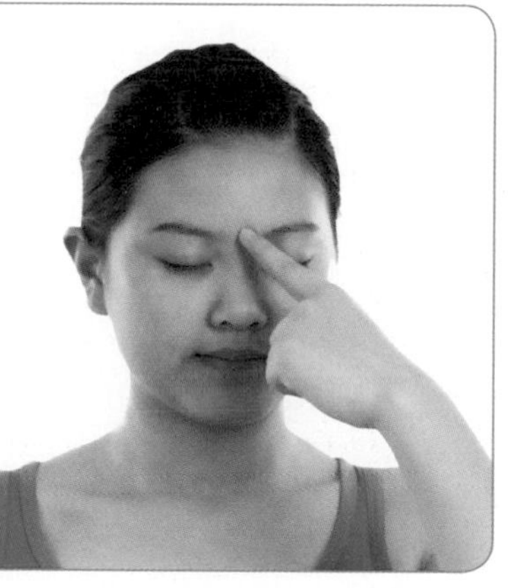

步驟三

按壓風池穴
1 ～ 3 分鐘

【取法】在項部，當枕骨之下，與風府穴相平，胸鎖乳突肌上端與斜方肌上端之間的凹陷中。

【按法】用雙手拇指同時按壓兩側風池穴 1 ～ 3 分鐘。

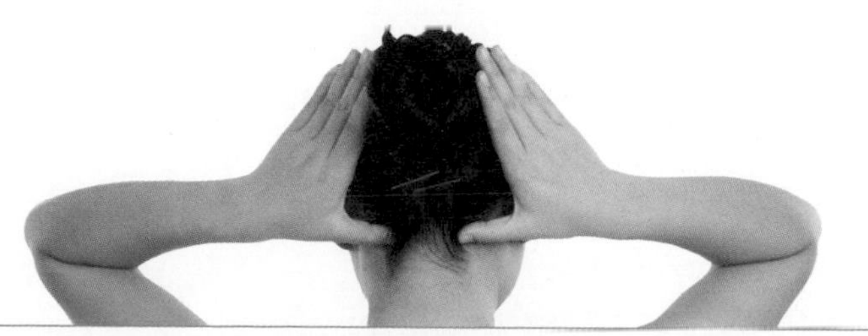

風熱外襲引起的耳鳴

耳位於人體上部，風邪易侵犯上部器官。風邪傷肺，肺氣失宣，耳竅為風邪所蒙蔽，則致耳鳴。風邪之性，又常與熱邪或寒邪兼夾為患，風熱外襲，邪竄耳竅，蘊而不散，則耳鳴益甚。

完美配對

耳門穴＋翳風穴＋聽會穴

聽耳開竅，散風通絡

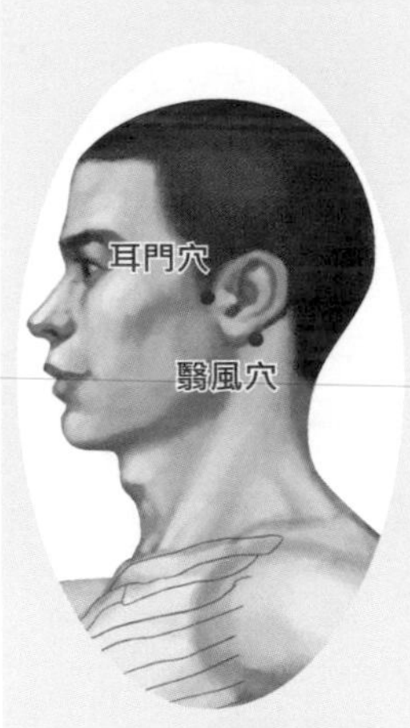

耳門穴屬手少陽三焦經，三焦經經氣中的滯重水濕在此冷降後由耳孔流入體內。本穴如同三焦經氣血出入耳的門戶，故名耳門。按摩此穴具有降濁升清的功效。主治耳鳴、聾啞、牙痛以及其他常見的耳部疾病等。

翳風穴為手少陽三焦經、足少陽膽經之會，手、足少陽經專走偏頭偏身，能疏解少陽樞機，祛半表半裡之邪，清頭面之客風，疏頸項之絡阻，並能調氣活血、逐瘀散結。按摩此穴具有益氣補陽的功效。主治耳鳴、耳聾、顏面神經麻痺、口噤、牙痛等多種頭面疾病。

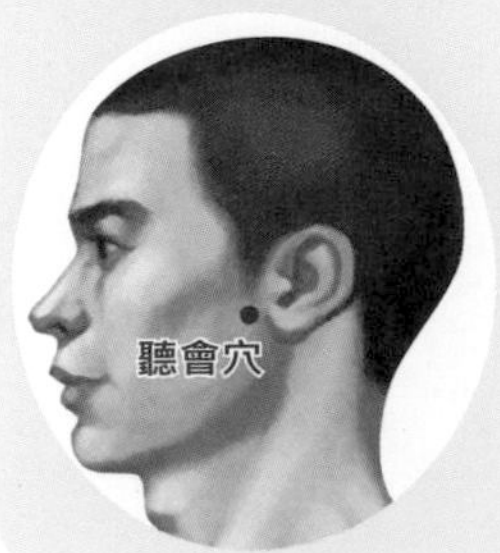

聽會穴為足少陽膽經穴，與足厥陰肝經相表裡，能通耳竅、祛面風。主治耳鳴、耳聾等耳疾以及牙痛、面痛等。

對症調養功效

耳門穴聽耳開竅、散風通絡，翳風穴調氣活血，聽會穴祛風通竅，且三者都位於耳周圍，是治療各種耳疾的重要穴位。

超簡單按摩法

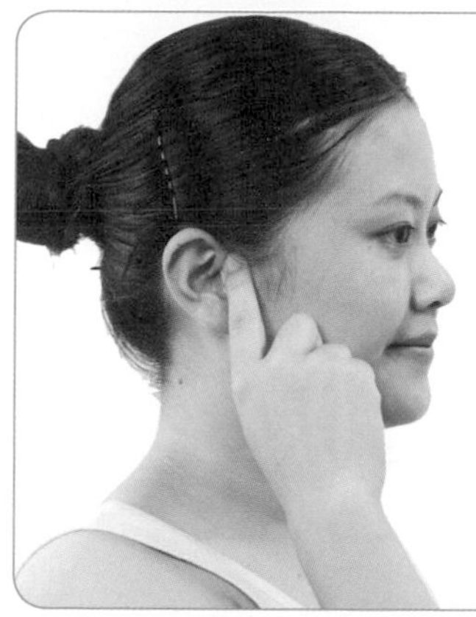

【取法】位於面部，耳珠上缺口的前方，下頜骨髁突後緣，張口有凹陷處。

【按法】用食指指端用力按壓穴位 6 秒鐘，放鬆後停頓片刻，繼續按壓，總計 3 ～ 5 分鐘。

步驟一

按壓耳門穴
3 ～ 5 分鐘

【取法】位於耳垂後耳根部，顳骨乳突與下頜骨下頜支後緣間凹陷處。

【按法】用食指按壓在同側穴位上，振動 1 ～ 2 分鐘，每天 2 ～ 3 次。

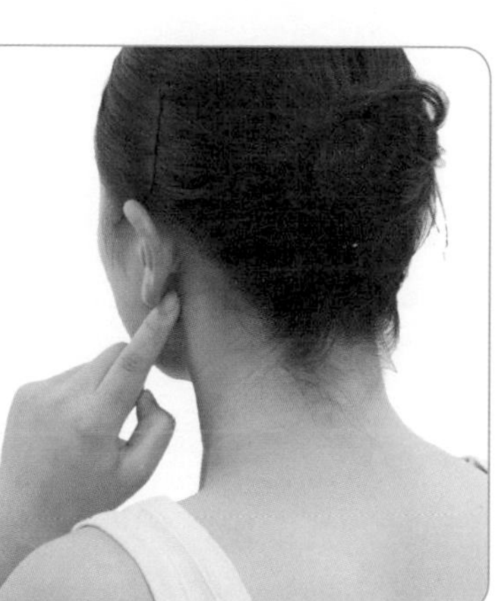

步驟二

振動翳風穴
1 ～ 2 分鐘

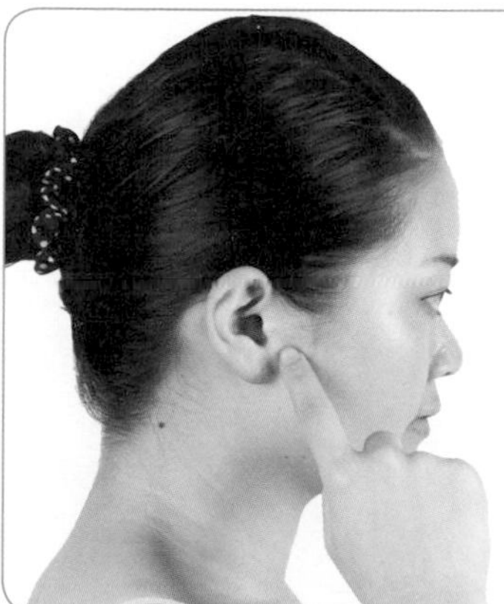

【取法】在面部，當耳珠間缺口的前方，下頜骨髁突的後緣，張口有凹陷處。

【按法】用食指指端按揉，力度適中，以有酸脹感為宜。

步驟三

按揉聽會穴
至有酸脹感

肝腎不調引起的視力減退

中醫認為：「眼為瞳子，為腎所主，為肝之氣血所調。」肝腎疾患或者肝腎虧虛，眼部失養，就會影響視力，造成視力下降。這也是中老年人視力下降的主要原因。肝腎不調所致的視力減退，多表現為視物模糊不清，或昏花、兩目乾澀，還多伴有頭暈目眩、耳鳴耳聾、腰膝酸軟等症狀。

完美配對

肝俞穴＋腎俞穴＋攢竹穴

強腎益肝，活絡明目

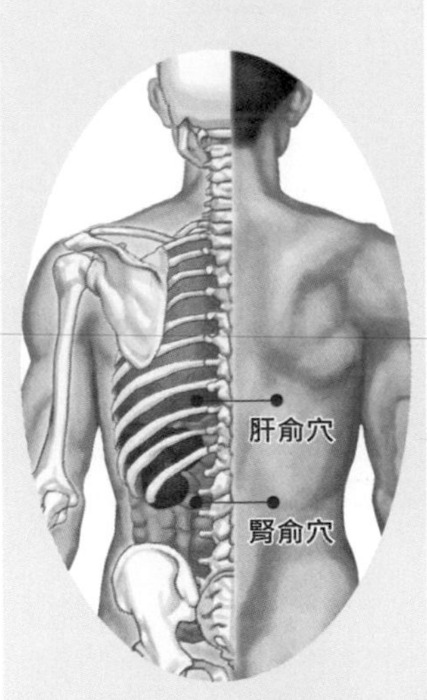

肝俞穴為肝的背俞穴，具有疏肝利膽、降火、止痙、退熱、益肝明目、通絡利咽、疏肝理氣、行氣止痛等功效。

腎俞穴屬足太陽膀胱經，是腎臟之氣輸注部位，內應於腎臟，故可強腎益精，主治腎陽不足者所致腰痛、耳鳴、精力減退及視力減退等。

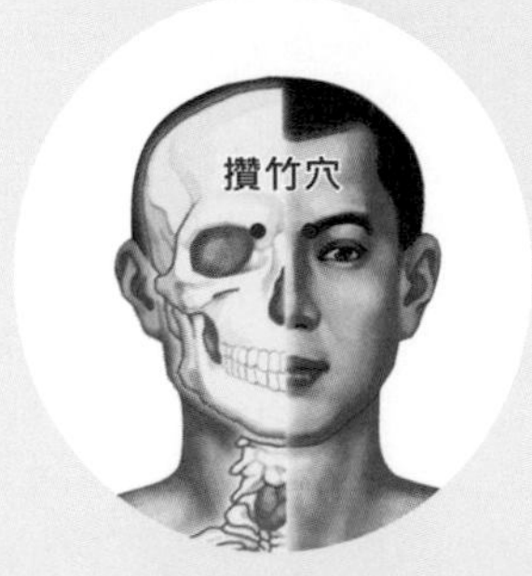

攢竹穴位於眼周，對放鬆眼部肌肉，調節眼周氣血有很好的作用，視疲勞、視力減退等眼部問題都可按摩此穴緩解。

對症調養功效

肝俞穴益肝明目；腎俞穴養血補腎，可從根本上改善肝腎不足；攢竹穴活絡明目，可改善眼周氣血狀況。三穴相配標本兼治，讓眼睛更明亮。

超簡單按摩法

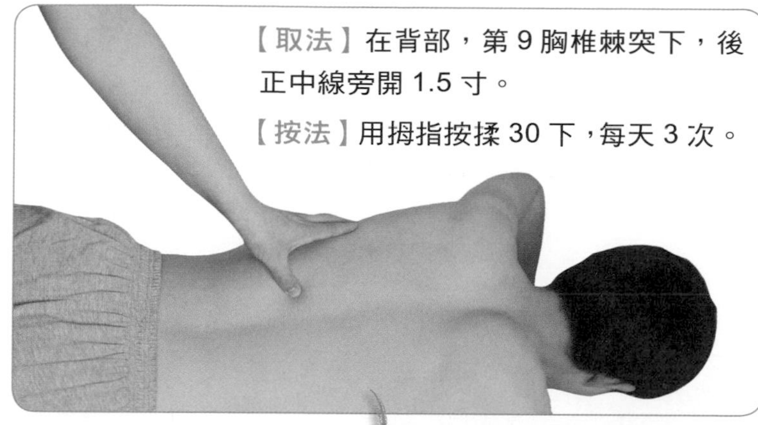

【取法】在背部，第 9 胸椎棘突下，後正中線旁開 1.5 寸。

【按法】用拇指按揉 30 下，每天 3 次。

步驟一

按揉肝俞穴
30 下

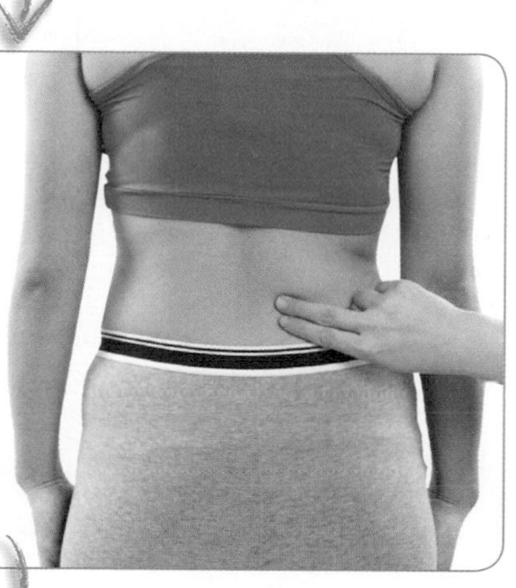

【取法】在腰部，第 2 腰椎棘突下，後正中線旁開 1.5 寸。

【按法】食指、中指併攏按揉 30 下，每天 3 次。

步驟二

按揉腎俞穴
30 下

【取法】在面部，當眉頭凹陷中，眶上切口處。手指放於眉毛內側邊緣，感受到一處凹陷即是。

【按法】食指、中指併攏，用中指指腹從中間向眉梢推揉 1 ～ 3 分鐘，每天 3 次。

步驟三

推揉攢竹穴
1 ～ 3 分鐘

肝膽火盛引起的目赤腫痛

肝膽火盛，循經上擾，以致經脈閉阻，血壅氣滯，則容易發生目赤腫痛等眼部不適。肝膽火盛所致的目赤腫痛，一般發病較急驟，常伴有口苦、煩熱、便祕等症狀。

完美配對

太衝穴+行間穴+俠谿穴

瀉肝膽，清頭目

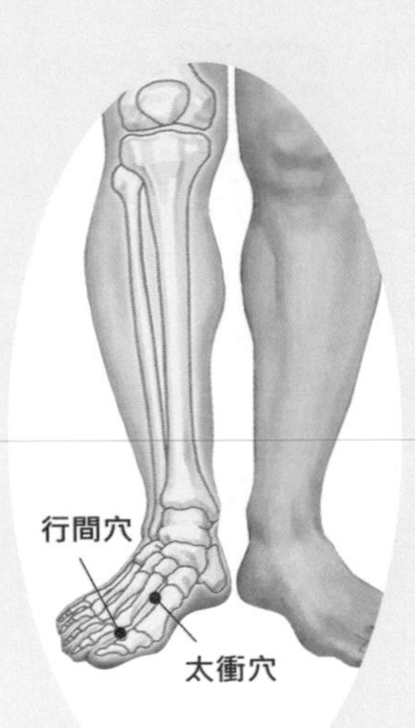

太衝穴為足厥陰肝經的原穴。「太衝」意指肝經的水濕風氣由此向上衝行，故按摩太衝穴可以瀉肝膽，緩解肝膽火盛諸症。

行間穴為足厥陰肝經的滎穴，「滎主身熱」，行間穴屬火，最善治頭面之火，如目赤腫痛、面熱、流鼻血等，眼睛脹痛掐此穴尤易顯效。

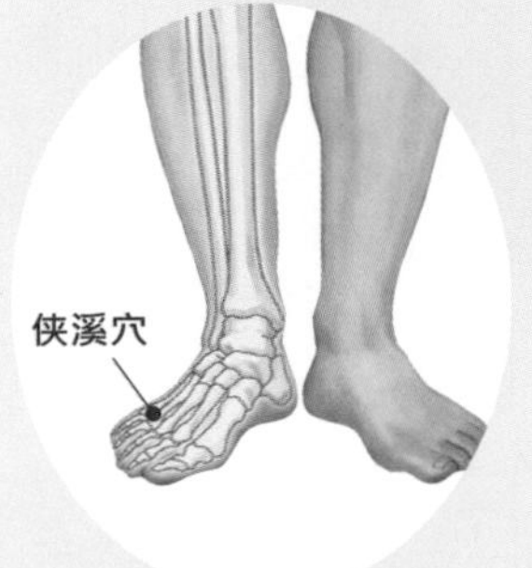

俠谿穴為足少陽膽經滎穴，具有清頭目、利胸脅的作用，主治頭眩、熱病、目外眥赤痛等諸熱證。

對症調養功效

太衝穴清瀉肝膽之熱，行間穴最善袪頭面之火，俠谿穴清頭目。三穴相配瀉肝膽、清頭目，主治肝膽火盛所致目赤腫痛等頭面上火症狀。

超簡單按摩法

步驟一

按揉太衝穴
20 ～ 30 下

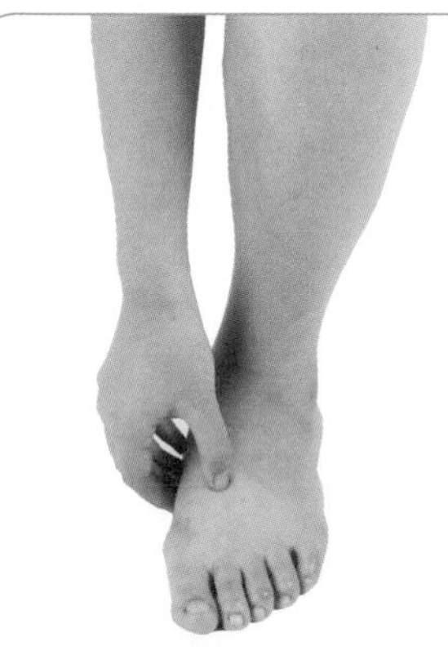

【取法】在足背，第 1、第 2 趾之間，趾蹼緣的後方赤白肉際處。

【按法】用拇指指端按揉穴位 20 ～ 30 下，每天 2 次。

步驟二

按揉行間穴
20 ～ 30 下

【取法】在足背，第 1、第 2 蹠骨間，蹠骨底結合部前方凹陷中，或觸及動脈搏動。從第 1、第 2 蹠骨間向後推移至底部的凹陷中取穴。

【按法】用拇指指端按揉穴位 20 ～ 30 下，每天 2 次。

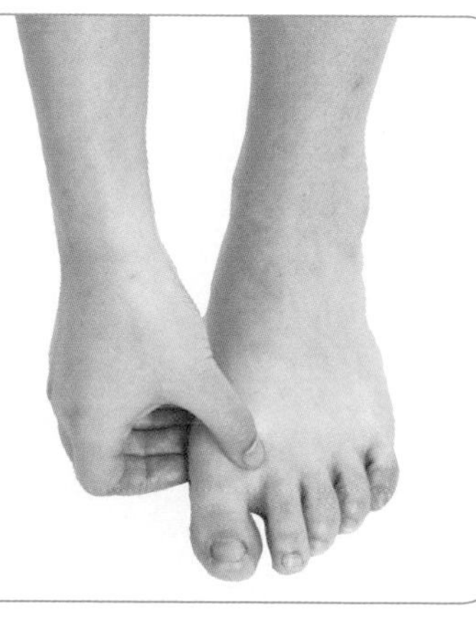

步驟三

按揉俠谿穴
20 ～ 30 下

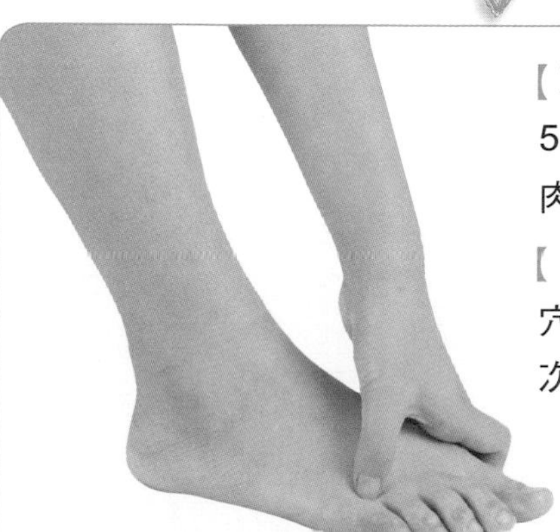

【取法】在足背，第 4、第 5 趾間，趾蹼緣後方赤白肉際處。

【按法】用拇指指端按揉穴位 20 ～ 30 下，每天 2 次。

肺經熱盛引起的鼻出血

鼻出血可由肺經熱盛或胃熱上衝引起，一般肺經熱盛所致鼻出血較為常見。肺經熱盛會導致鼻腔乾燥，微血管極易破裂導致出血。此類出血色紅但量不多，並伴有身熱、咳嗽痰少、口乾、舌紅等症狀。

完美配對

魚際穴+孔最穴+印堂穴

瀉熱開竅，清肺，止血

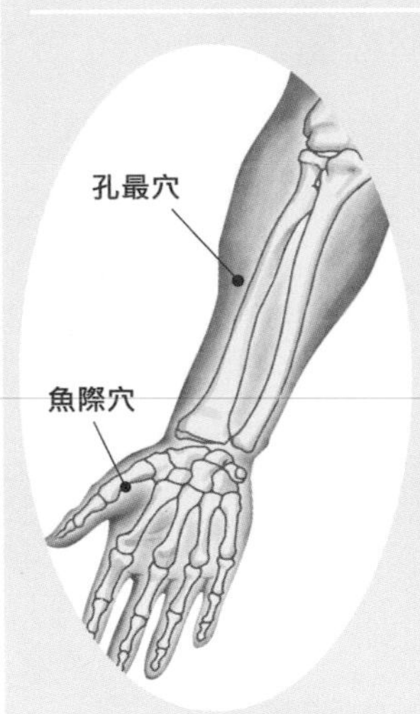

魚際穴是手太陰肺經的滎穴，滎主治身熱，故按摩此穴有肅降肺氣、止咳平喘、清瀉肺熱的功效。

孔最穴是手太陰肺經的郤穴，具有止血、止痛、疏通氣血的功效，對於支氣管炎、支氣管哮喘、肺結核、肺炎、扁桃腺炎、肋間神經痛等都有很好的治療功效。

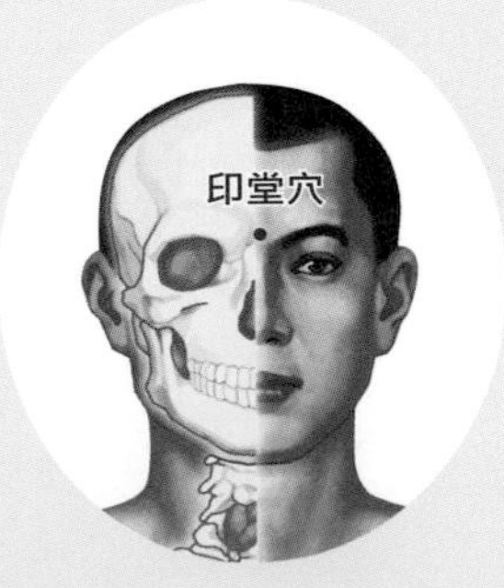

印堂穴有清頭明目、通鼻開竅的功效。經常按印堂穴不僅可以有效緩解鼻部乾燥，使鼻腔內的黏液分泌增加，保持鼻腔濕潤，還可預防鼻出血、鼻炎以及感冒等疾病。

對症調養功效

魚際穴清瀉肺熱，孔最穴止血、止痛，印堂穴清頭明目、通鼻開竅。三穴相配可瀉熱開竅、止血。

超簡單按摩法

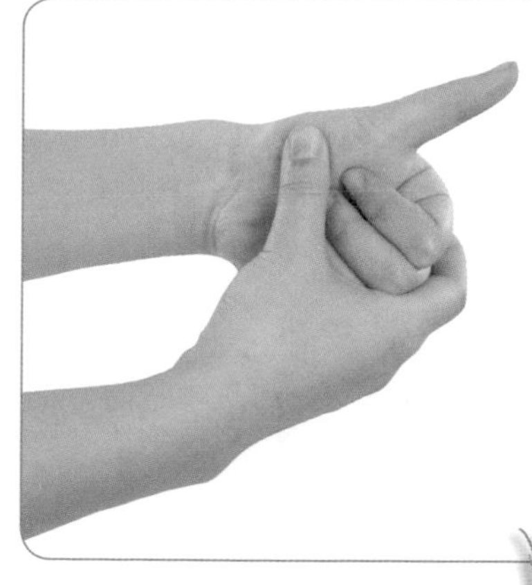

【取法】位於拇指本節後凹陷處，第 1 掌骨中點橈側，赤白肉際處。

【按法】用拇指稍用力在魚際上下推動 10 分鐘左右。

步驟一

推魚際穴
10 分鐘

【取法】在頭部，兩眉毛內側端中間的凹陷中。兩眉頭連線中點即是。

【按法】用食指用力點按穴位 10 下，再分別順時針、逆時針各按揉 20 ～ 30 圈，每天 1 ～ 2 次。

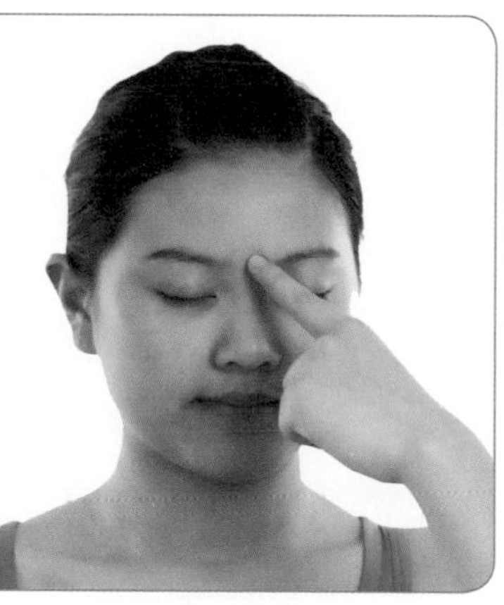

步驟二

按揉印堂穴
20 ～ 30 圈

【取法】在前臂掌面橈側，尺澤穴與太淵穴連線上，腕橫紋上 7 寸處。

【按法】用拇指稍用力點揉穴位 3 ～ 5 分鐘，雙臂交替按摩，每天 1 ～ 2 次。

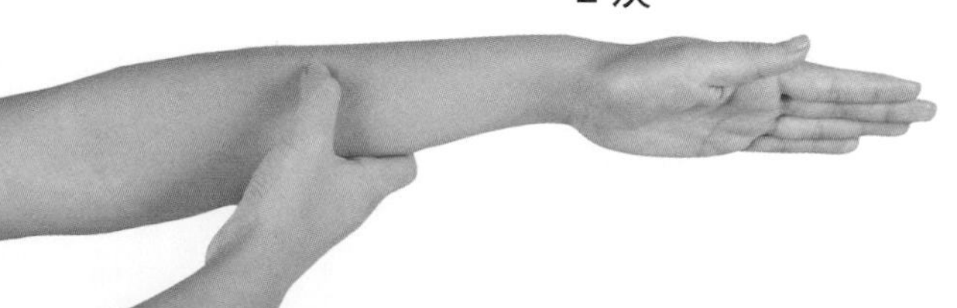

步驟三

點揉孔最穴
3 ～ 5 分鐘

外感風邪引起的鼻炎

中醫認為鼻炎是外感風邪引起的，由於所感之邪毒有別，侵犯之途徑不同，故有風寒、風熱之分。主要症狀為鼻竅不通、流涕、噴嚏，甚至聞不出香臭。一般風寒最為常見，外感風寒證在上述主症的基礎上，兼有惡寒重、涕多清稀、鼻音重、頭痛、惡寒、發熱輕、口淡不渴等。

完美配對

印堂穴＋迎香穴＋鼻炎穴

疏風通絡，開通鼻竅

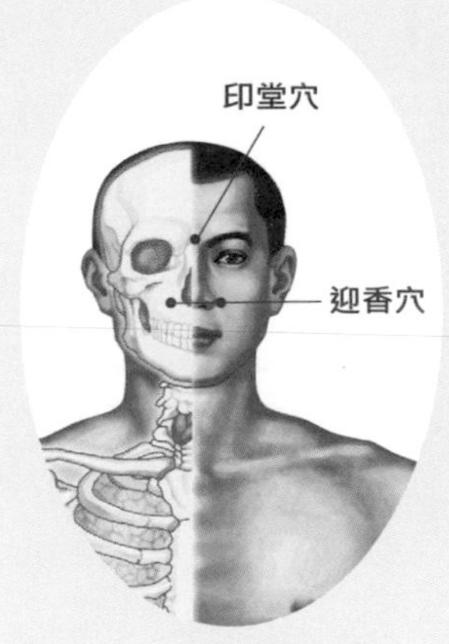

印堂穴有清頭明目、醒腦開竅、疏風止痛、通經活絡、通鼻開竅的功效。風為陽邪，其性輕揚，巔頂之上，唯風可到。「傷於風者，上先受之」。故風邪之為病，多表現為頭部症狀，如頭痛、鼻塞流涕、眩暈、顏面神經麻痺等症，皆可按印堂穴。

迎香穴位於鼻側，大腸與肺相表裡，肺開竅於鼻，故迎香穴可治療不聞香臭以及鼻部諸病。按壓此穴，具有祛風通竅、理氣止痛、開通鼻竅的作用。主治鼻炎、鼻竇炎、鼻出血、鼻息肉、嗅覺減退等，還可預防感冒。

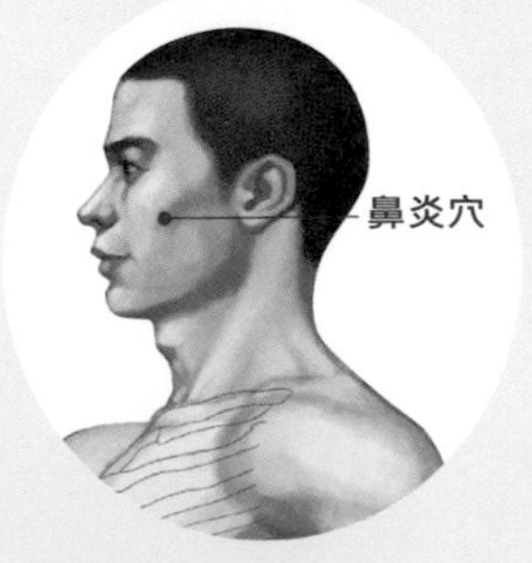

鼻炎穴是用於治療鼻炎的有效穴位之一，是以功能主治定名的一個特定穴位。臨床主要用於治療鼻部及面部病變。

對症調養功效

印堂穴祛風活絡、通竅止痛，迎香穴理氣止痛，鼻炎穴快速緩解症狀。三穴相配祛風邪而通鼻竅，對寒邪所致鼻竅不通有很好的緩解作用。

超簡單按摩法

步驟一

按揉印堂穴
2 分鐘

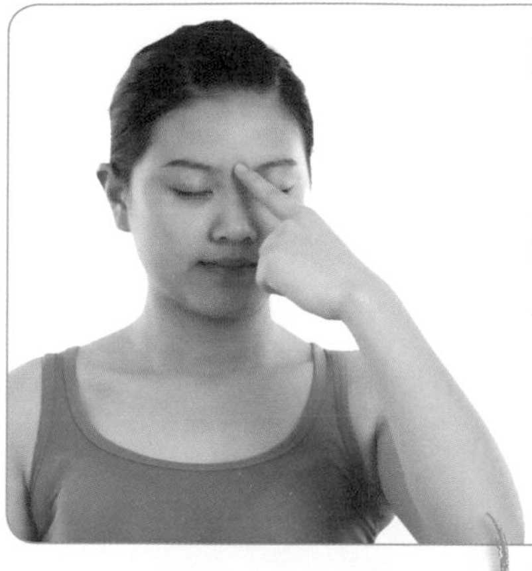

【取法】在頭部，兩眉毛內側端中間的凹陷中。兩眉頭連線中點即是。

【按法】用食指指腹按揉 2 分鐘，或用屈曲的拇指和食指輕輕地揪捻印堂穴，並做輕柔和緩的揉動，以局部感覺發麻、發脹為宜。

步驟二

揉搓迎香穴
30 ～ 50 下

【取法】在鼻翼外緣中點旁，當鼻唇溝中間。

【按法】將食指指尖置於迎香穴，做旋轉揉搓 30 ～ 50 下。每天 2 ～ 3 次。

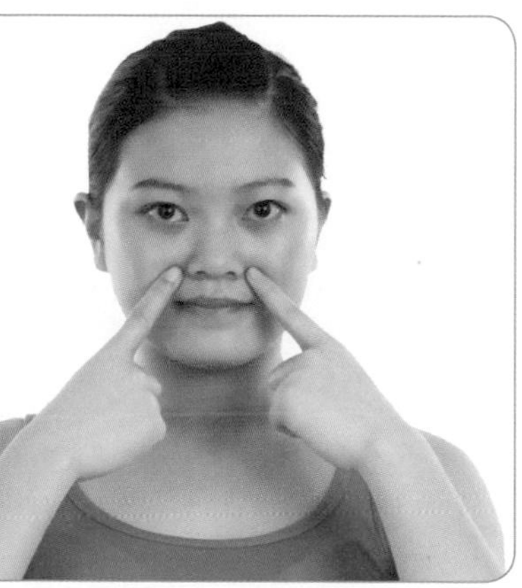

步驟三

揉鼻炎穴
30 ～ 50 下

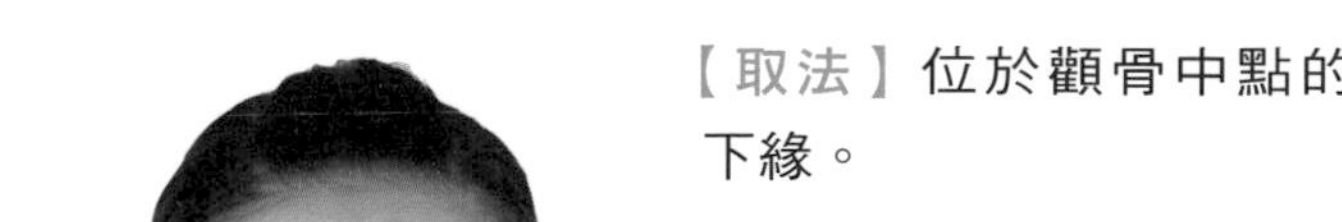

【取法】位於顴骨中點的下緣。

【按法】用食指、中指指腹做環狀揉動，早晚各 1 次，每次 30 ～ 50 下。

胃腑鬱熱引起的牙痛、口臭

胃腑鬱熱多由偏食辛辣厚味，胃火素旺，或邪熱犯胃，或氣鬱化火所致。火邪循經上炎，則會引發牙齦腫痛，此類牙痛多伴口渴、口苦、口臭、口乾、口腔糜爛、咽乾、小便短赤、大便祕結等症狀。

完美配對

合谷穴＋內庭穴

清胃瀉火，理氣止痛

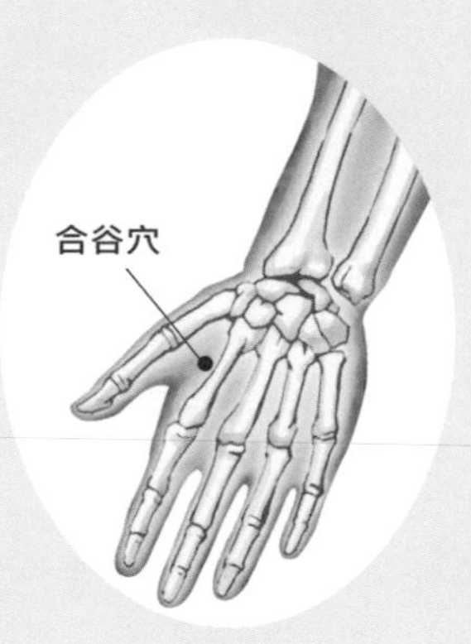

合谷穴為手陽明大腸經之原穴，是止痛最常用的一個穴位，對於手臂痛、牙痛、頭痛、面部神經痛等上肢、頭面部的疼痛有非常好的緩解效果。

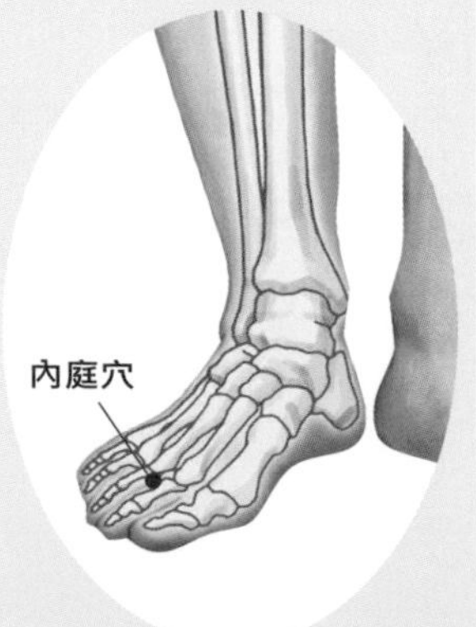

內庭穴為足陽明胃經之滎穴，滎穴主熱證，內庭穴具有清胃瀉火、理氣止痛的功效。其最顯著的特點是可以袪胃火。凡是胃火引起的牙痛、咽喉痛、鼻出血、口臭、胃酸、便祕都可以按揉內庭穴來緩解。

對症調養功效

合谷穴與內庭穴手足陽明相配，上下相合。合谷穴散熱於上，內庭穴清熱於下，共奏清瀉腸胃蘊熱之效。三穴合用，主治腹脹、納呆、嘔噦、腹氣上攻、胃火牙痛、癮疹、咽痛、頜面腫痛等病症。

超簡單按摩法

【取法】在手背，第 1、第 2 掌骨間，第 2 掌骨橈側中點處。拇指、食指合攏，在肌肉的最高處取穴。

【按法】用一手拇指用力掐按另一手的合谷穴 2 ～ 3 分鐘或直至牙痛緩解。

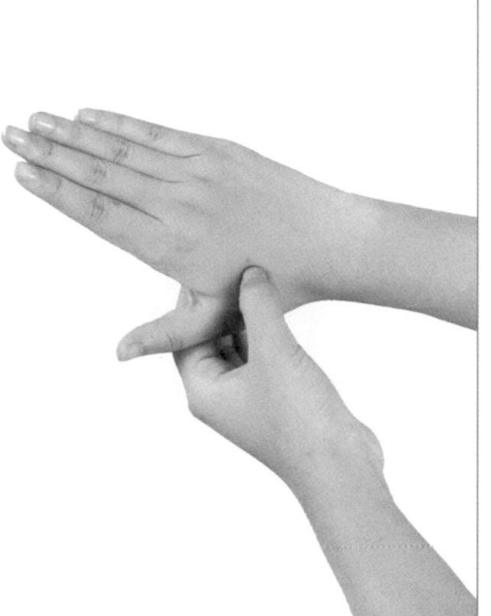

步驟一

掐按合谷穴
2 ～ 3 分鐘

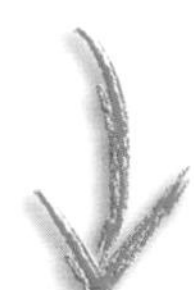

【取法】在足背，第 2、第 3 趾間，趾蹼緣後方赤白肉際處。

【按法】用拇指指端按壓此穴，按壓時，以同側拇指的指端按住此穴，稍用力按壓，以有酸脹感為宜，每側 1 分鐘，每天堅持。

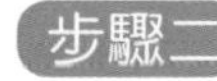

按壓內庭穴
1 分鐘

虛火上炎引起的牙痛

虛火牙痛為臨床中最常見的一種牙痛，其表現為牙齒隱隱作痛或微痛，日久不癒，牙齦微紅、微腫，久則牙齦萎縮，牙齒鬆動，咬物無力疼痛，午後疼痛加重。此類牙痛遠遠超過齲齒和牙周病引起的疼痛，一般伴有舌苔黃厚、口苦、發熱、便祕或大便不暢等全身症狀，治宜滋陰降火。

完美配對

太谿穴＋手三里穴＋合谷穴

滋陰益腎，清熱止痛

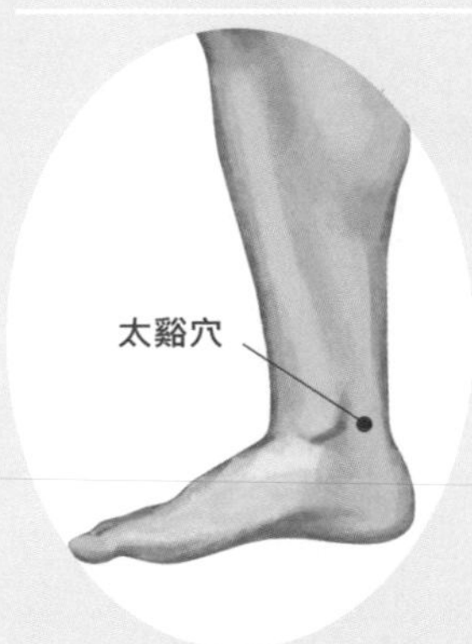

太谿穴具有滋陰益腎、壯陽強腰的作用。牙為骨之餘，腎主骨，腎陰不足、虛火上炎所致牙痛，宜遠部取太谿穴而治之。

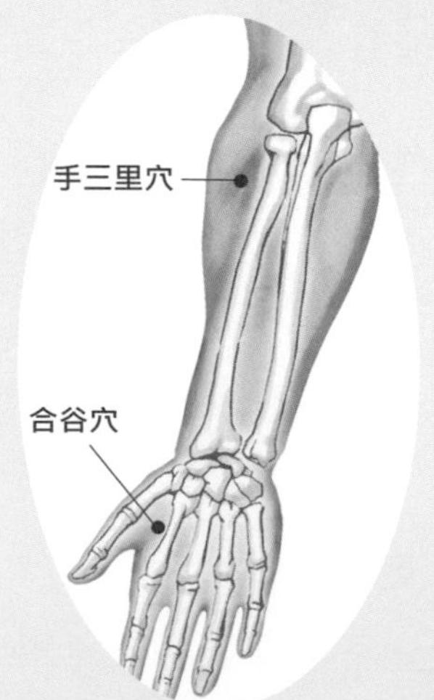

手三里穴為人體手陽明大腸經上的重要穴位之一，具有通經活絡、清熱明目、調理腸胃的作用，可治療牙痛頰腫、口腔炎、上肢不遂、腹痛、腹瀉等。

合谷穴為手陽明大腸經原穴，是止痛首選穴，對頭面部疼痛，尤其是牙痛、頭痛有非常好的緩解效果。

對症調養功效

太谿穴滋陰益腎，手三里穴清熱通絡，合谷穴止痛。三者相配祛虛火而治牙痛。

超簡單按摩法

步驟一

按揉太谿穴
3 ～ 5 分鐘

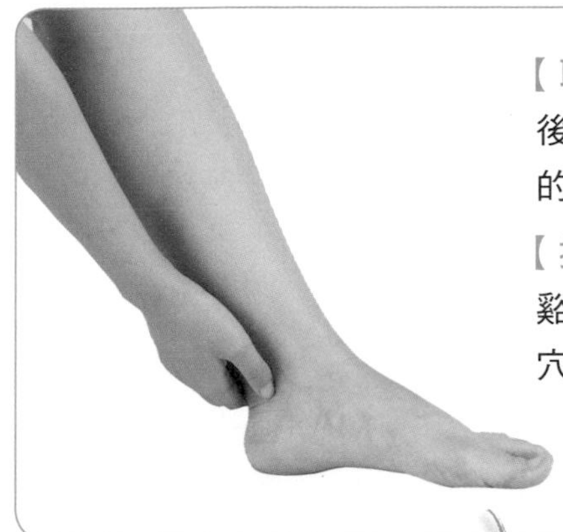

【取法】在足內側，內踝後方，內踝尖與跟腱之間的凹陷中。

【按法】左牙痛按揉右太谿穴，右牙痛按揉左太谿穴，每次 3 ～ 5 分鐘。

步驟二

掐按手三里穴
5 分鐘

【取法】在前臂，肘橫紋下 2 寸，陽谿穴與曲池穴連線上。

【按法】牙痛時，雙手交替掐按對側手三里穴 5 分鐘，會有良好的效果。

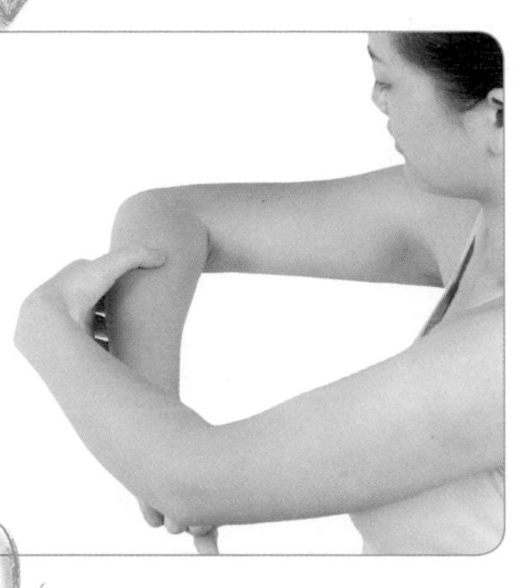

步驟三

掐按合谷穴
3 ～ 5 分鐘

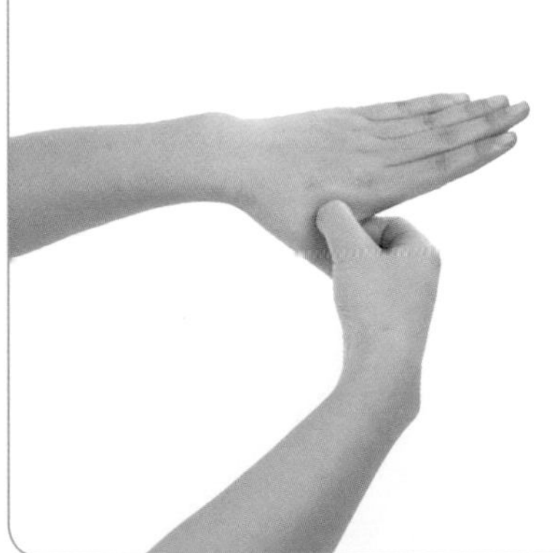

【取法】在手背，第 1、第 2 掌骨間，第 2 掌骨橈側中點處。拇指、食指合攏，在肌肉的最高處取穴。

【按法】用一手拇指用力掐按另一手的合谷穴 3 ～ 5 分鐘或直至牙痛緩解。

胃火上炎引起的口瘡

脾開竅於口，脾主水穀運化，與胃休戚相關。胃以通降為和，胃火向上走，意味著胃的功能失常。胃火旺，會沿著胃經上至臉頰、前額，導致這些部位長痘；胃火沿食道向上，就會有口臭，重者生口瘡。

完美配對

內庭穴+天樞穴+勞宮穴

調胃經，瀉胃火

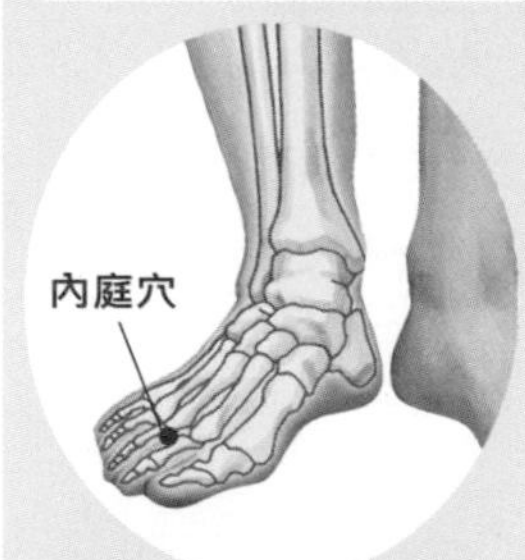

內庭穴是足陽明胃經的滎穴，滎穴主熱證，內庭穴主瀉胃火，胃火所致諸症，如口瘡、口臭、便祕、咽喉腫痛、牙痛、腹脹、吐酸水等不適，均可按內庭穴。

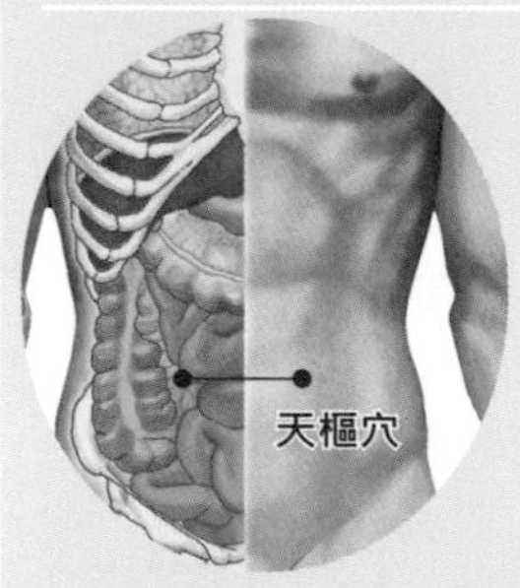

天樞穴是足陽明胃經穴位，同時又是大腸經的募穴。所謂募穴就是臟腑之氣在胸腹的聚集地，相當於大腸經氣在小腹駐紮的營地。所以天樞穴不僅可調胃經，還能調整大腸功能。

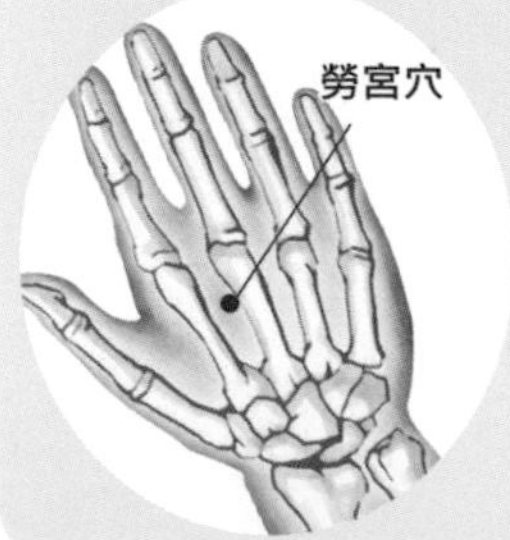

勞宮穴是手厥陰心包經的滎穴，滎穴主熱證，清熱瀉火是它的一大功能。臨床上也常用它來治療由於身熱或者內熱引起的口瘡、口臭等，效果突出。

對症調養功效

內庭穴主瀉胃火，天樞穴調臟腑之氣，勞宮穴清熱瀉火。三者相配能清瀉胃火，主治口瘡、口臭等。

超簡單按摩法

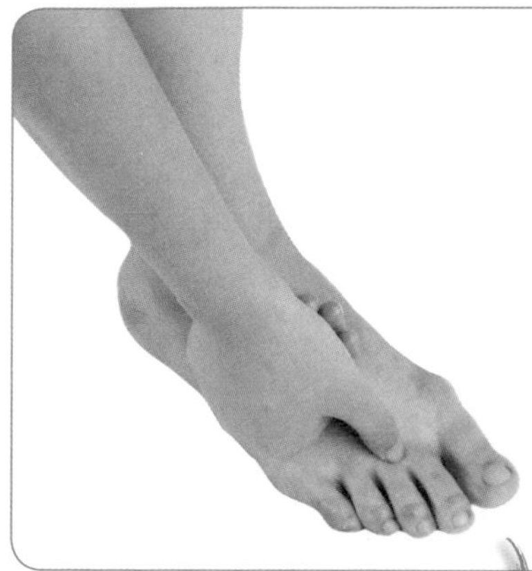

【取法】在足背，第 2、第 3 趾間，趾蹼緣後方赤白肉際處。

【按法】用拇指指腹向骨縫方向按壓 200 下，力量稍大，以能忍受為準，早上 7 ～ 9 點胃經經氣最盛時按壓最佳。

步驟一

按壓內庭穴
200 下

【取法】在腹部，橫平臍中，前正中線旁開 2 寸。

【按法】用食指、中指和無名指指腹按揉，力量稍大，按下後輕輕旋轉。早上起床，先用拇指點按兩側內庭穴 2 分鐘，以瀉胃火，再按揉兩側天樞穴 2 分鐘，以通便。飯後半小時，再按揉天樞穴 1 ～ 2 分鐘。

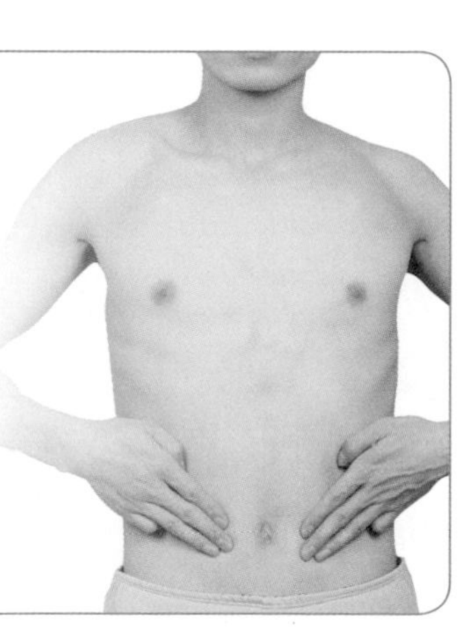

步驟二

按揉天樞穴
2 分鐘

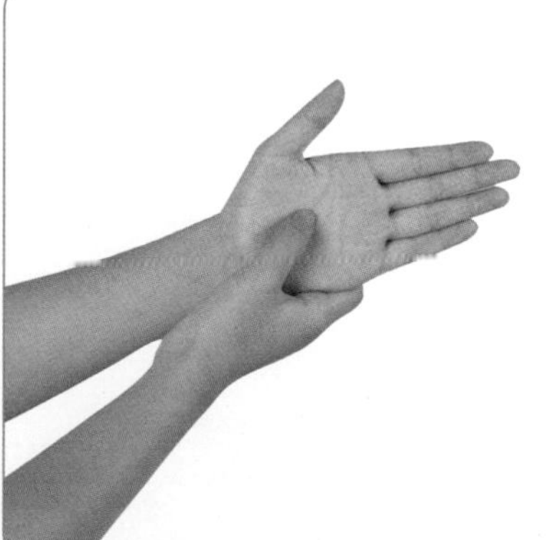

【取法】在掌心，第 2、第 3 掌骨之間，偏於第 3 掌骨。握拳屈指時，中指尖點到處，第 3 掌骨橈側。

【按法】用拇指指端垂直下壓並按揉穴位 1 ～ 3 分鐘，力度以能忍受為準。

步驟三

按揉勞宮穴
1 ～ 3 分鐘

肝膽濕熱引起的口苦

肝膽濕熱，指濕熱之邪蘊結肝膽的病證。多由外感濕熱之邪，或濕邪內生，鬱久化熱所致。肝膽濕熱所致口苦表現為口中有明顯的苦味，並伴有口乾舌燥、兩脅脹痛、小便短黃等症狀，治宜清利肝膽濕熱。急性肝炎、急性膽囊炎、急性尿道炎等肝膽濕熱型患者多有上述症狀。

完美配對

陽陵泉穴＋期門穴＋日月穴

平肝瀉火，疏肝理氣，利膽，降逆

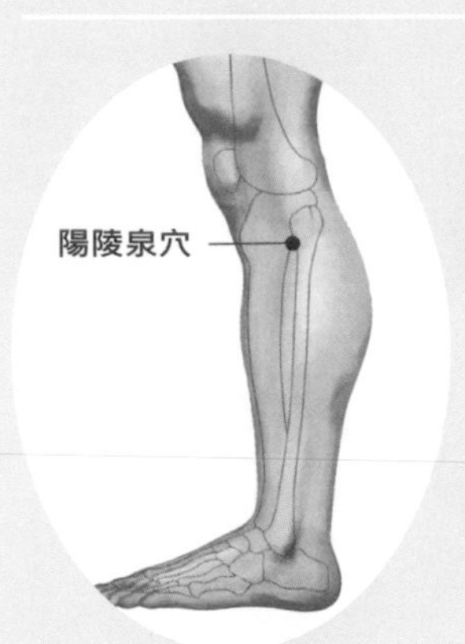

陽陵泉穴為足少陽膽經合穴，具有平肝瀉火、化食消滯的作用，主治肝胃不和之症，如吞酸口苦、泄瀉嘔吐、下肢痿痺等。

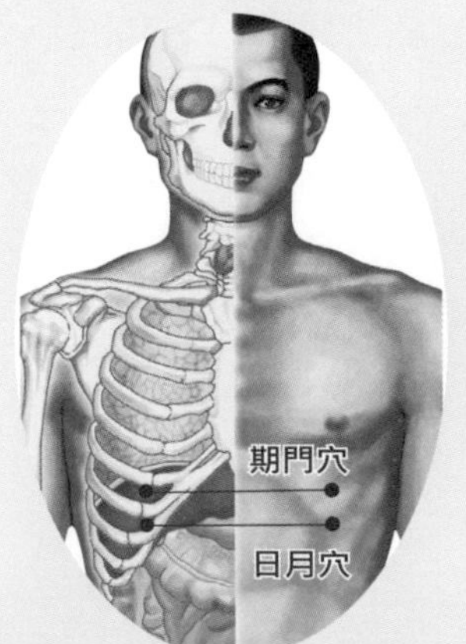

期門穴是足厥陰肝經的募穴，有健脾疏肝、理氣活血的作用，所有肝部不適或疾病均可按摩此穴調理。

日月穴是足少陽膽經的募穴，具有利膽疏肝、降逆和胃的作用，對肝膽濕熱諸證有調理作用。

對症調養功效

期門穴、日月穴分別為肝膽兩經的募穴，專治本臟腑病證，配以陽陵泉穴可平肝瀉火，從根本上消除肝膽濕熱。

超簡單按摩法

步驟一

按揉陽陵泉穴
100 ～ 150 下

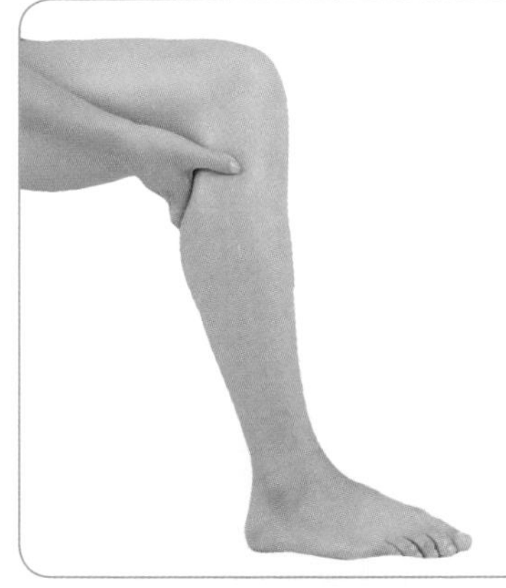

【取法】在小腿外側，腓骨頭前下方凹陷中。

【按法】按揉穴位 100 ～ 150 下，手法輕揉、均勻、和緩，每天 2 次。

步驟二

按揉期門穴
30 ～ 50 下

【取法】在胸部，第 6 肋間隙，前正中線旁開 4 寸。女性在鎖骨中線與第 6 肋間隙交點處。

【按法】食指、中指併攏，以中指指腹著力於穴位處，做環狀按揉，每次 30 ～ 50 下，每天 2 次。

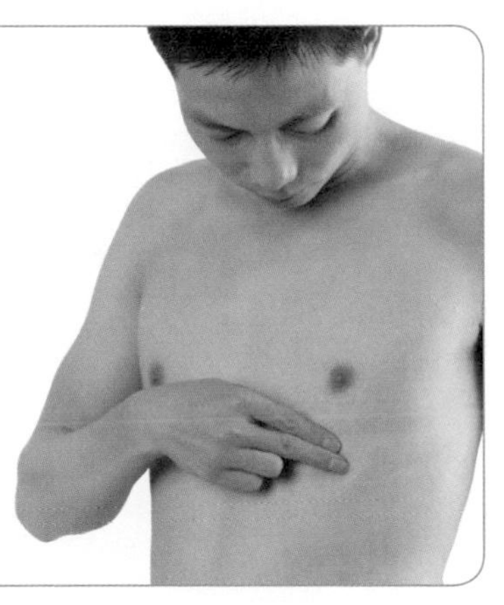

步驟三

按揉日月穴
30 ～ 50 下

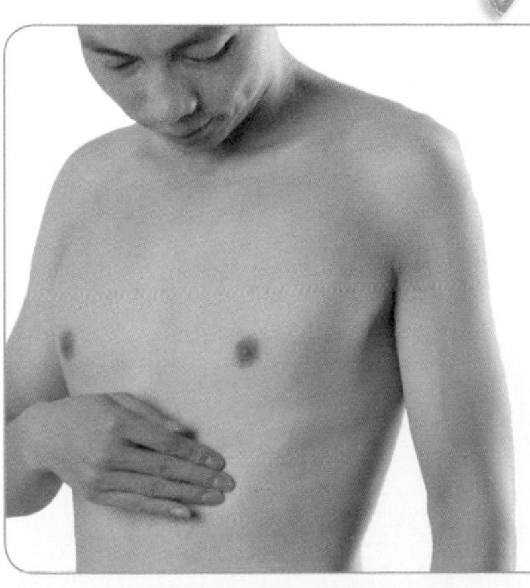

【取法】在上腹部，第 7 肋間隙中，前正中線旁開 4 寸。乳頭直下，期門穴下 1 肋。女性在鎖骨中線與第 7 肋間隙交點處。

【按法】手指併攏，以中指指腹著力於穴位處，做環狀按揉，每次 30 ～ 50 下，每天 2 次。

風寒濕邪引起的三叉神經痛

三叉神經痛屬中醫「頭痛」、「偏頭痛」、「面痛」等範疇。古醫籍中有「首風」、「腦風」、「頭風」等名稱記載。三叉神經痛可分為多種證型，一般風邪外襲型較為常見，風寒濕邪阻滯經絡，氣血運行不暢，筋脈失養，以致疼痛。治宜活血化瘀，祛風止痛。

完美配對

風池穴＋太陽穴＋內關穴＋外關穴

溫經散寒，疏風鎮痛，通經活絡

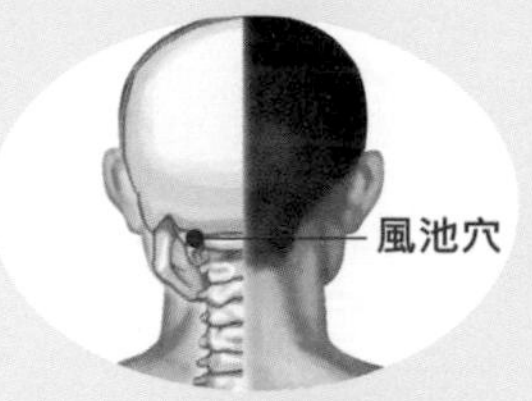

風池穴為足少陽、陽維脈之會，乃風邪蓄積之所，具有疏風清熱、開竅鎮痛的作用，主治中風偏枯、少陽頭痛等頭面部疼痛。

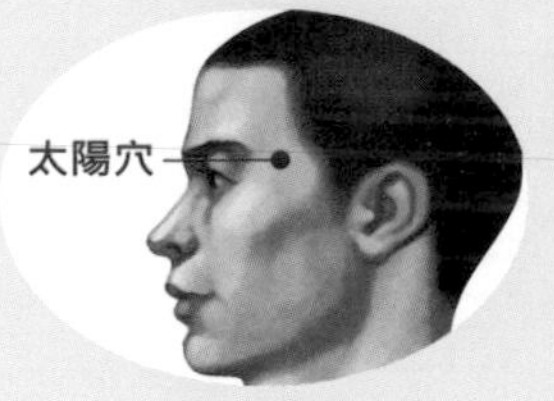

太陽穴具有溫經散寒、活血止痛的作用。按摩太陽穴可以給大腦良性刺激，能解除疲勞、振奮精神、止痛醒腦。

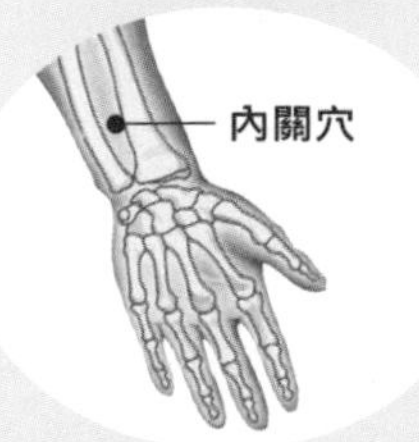

內關穴乃手厥陰心包經之絡穴，又是八脈交會穴之一，為歷代醫家所重視，有「萬能穴」之稱。具有定驚止悸、滌痰開竅、寬胸理氣、和胃降逆、養心安神、祛風除濕、通絡止痛的作用。

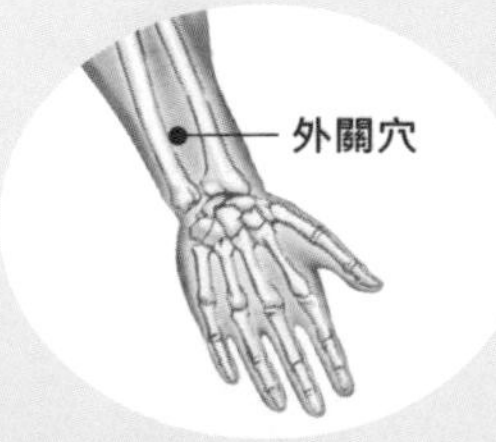

外關穴具有清熱解毒、解痙止痛、通經活絡的作用。內關穴、外關穴一起按摩具有很好的止痛效果。

對症調養功效

風池穴疏風清熱，太陽穴溫經散寒，內關穴、外關穴解痙止痛、通經活絡，共奏溫經散寒、疏風鎮痛、通經活絡之功效。

超簡單按摩法

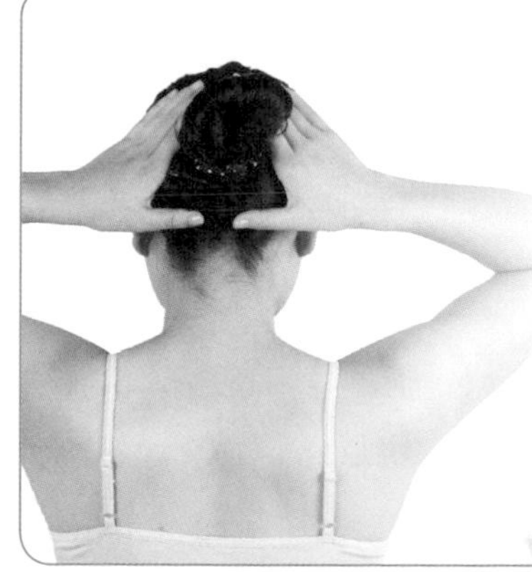

【取法】在項部，枕骨之下，胸鎖乳突肌上端與斜方肌上端之間的凹陷中。

【按法】兩手拇指指腹分別放在同側風池穴上，其餘4指附於頭部兩側。由輕漸重按揉1分鐘。

步驟一

按揉**風池穴**
1 分鐘

【取法】在頭部，眉梢與目外眥之間，向後約1橫指的凹陷中。

【按法】用雙手大魚際或小魚際緊貼在同側太陽穴上，適當用力按揉0.5～1分鐘，或直至疼痛緩解。

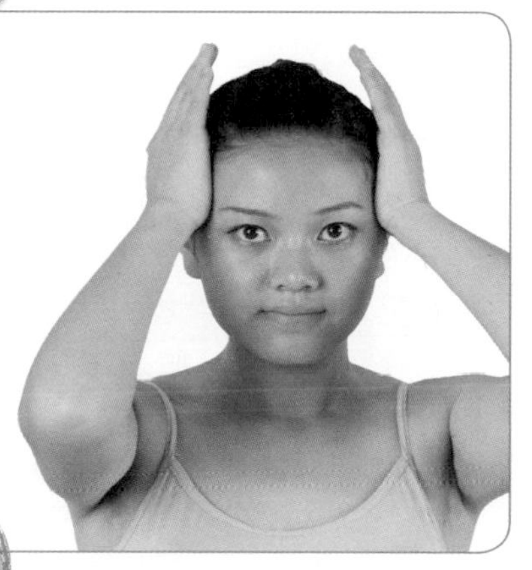

步驟二

按揉**太陽穴**
0.5 ～ 1 分鐘

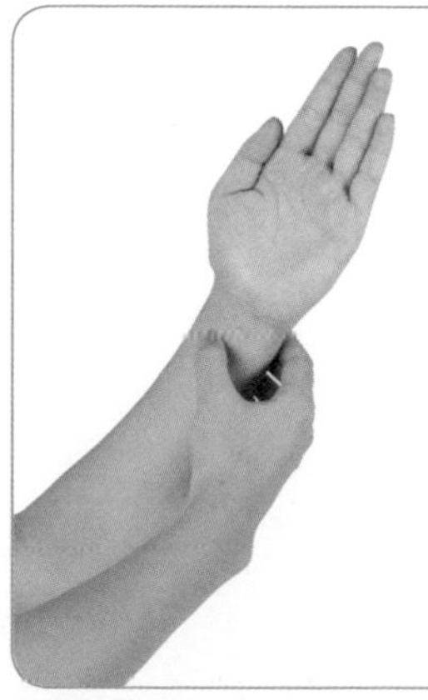

【取法】均在前臂。

內關穴：在前臂掌側，腕橫紋上2寸，掌長肌腱與橈側腕屈肌腱之間。大陵穴直上2寸。

外關穴：在前臂背側，與內關穴相對。

【按法】用拇指和中指指尖分別放在對側內關穴和外關穴上，對合用力按壓1分鐘，使局部有酸重感。雙手交替進行。

步驟三

合按**內關穴**、**外關穴** 1 分鐘

痰凝氣滯引起的口噤

口噤即牙關緊閉，口不能張開的症狀。因內有積熱，外中風邪，痰凝氣滯，瘀阻經絡所致。可見於中風、痙病、驚厥等疾患。

完美配對

頰車穴＋承漿穴＋合谷穴

開關通絡

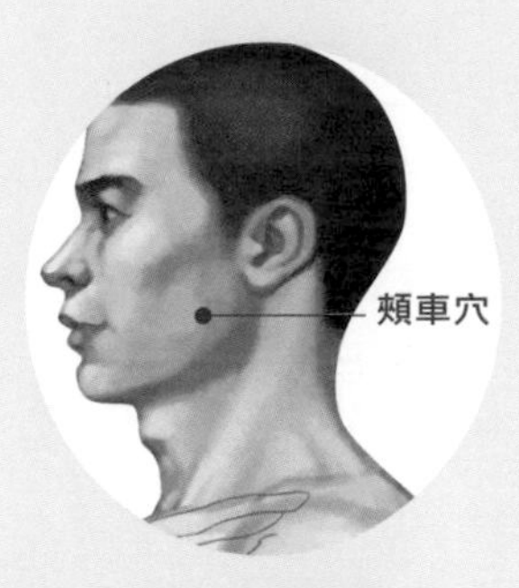

頰車穴具有祛風清熱、開關通絡的作用，對口噤、面神經麻痺、三叉神經痛及牙痛等頭面部疾病有治療效果，是治療口噤的首選穴。何夢瑤在《醫碥》卷一中記載：「口噤即牙關不開也，由氣血凝結於牙關筋脈，不能活動……針人中、頰車。」

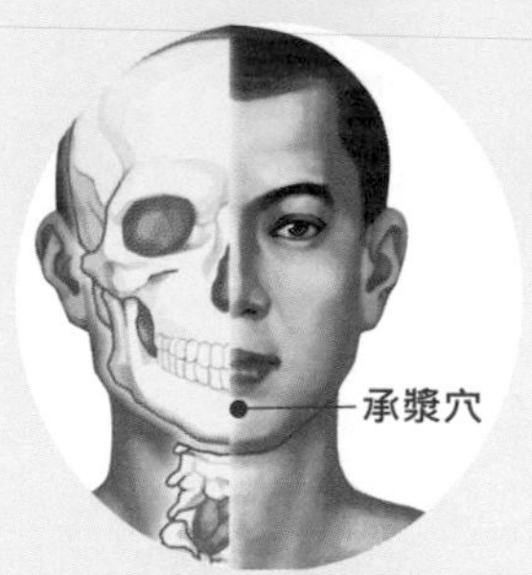

承漿穴是任脈與足陽明胃經的交會穴，具有生津斂液、舒筋活絡的功用，主治口、唇緊、牙痛、流涎、口舌生瘡、暴喑、面腫、癲癇、顏面神經麻痺、癔症失語等頭面和神經疾病。

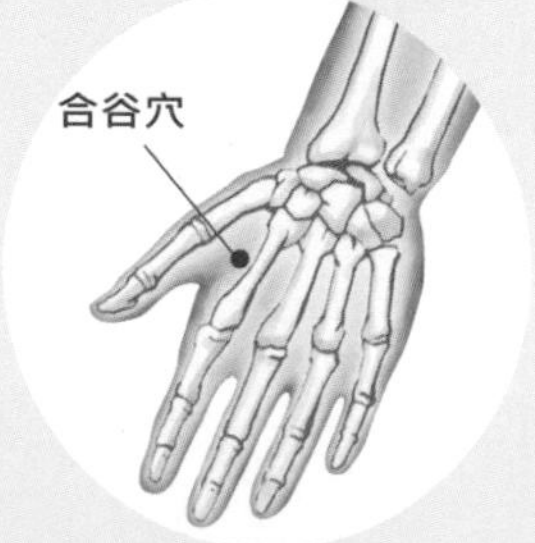

合谷穴屬於手陽明大腸經，具有鎮靜止痛、通經活絡、清熱解表的作用。主治牙痛、手腕及臂部疼痛、口眼歪斜、感冒發熱等症，是治療口噤的主要穴位之一。

對症調養功效

頰車穴開關通絡，承漿穴舒筋活絡，合谷穴鎮靜止痛。三穴相配，開關通絡以治口噤、顏面神經麻痺諸症。

超簡單按摩法

步驟一

按揉頰車穴
2 ～ 3 分鐘

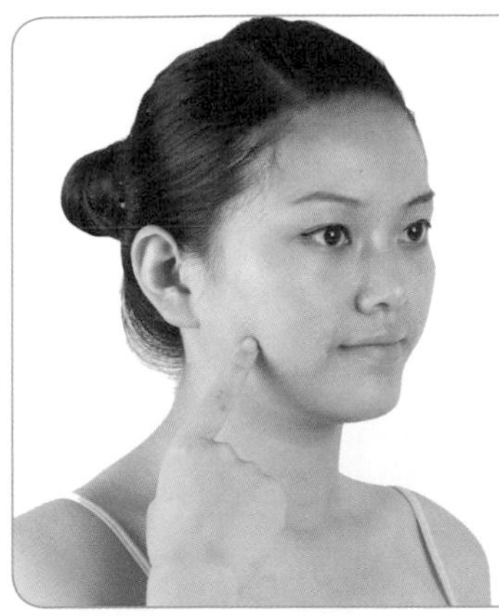

【取法】在面部，下頜角前上方約 1 橫指（中指），當咀嚼時咬肌隆起，按之有凹陷處。

【按法】用食指指腹用力按壓並揉動穴位 2 ～ 3 分鐘，有酸脹感為宜。

步驟二

按揉承漿穴
2 ～ 3 分鐘

【取法】在面部，頦唇溝的正中凹陷處。

【按法】用食指指腹用力按壓並揉動穴位 2 ～ 3 分鐘。

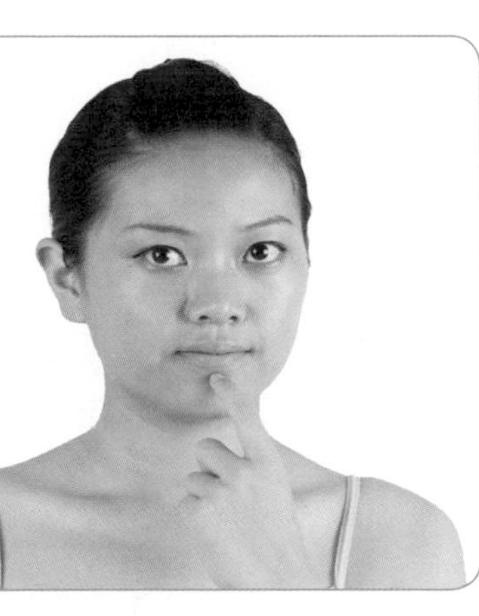

步驟三

掐按合谷穴
3 ～ 5 分鐘

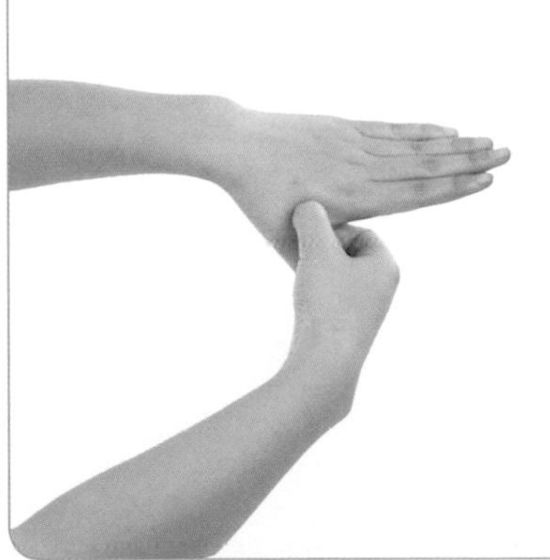

【取法】在手背，第 1、第 2 掌骨間，第 2 掌骨橈側中點處。拇指、食指合攏，在肌肉的最高處取穴。

【按法】用一手拇指用力掐按另一手的合谷穴 3 ～ 5 分鐘或直至症狀緩解。

脾虛痰飲引起的面目浮腫

痰飲指體內水液不得輸化，停留或滲注於體內某一部位而發生的病證。脾主運化，脾胃受傷，運化無權，水濕內停成飲，飲凝成痰；痰具有濕濁黏滯特性，故可阻滯氣機。飲溢肌膚，就會發生水腫，即常見的面目浮腫，此類浮腫一般還伴有無汗、身體疼重等症狀。

完美配對

陷谷穴＋目窗穴＋脾俞穴

利濕升清，利尿通淋

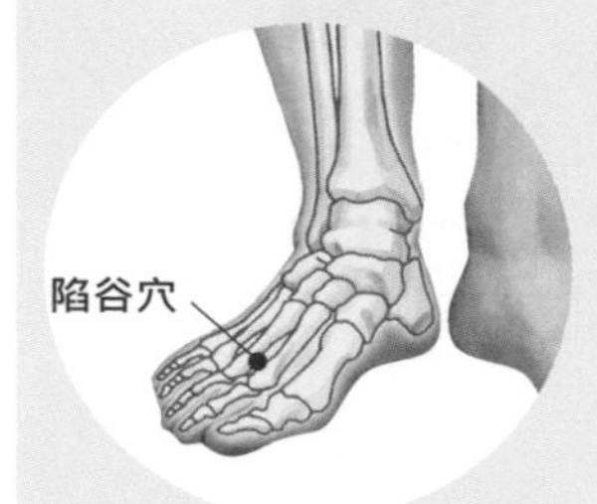

陷谷穴屬足陽明胃經，具有利尿通淋的作用，主治面目浮腫、腸鳴腹痛、足背腫痛。

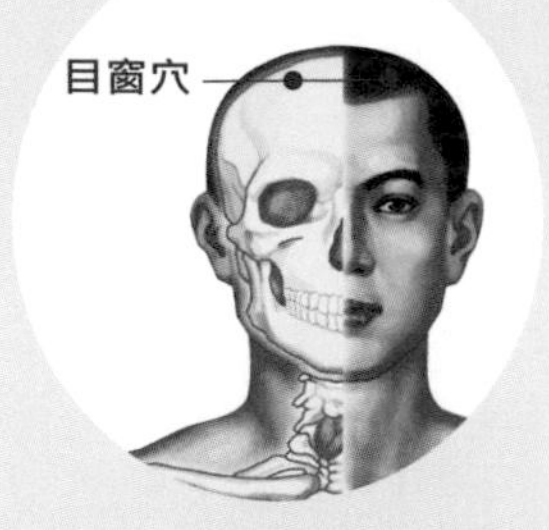

目窗穴為足少陽膽經、陽維脈之會，具有明目開竅、祛風定驚的功效，主治頭痛、目眩、目赤腫痛、遠視、近視、面目浮腫、上齒齲腫、小兒驚厥。

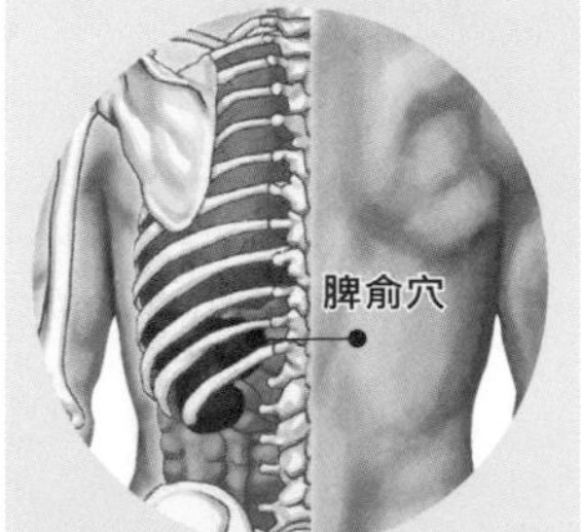

脾俞穴為脾之背俞穴，具有利濕升清、健脾和胃、益氣壯陽的作用，可調理脾虛症狀，對面部浮腫、腹部水腫等都有良好的治療作用。

對症調養功效

陷谷穴是治療面部浮腫的要穴，配目窗穴治水腫效果更好，脾俞穴則能從根本上調理脾胃，改善脾虛症狀。

超簡單按摩法

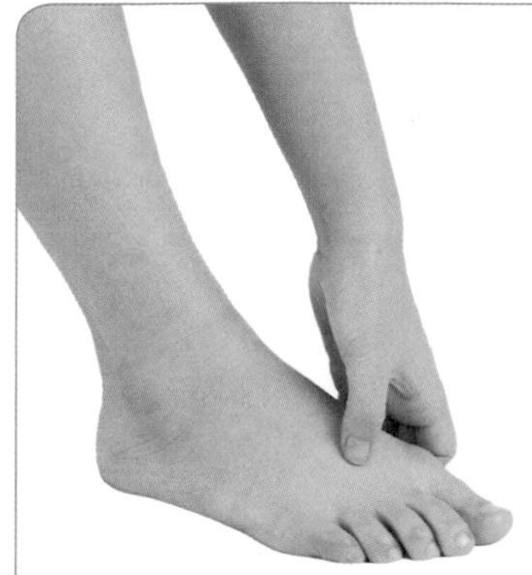

【取法】在足背，第 2、第 3 蹠骨結合部前方凹陷處。

【按法】用拇指指端用力按壓穴位 2 ～ 3 分鐘，有酸脹感，以能忍受為準。

步驟一

按壓陷谷穴
2 ～ 3 分鐘

【取法】在頭部，前髮際上 1.5 寸，頭正中線旁開 2.25 寸。

【按法】用食指指腹按揉穴位 2 ～ 3 分鐘，每天早晚各 1 次。

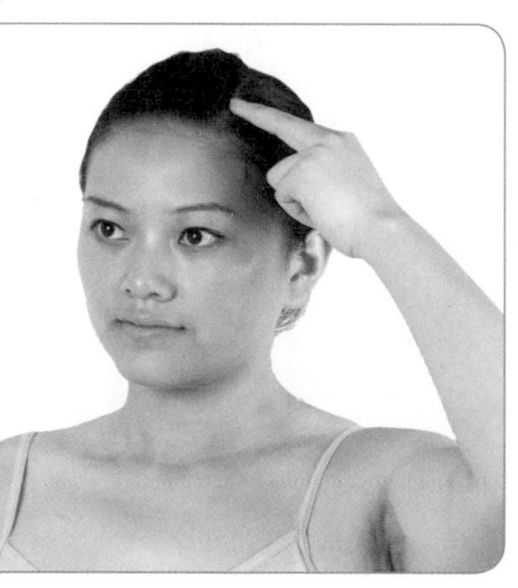

步驟二

按揉目窗穴
2 ～ 3 分鐘

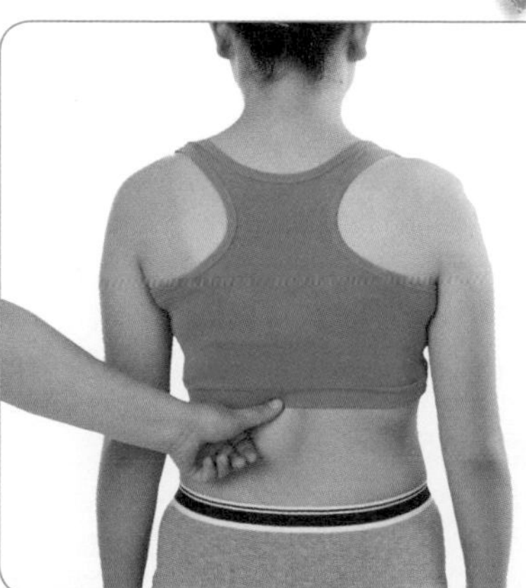

【取法】在背部，第 11 胸椎棘突下，後正中線旁開 1.5 寸。

【按法】用拇指指腹按揉穴位 2 ～ 3 分鐘，每天早晚各 1 次。

步驟三

按揉脾俞穴
2 ～ 3 分鐘

心神類疾病

風邪入絡引起的顏面神經麻痺

顏面神經麻痺（面神經炎、貝爾氏麻痺 (Bell's palsy)、侖謝亨特氏症候群 (Ramsay Hunt syndrome)），又稱「口眼喎斜」、「面癱」、「吊線風」。中醫認為，發生顏面神經麻痺的原因，多數是脈絡空虛，感受風寒所致。臨床症狀多表現為，多數患者往往於清晨洗臉、漱口時突然發現一側面頰動作不靈、口喎斜。病側面部表情肌完全癱瘓者，前額皺紋消失、眼裂擴大、鼻唇溝平坦、口角下垂，露齒時口角向健側偏斜。

完美配對

合谷穴+地倉穴+頰車穴

祛風散邪，通絡活血

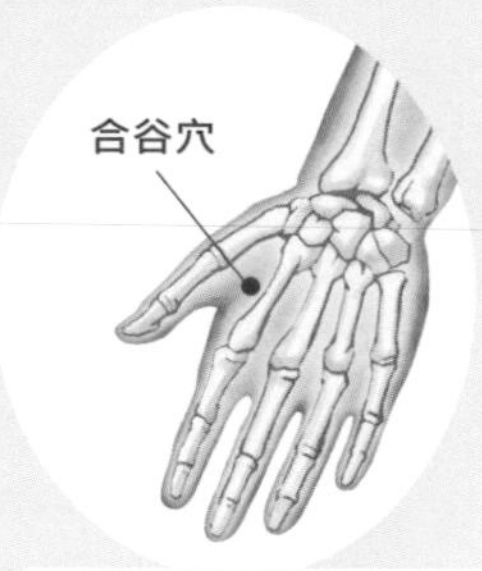

合谷穴能祛風解表、通絡鎮痛，除了對牙痛、咽痛、頭痛、腹痛有較好的鎮痛效果，還具有回陽救逆、散驚去熱的功效。顏面神經麻痺、癲癇發作時，點按合谷穴，能有效緩解症狀。

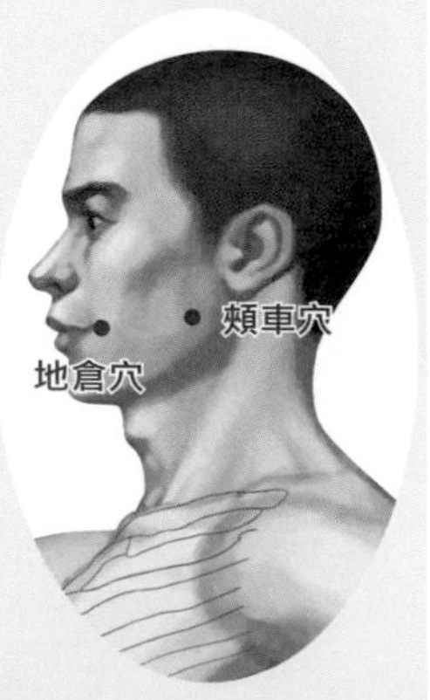

地倉穴為足陽明胃經腧穴，胃經地部經水在此聚散，因此具有祛風通絡活血的功效，主治口喎、流涎等。

頰車穴是足陽明胃經腧穴，具有祛風通絡、消腫止痛的功效。牙床骨如車之上翹，故名「頰車」，下牙床骨因此稱為頰車骨。穴在其處，總載諸齒開合如機軸轉運，所以頰車穴是治療顏面神經麻痺的重要穴位。主治口喎、牙痛、頰腫、口噤不語。

對症調養功效

合谷穴通絡鎮痛，地倉穴祛風活血，頰車穴消腫止痛。三穴配合對顏面神經麻痺及其導致不語有治療作用。

超簡單按摩法

步驟一

掐按合谷穴
2～3 分鐘

【取法】在手背，第 1 、第 2 掌骨間，當第 2 掌骨橈側中點處。

【按法】用一手拇指用力掐按另一手的合谷穴 2～3 分鐘。

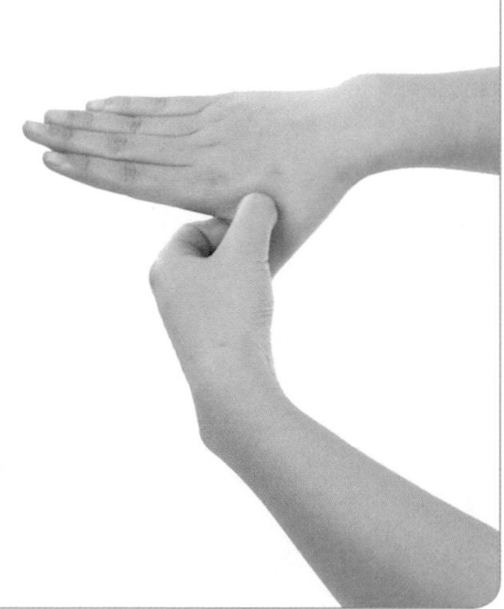

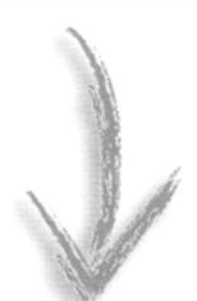

步驟二

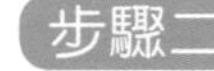

掌揉頰車穴、地倉穴 50 遍

【取法】均在面部。

頰車穴：下頜角前上方約 1 橫指（中指），當咀嚼時咬肌隆起，按之凹陷處。

地倉穴：口角外側，上直對瞳孔。

【按法】以大魚際緊貼同側頰車穴，邊揉邊移至地倉穴，往返 50 遍。

陰虛火旺引起的失眠、煩熱

陰虛火旺是指臟腑陰分虧虛，失於滋養，虛熱內生的表現。陰虛則不能製陽，致使陽相對亢盛，發展而成陰虛火旺證。失眠、煩熱、盜汗是本證最明顯的特徵。陰虛火旺所致的失眠、煩熱還可能伴有早洩、遺精、經少、腰膝酸軟、耳鳴等症狀。治宜養陰清熱。

完美配對

照海穴＋三陰交穴＋風池穴＋神門穴

引火下行，滋陰健脾，清熱

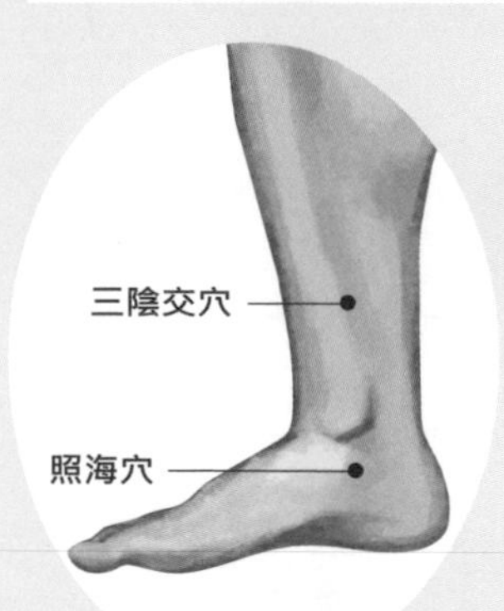

照海穴為八脈交會穴，通陰蹺脈，上連腦，下連腎，是降虛火的重要穴位，可以引上炎的虛火下行。

三陰交穴屬足太陰脾經穴位，為腎經、肝經、脾經三條陰經的交會點，具有滋陰健脾、調暢人體氣血運轉的功效，是人體滋陰要穴，對陰虛火旺諸症都有一定的調理作用。

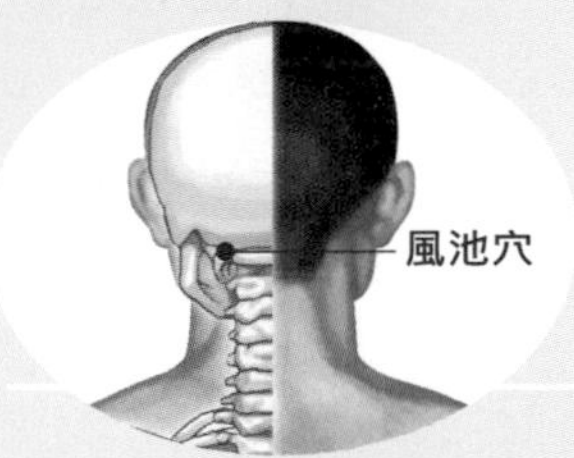

風池穴為手少陽三焦經、陽維脈之會，乃風邪蓄積之所，具有疏風清熱、開竅鎮痛的作用，配三陰交穴、照海穴等對人體虛火有一定的疏降作用。

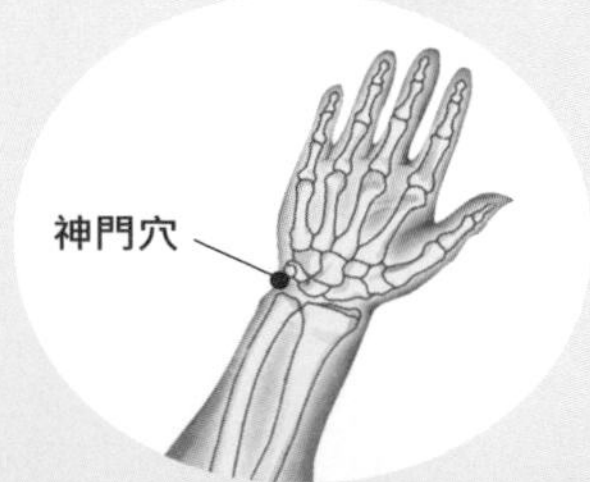

神門穴為手少陰經穴，可協調陰陽、滋腎清熱，主治心痛、心煩、失眠等多種心神疾病。

對症調養功效

照海穴引虛火下行，風池穴疏風清熱，三陰穴交滋陰健脾，神門穴滋腎清熱。諸穴共奏滋陰降火之功效，主治陰虛火旺之失眠症。

超簡單按摩法

步驟一 按壓照海穴 5～10 分鐘

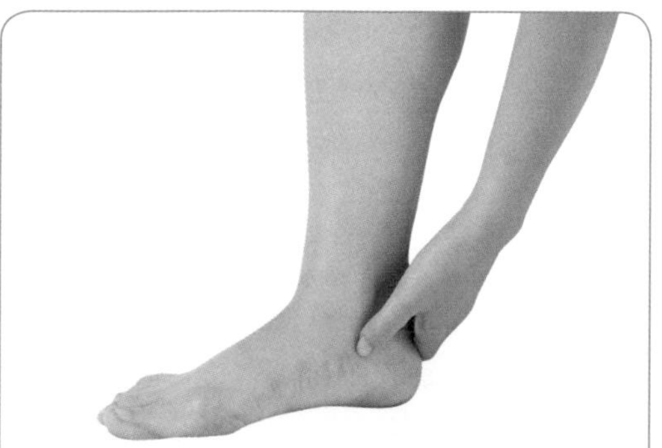

【取法】在足內側，內踝尖下方凹陷處。

【按法】按壓時，感到酸、麻、脹即可，時間也不宜太長，5～10 分鐘為宜。

步驟二 按揉三陰交穴 15 分鐘

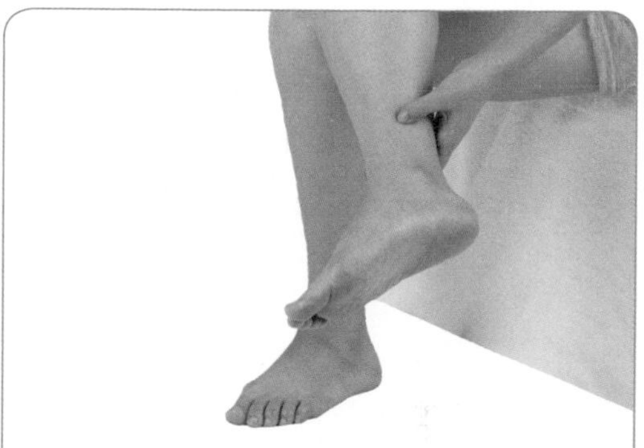

【取法】在小腿內側，內踝尖上 3 寸，脛骨內側緣後方。

【按法】每天下午 5 時到晚上 7 時，用力按揉左右腿的三陰交穴各 15 分鐘。

步驟三 按揉風池穴 0.5～1 分鐘

【取法】在頸後，枕骨之下，胸鎖乳突肌上端與斜方肌上端之間的凹陷中。

【按法】兩手拇指指腹分別放在同側風池穴上，由輕漸重按揉 0.5～1 分鐘。

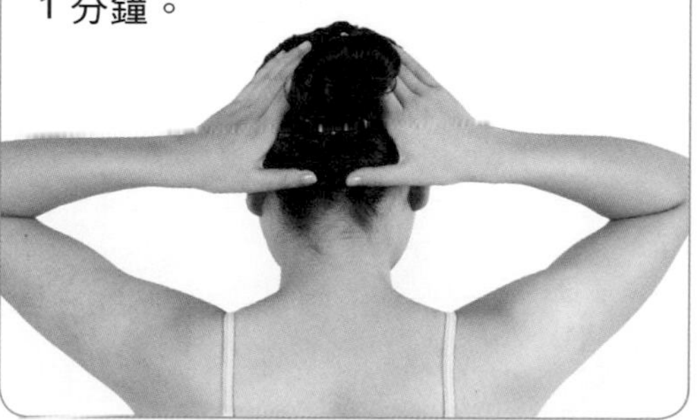

步驟四 按揉神門穴 3 分鐘

【取法】位於腕部，腕掌側橫紋尺側端，尺側屈腕肌腱的橈側凹陷處。

【按法】用拇指指尖按揉穴位 3 分鐘，每天 2～3 次，睡覺前按 1 次可助眠。

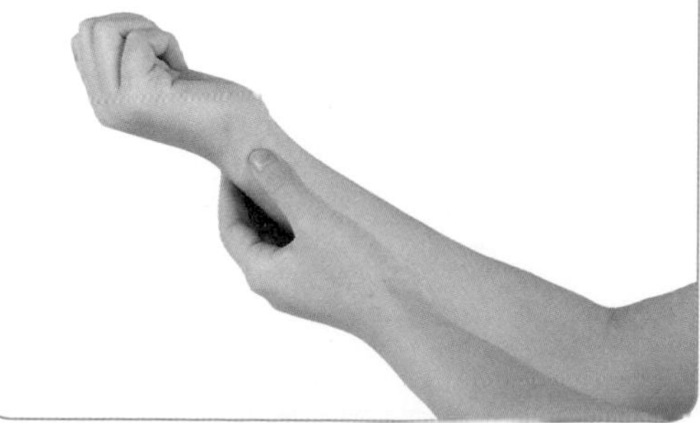

心腎不交引起的失眠、健忘

心腎不交是因心腎既濟失調所致的病證，指心與腎生理協調失常的病理現象。多由腎陰虧損，陰精不能上承，因而心火偏亢，失於下降所致。其表現除失眠、健忘外，多伴有心煩、眩暈、耳鳴、五心煩熱、咽乾口燥、腰膝酸軟、遺精帶下等症狀。

完美配對

湧泉穴+太谿穴+神門穴

上下相應，交通心腎

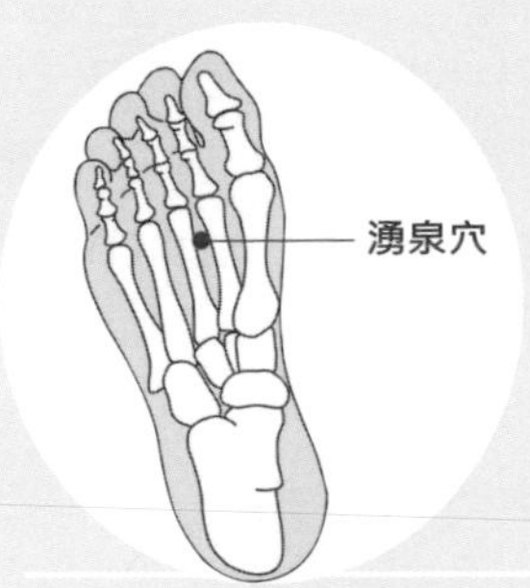

湧泉穴為足少陰腎經的第一穴，具有散熱生氣的作用，是調理腎氣最重要的穴位。《黃帝內經》中說：「腎出於湧泉，湧泉者足心也。」意思是說：腎經之氣猶如源泉之水，來源於足下，湧出灌溉周身各處。

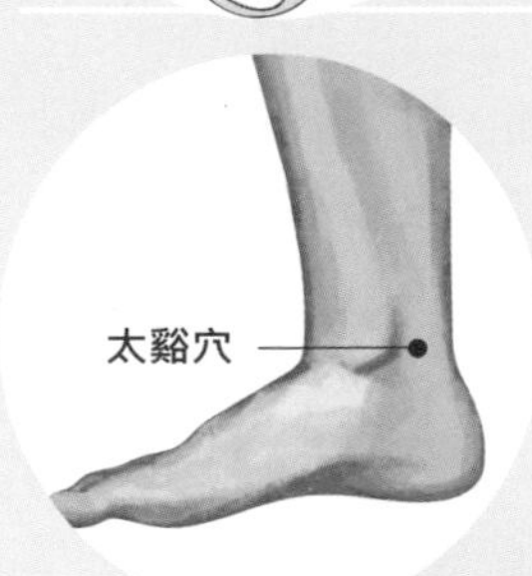

太谿穴是足少陰腎經的原穴，原穴能夠激發、調動身體的原動力。平時多揉太谿穴，能把腎經的氣血引過去，發揮沖散瘀血的作用。

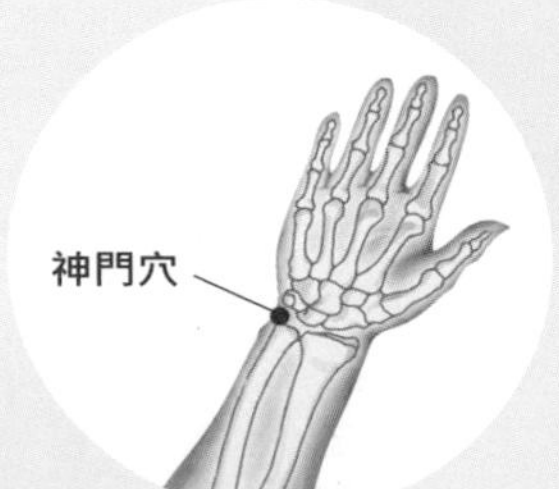

神門穴為手少陰心經的原穴、輸穴，可協調陰陽、滋腎清熱，主治心痛、心煩、失眠等多種心神疾病。

對症調養功效

湧泉穴、太谿穴激發腎氣，神門穴調理心神，又可滋腎清熱。三穴相配專治心腎不交之心悸、失眠、健忘。

超簡單按摩法

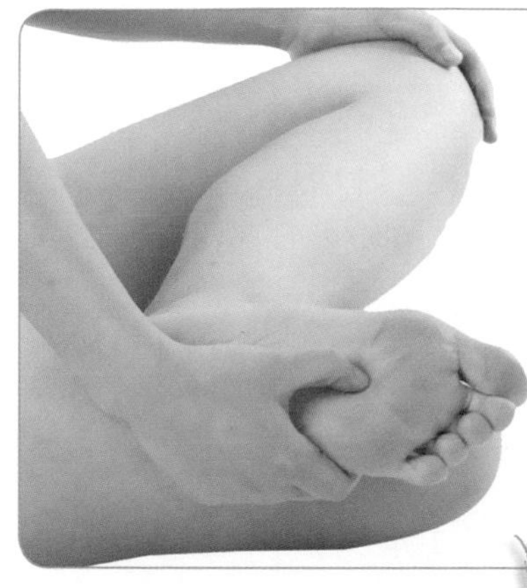

【取法】在足底，屈足卷趾時足心最凹陷中。

【按法】用拇指指腹按揉穴位 2 ～ 3 分鐘，每天晚上按揉 1 次，力度稍大，以能忍受為準，按至全身發熱最好。

步驟一

按揉湧泉穴
2 ～ 3 分鐘

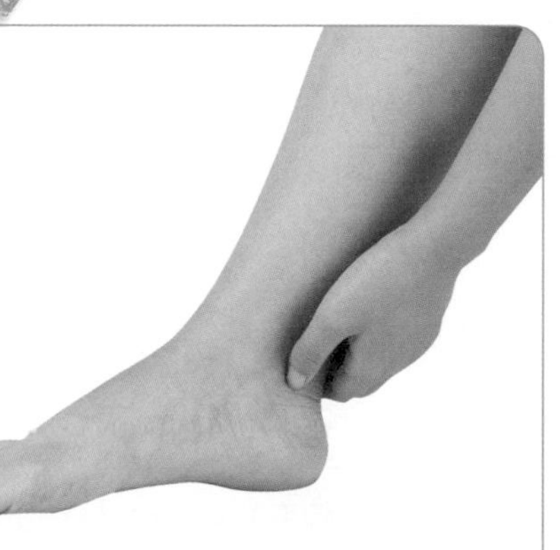

【取法】在踝區，內踝尖與跟腱之間的凹陷中。

【按法】用拇指指腹按揉穴位 2 ～ 3 分鐘，每天 2 ～ 3 次。

步驟二

按揉太谿穴
2 ～ 3 分鐘

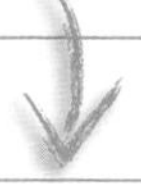

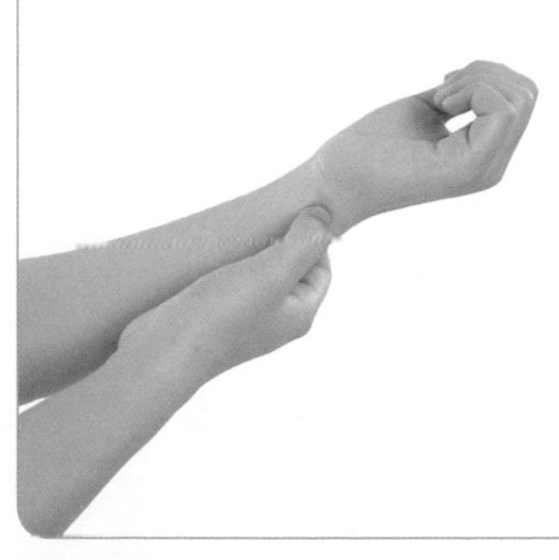

【取法】位於腕部，腕掌側橫紋尺側端，尺側腕屈肌腱的橈側凹陷處。

【按法】四指併攏托住手腕，用拇指指尖按壓並揉動穴位 3 分鐘，心慌時按久一些直至緩解。健忘、失眠者，每天 2 ～ 3 次。

步驟三

按揉神門穴
3 分鐘

心火、肝火旺盛導致的心悸

中醫用「火」來形容身體內的某些熱性症狀。所謂上火，也就是人體陰陽失衡後出現的內熱證。引起心火旺盛的原因很多，如七情鬱結、氣鬱化火，或火熱之邪內侵，或嗜食肥膩；肝火旺盛主要由生活不規律、情志抑鬱所致。兩者雖發病部位不同，但都能導致心慌、心悸等心神疾病。

完美配對

曲澤穴+間使穴+太衝穴

清心除煩，寧心降逆，平肝清熱

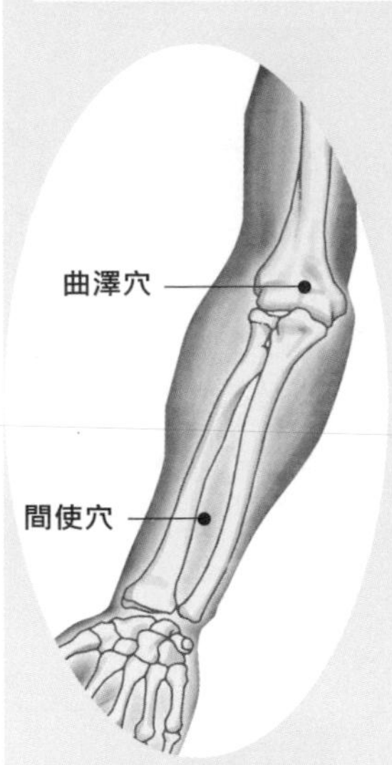

曲澤穴為手厥陰心包經合穴，具有清熱除煩、舒筋活血的功效，主治心痛、善驚、心悸、胃痛、嘔吐、轉筋、熱病、煩躁、肘臂痛、上肢顫動、咳嗽等。

間使穴為手厥陰心包經經穴，具有寬胸解鬱、寧心降逆的作用。心包為心之外圍，而間使穴是心包經的經穴，所以間使穴可以很好地治療心慌、心悸、心痛、胸悶氣短等心病。皇甫謐的《針灸甲乙經》稱其「治熱病煩心，胸中澹澹」。「胸中澹澹」就是心悸較重的情況。

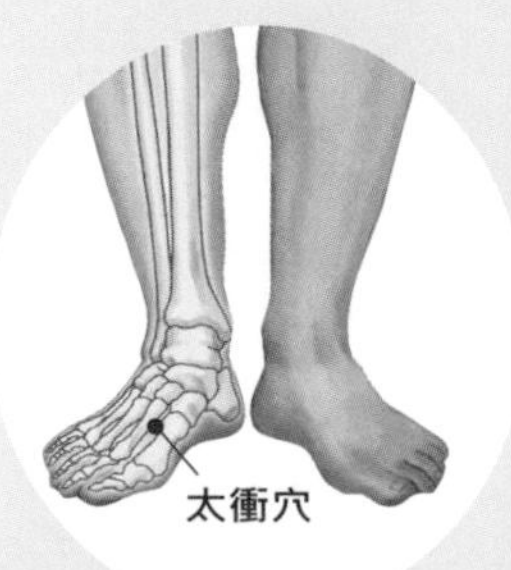

太衝穴為足厥陰肝經輸穴、原穴，原穴往往調控著該經的總體氣血。中醫認為，肝為「將軍之官」，主怒，所以肝火旺盛、心情不適時應多按摩太衝穴以調節本經氣血。太衝穴也是肝經的火穴，常按此穴也能把肝火消散掉。

對症調養功效

曲澤穴清熱除煩，間使穴寬胸解鬱、寧心降逆，兩穴相配可除心火；太衝穴則能消散肝火。三者相配，平肝清熱、寧心除煩。

超簡單按摩法

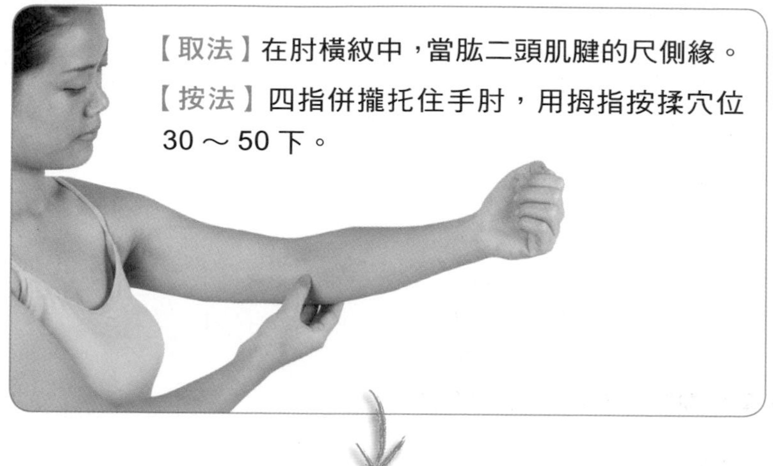

【取法】在肘橫紋中，當肱二頭肌腱的尺側緣。

【按法】四指併攏托住手肘，用拇指按揉穴位 30 ～ 50 下。

步驟一

按揉曲澤穴
30 ～ 50 下

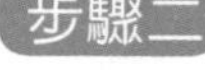

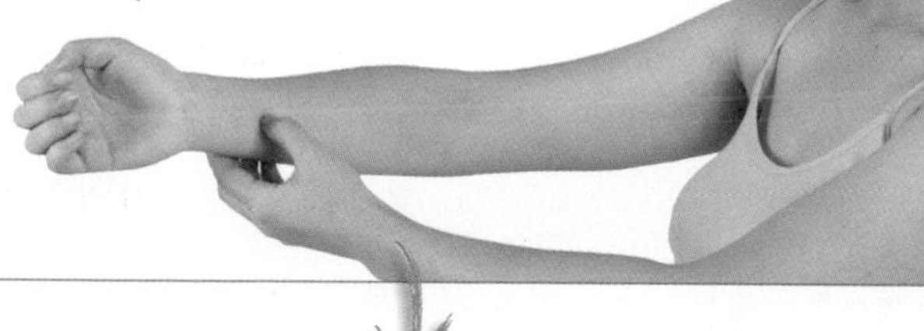

【取法】在前臂掌側，當曲澤穴與大陵穴的連線上，腕橫紋上 3 寸，掌長肌腱與橈側腕屈肌腱之間。

【按法】四指併攏托住手臂，用拇指按揉穴位 30 ～ 50 下。

步驟二

按揉間使穴
30 ～ 50 下

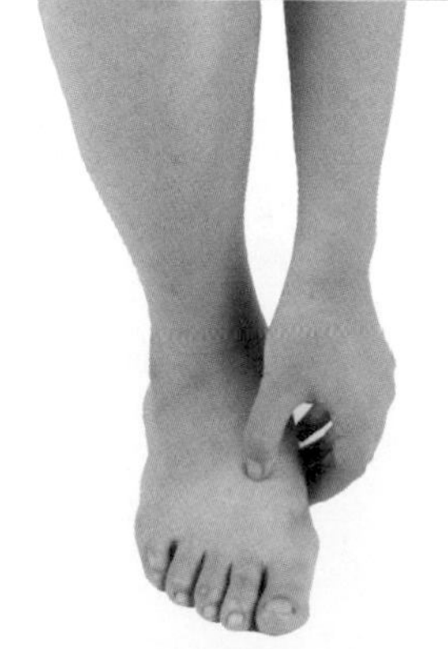

【取法】在足背，第 1、第 2 蹠骨間，蹠骨底結合部前方凹陷中，或觸及動脈搏動。從第 1、第 2 蹠骨間向後推移至底部的凹陷中取穴。

【按法】用拇指指端垂直按壓穴位 20 ～ 30 下。

步驟三

按壓太衝穴
20 ～ 30 下

氣滯血瘀引起的心痛

氣滯血瘀證，一般多先有氣運行不暢，然後引起血液瘀滯，也可由離經之血等瘀血阻滯，影響氣的運行，導致氣滯。這類心痛一般表現為胸脅脹悶、走竄疼痛、急躁易怒、脅下痞塊、刺痛拒按，婦女可見月經閉止，或經痛，經色紫暗有塊，舌質紫黯或見瘀斑。治宜行氣活血、化瘀止痛。

完美配對

巨闕穴＋心俞穴＋內關穴

養心安神，活血化瘀，止痛

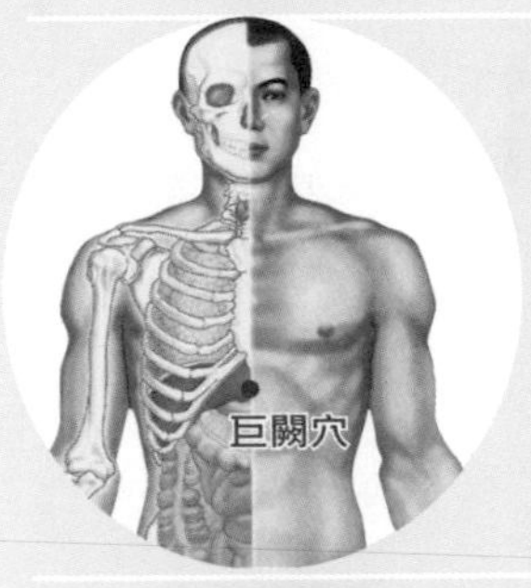

巨闕穴為任脈上的穴位，為心之募穴，居中線而近心臟，為神氣通行之處，猶如心君居所之宮門。其作用是募集心經氣血。主治胸痛、心痛、心悸、嘔吐、癲狂癇。

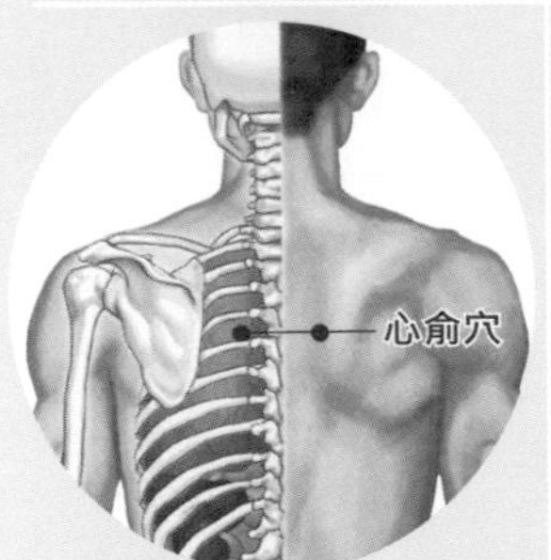

心俞穴屬足太陽膀胱經，是心的背俞穴，其作用是散發心室之熱。推按心俞穴可以治療心經及循環系統疾病。

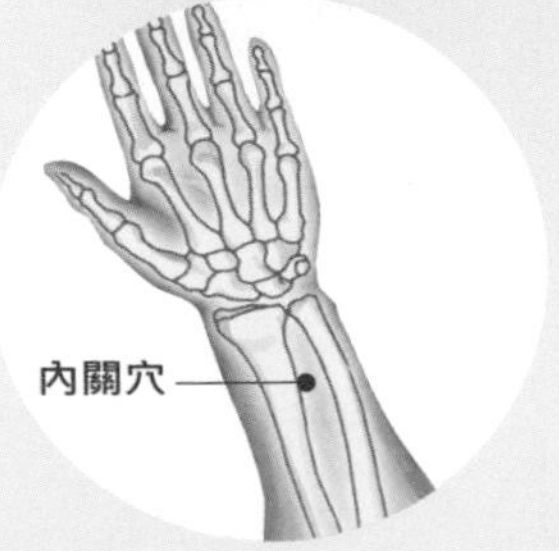

內關穴為手厥陰心包經經穴，心主血脈，又主神明，凡邪犯心包影響心臟的神志病和氣滯脈中、心絡瘀阻所致病證皆可取本穴。

對症調養功效

巨闕穴配心俞穴，屬俞募配伍法，有養心安神、活血化瘀的作用，再配內關穴以止痛，主治心慌、心悸、失眠、健忘、癲狂。

超簡單按摩法

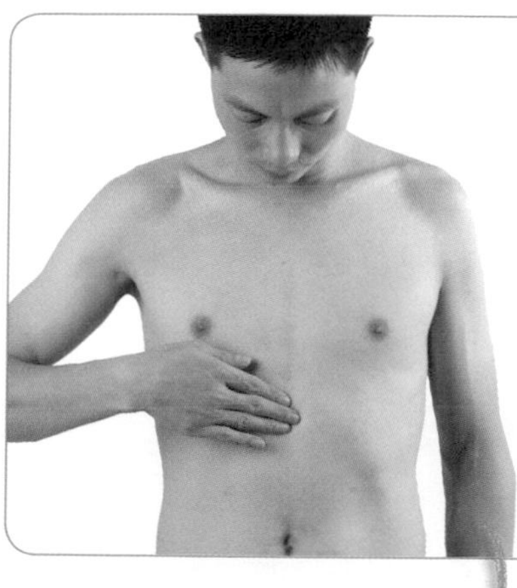

【取法】在上腹部，前正中線上，當臍中上 6 寸處。

【按法】最好是晚飯後 2 小時或睡前用食指或中指輔以無名指點按此穴位 10 分鐘，穴位處發熱為佳。

步驟一

點按巨闕穴 10 分鐘

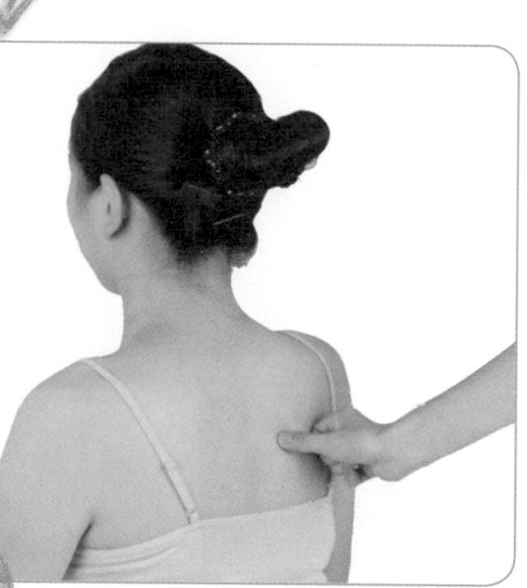

【取法】在背部，第 5 胸椎棘突下，後正中線旁開 1.5 寸。

【按法】用拇指指腹用力按揉穴位 3 分鐘，每天 2 次。

步驟二

按揉心俞穴 3 分鐘

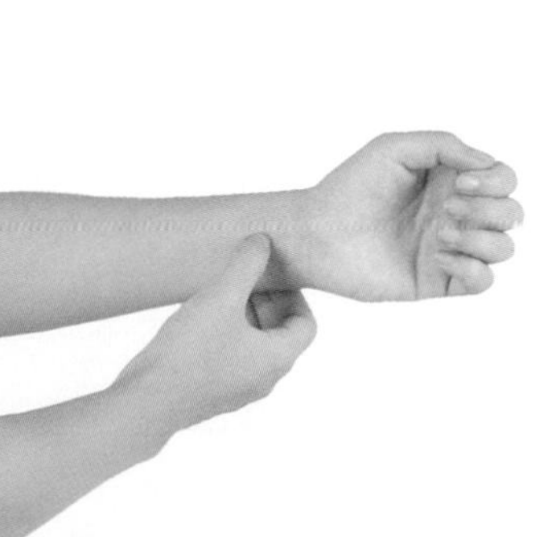

【取法】在前臂前區，腕橫紋上 2 寸，掌長肌腱與橈側腕屈肌腱之間，大陵穴直上 2 寸。

【按法】用另一手四指托住手腕，拇指指腹按揉穴位 3 分鐘，或直至心痛緩解。

步驟三

按揉內關穴 3 分鐘

氣滯心胸引起的心痛

氣滯心胸，主要是由於肝失疏泄，氣血瘀滯，心脈不合所致。表現為心胸滿悶，陣陣隱痛，痛無定處，時欲太息，遇情志不舒則發或疼痛加劇，或伴有脘腹脹，得噯氣、矢氣則舒等，苔薄或膩，脈細弦。治宜疏理氣機、和血舒脈。

完美配對

神門穴＋內關穴＋心俞穴

協調陰陽，理氣通絡，活血止痛

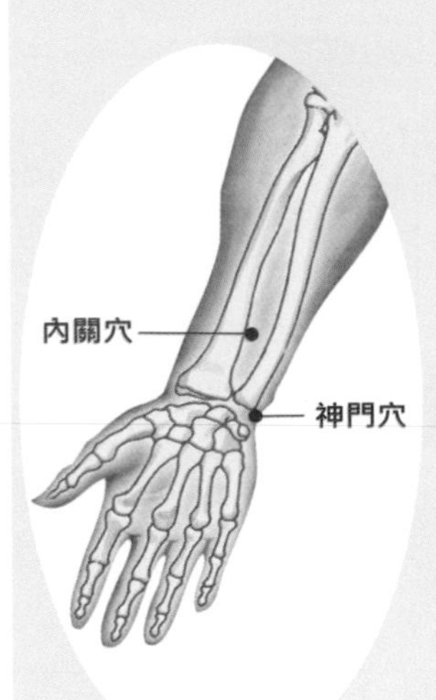

神門穴為手少陰心經的輸穴，在奇經八脈中屬陰蹺脈，與足少陰腎經交會，為八脈交會穴之一，是心神出入的門戶，常按此穴可協調陰陽、滋腎清熱，主治心痛、心煩、失眠等多種心神疾病。

內關穴是手厥陰心包經的絡穴，通於陰維脈，陰維脈聯繫足太陰、足少陰、足厥陰經並會於任脈，還與陽明經相合，以上經脈都循行於胸脘脅腹，故內關穴善治胸痛、脅痛、胃痛、心痛、結胸、反胃、胸脘滿悶、脅下支滿、腹中結塊以及瘧疾等。

心俞穴

心俞穴屬足太陽膀胱經，是心的背俞穴，其作用是散發心室之熱。推按心俞穴可以治療心經及循環系統疾病。

對症調養功效

神門穴調理陰陽、鎮靜安神，內關穴治心胸痛，心俞穴專治心臟疾病。三穴相配可起到理氣通絡、活血止痛的作用。

超簡單按摩法

步驟一

掐揉神門穴
2 分鐘

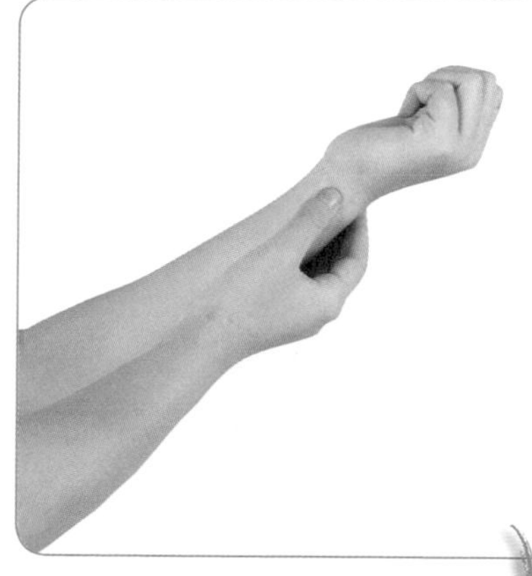

【取法】在腕部，腕掌側橫紋尺側端，尺側屈腕肌腱的橈側凹陷處。豌豆骨上緣橈側凹陷中。

【按法】掐揉神門穴，每次 2 分鐘左右，以有輕微酸脹感為宜，此手法最適合在晚間睡前操作。

步驟二

按揉內關穴
3 分鐘

【取法】在前臂掌側，腕掌側遠端橫紋上 1 寸，掌長肌腱與橈側腕屈肌腱之間，大陵穴直上 2 寸。

【按法】用另一手四指托住手腕，拇指指腹按揉內關穴 3 分鐘或直至心痛緩解。

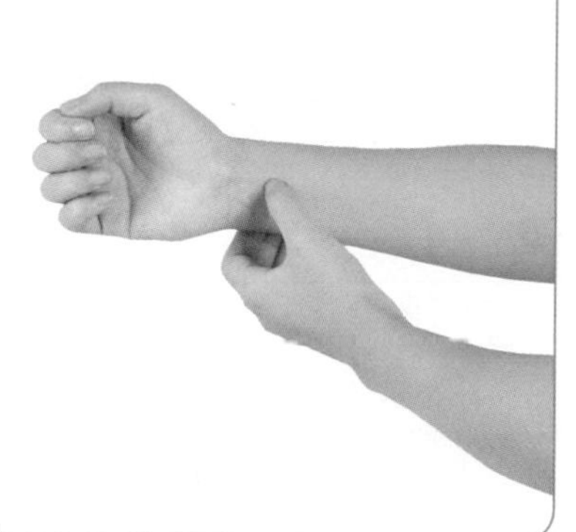

步驟三

按揉心俞穴
3 分鐘

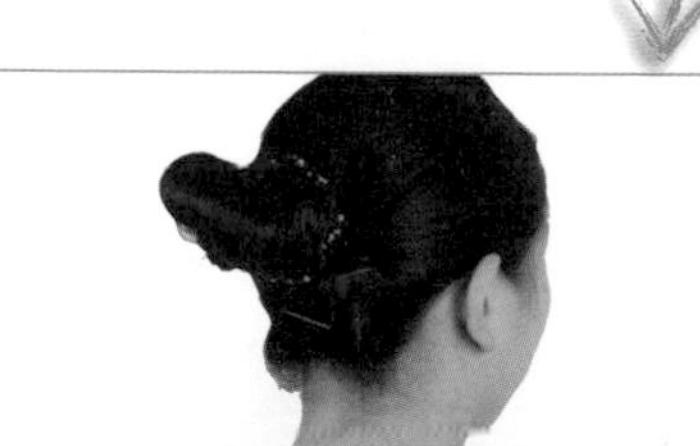

【取法】在背部，第 5 胸椎棘突下，後正中線旁開 1.5 寸。

【按法】用拇指指腹用力按揉穴位 3 分鐘，每天 2 次。

胸肺部疾病

風寒襲肺引起的咳嗽

肺為嬌臟，合皮毛，且又不耐寒熱，故在五臟中肺是最易受外界自然環境因素影響的臟器，其中以風寒侵襲最為常見。風寒襲肺所致咳嗽一般咳嗽聲重，痰白稀薄，伴有頭痛、鼻塞流清涕、惡寒發熱、無汗、骨節酸痛、喉癢或咳時胸痛。

完美配對

肺俞穴+孔最穴+尺澤穴

分發肺熱，止咳平喘

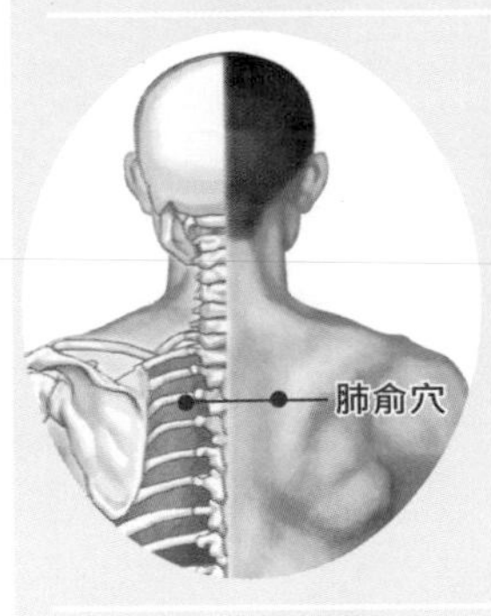

肺俞穴是足太陽膀胱經上的穴位，是肺經之氣輸注於背部之處，主一身之表，分發肺臟之熱，可治療呼吸系統疾病。刺激本穴可增強肺部功能，增加肺活量。

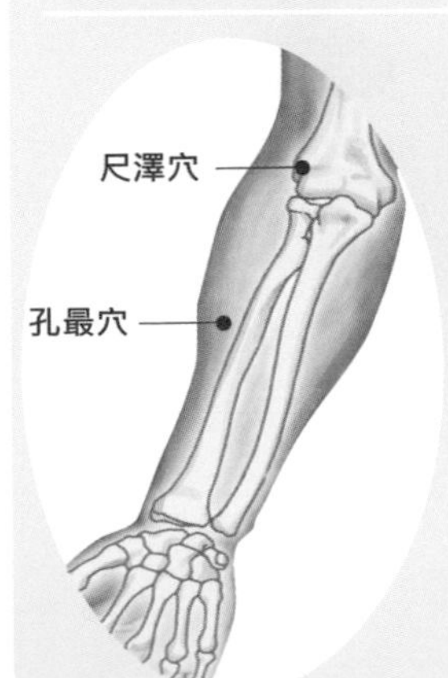

孔最穴為手太陰肺經郤穴，可治療本經循行部位及所屬臟腑的急性病症，如咳嗽、氣喘、咯血、咽喉腫痛、肘臂攣病、痔疾。

尺澤穴為手太陰肺經的合穴，有調理肺氣、清熱和中的作用。尺澤穴又在血郤之側，兼具活血功能，治風先治血，故能從根本上祛除引發咳嗽的風邪。

對症調養功效

肺俞穴分發肺熱，孔最穴止咳平喘，尺澤穴調理肺氣。三穴相配共奏降氣、止咳、平喘之效。

超簡單按摩法

步驟一

按揉肺俞穴
2 ～ 3 分鐘

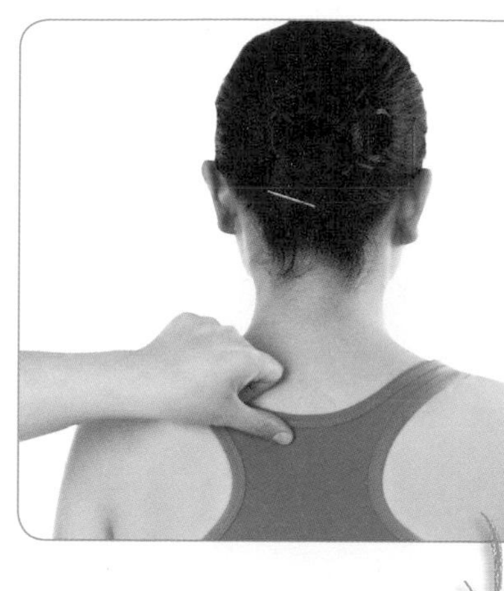

【取法】在背部，第 3 胸椎棘突下，後正中線旁開 1.5 寸。

【按法】用拇指指腹稍用力按揉穴位 2 ～ 3 分鐘，每天 2 次。

步驟二

按揉尺澤穴
2 ～ 3 分鐘

【取法】在肘橫紋中，肱二頭肌腱橈側凹陷中。屈肘，肘橫紋上，曲池穴與曲澤穴之間。

【按法】四指托住肘部，用拇指指腹按揉穴位 2 ～ 3 分鐘，每天 2 次。

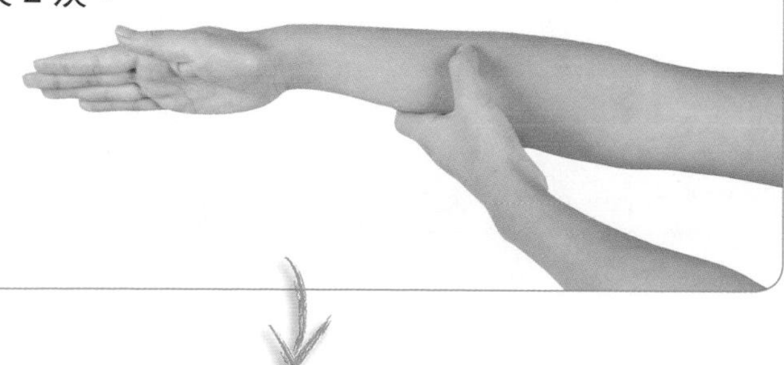

步驟三

按壓孔最穴
3 分鐘

【取法】在前臂掌面橈側，腕掌側橫紋上 7 寸，當尺澤穴與太淵穴連線上。

【按法】用拇指指腹按壓孔最穴並做環狀運動，每次 3 分鐘，每天 2 次。

肺熱引起的咳嗽

肺熱咳嗽是由於各種原因導致肺內鬱熱、肺氣失宣、以咳嗽為主的一種症狀，臨床主要表現為咳嗽、咳黃痰或白黏痰，伴有口乾、咽痛、便祕、尿赤、身熱或喘息等症狀。肺熱咳嗽或由外邪襲肺，蘊鬱化熱，或飲食不節，過食肥甘，蘊積化熱，火熱上乘，或情志抑鬱，肝經蘊熱，痰盛生熱，肺失宣肅，故而咳嗽頻作，痰難咳出。

完美配對

身柱穴＋風池穴＋大椎穴＋合谷穴

扶正祛邪，疏風清熱

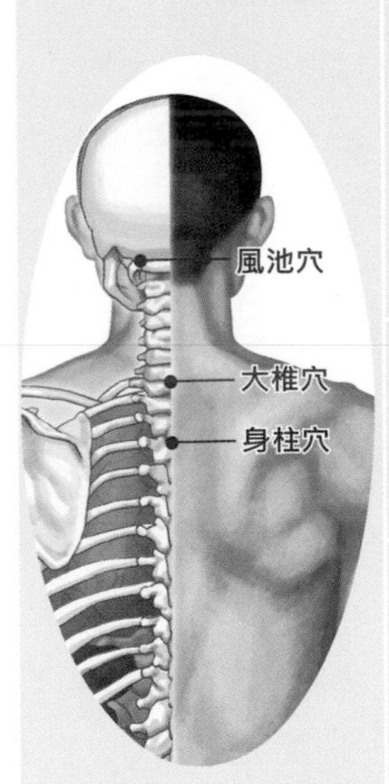

身柱穴具有扶正祛邪、補益正氣的作用，主治身熱頭痛、咳嗽、氣喘、驚厥、癲狂癇、腰脊強痛等。除了肺熱咳嗽，其他正氣先虛所致疾病，如腦力不足出現的眩暈、肺氣不足產生的哮喘、脾氣虛弱導致的內臟下垂、脫肛等，都可選身柱穴來調理。

風池穴在顳顬後髮際凹陷中，手少陽三焦經、陽維脈之會，乃風邪蓄積之所，具有疏風清熱、開竅鎮痛的作用。

大椎穴為督脈穴，手、足三陽經及督脈之會，是調整全身機能的重要穴位，具有統率和督促全身陽經脈氣的作用。大椎穴具有雙向調節作用，體寒可驅寒，體熱則瀉熱。故風寒、風熱都可以取大椎穴來調理。

合谷穴

合谷穴具有鎮靜止痛、通經活絡、清熱解表的作用。除了有明顯鎮痛作用外，還主脈浮於表、傷寒大渴、發熱惡寒等症。

對症調養功效

身柱穴扶正祛邪，風池穴、合谷穴疏風清熱，大椎穴通氣瀉熱。諸穴共用，主治肺熱咳嗽。

超簡單按摩法

步驟一 按揉身柱穴 2～3 分鐘

【取法】在背部，當後正中線上，第 3 胸椎棘突下凹陷中。

【按法】用拇指指端按壓並揉動穴位 2～3 分鐘，每天 2 次。

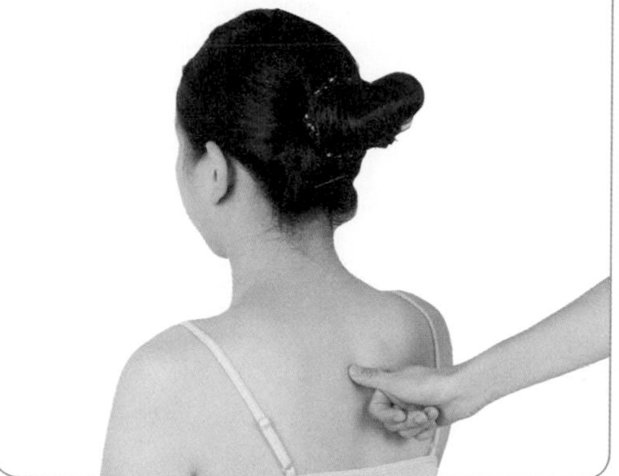

步驟二 按揉風池穴 2～3 分鐘

【取法】在項部，枕骨之下，胸鎖乳突肌上端與斜方肌上端之間的凹陷中。

【按法】雙手四指向上貼於頭部，用拇指指腹按揉穴位 2～3 分鐘，每天 2 次。

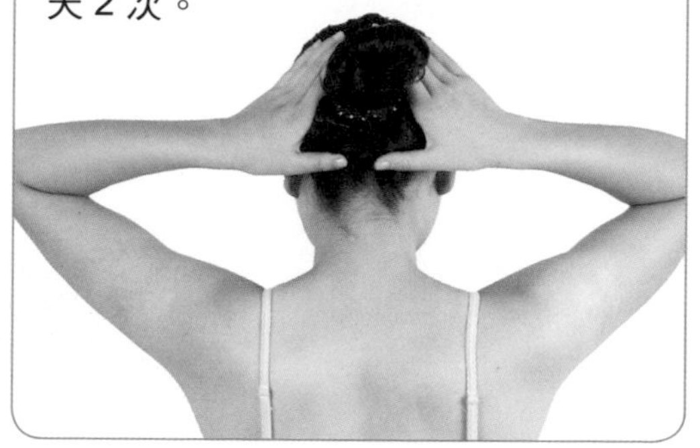

步驟三 按壓大椎穴 3～5 分鐘

【取法】在背部，當後正中線上，第 7 頸椎棘突下凹陷中。

【按法】食指和中指併攏，用力按壓穴位 3～5 分鐘。也可點刺後拔罐。

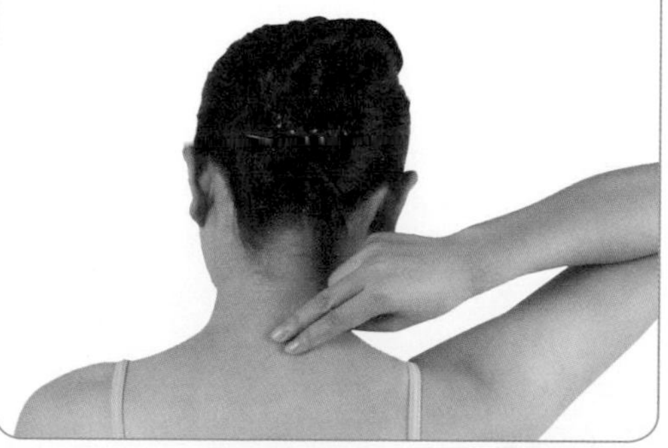

步驟四 掐按合谷穴 5～10 分鐘

【取法】在手背，第 1、第 2 掌骨間，第 2 掌骨橈側中點處。

【按法】用拇指指端向下掐按穴位，以局部有酸脹感且能承受為準，每次掐按持續 30～50 秒，慢慢鬆開手指，停頓 10 秒，重複 5～10 分鐘。雙手交替掐按。

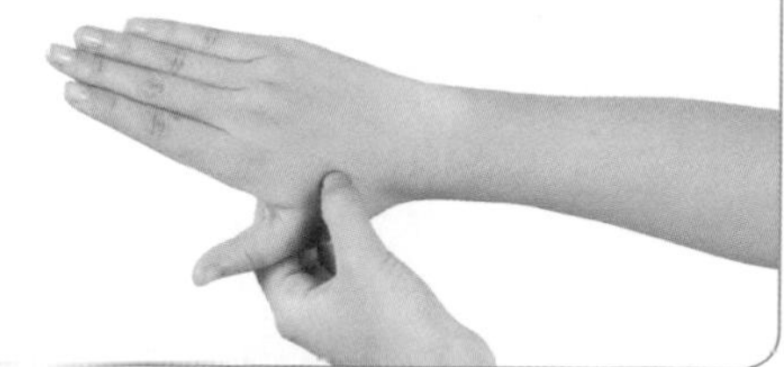

肺氣虛引起的咳嗽、氣喘

平素體弱，肺氣不足，或脾虛運化不健，水穀精微不能上榮於肺，則肺氣日虛。肺氣虧損，肅降失司則咳嗽、氣短。肺氣虛引起的咳嗽多表現為面黃肌瘦、氣怯神離、咳嗽咳痰、痰色清稀、飲食減少。治宜健脾益氣補肺。

完美配對

中府穴＋肺俞穴＋太淵穴

調補肺氣，增強肺功能

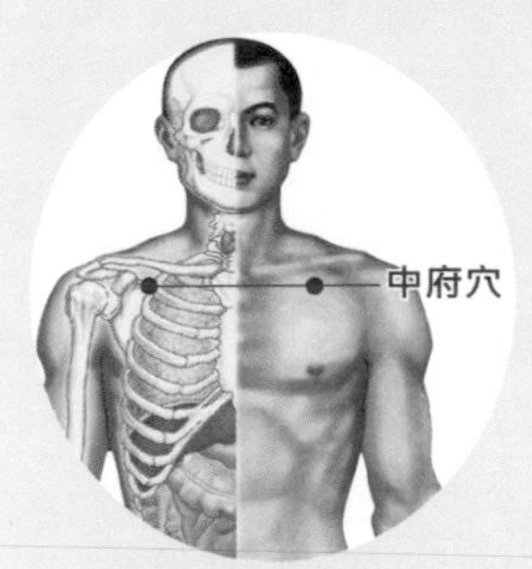

中府穴是手太陰肺經的募穴，也是脾、肺兩經交會穴，主治咳嗽、氣喘、肺脹滿、胸痛、肩背痛。中府穴有很好的調氣作用，如果人體的氣亂了，就容易咳嗽、哮喘，這時一定要多揉中府穴。

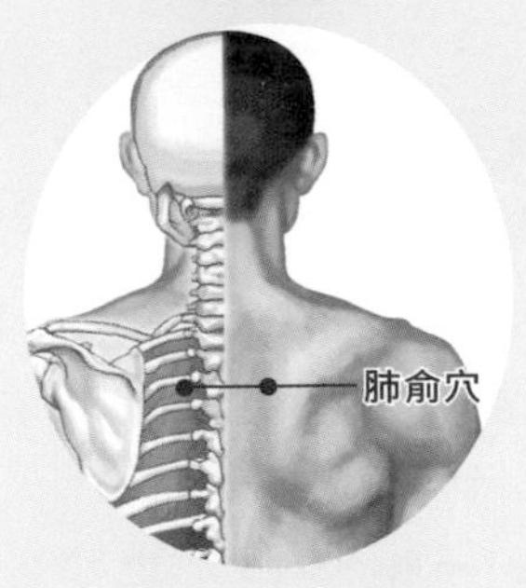

肺俞穴是足太陽膀胱經上的穴位，是肺經之氣輸注於背部之處，主一身之表，分發肺臟之熱，可治療呼吸系統疾病。刺激本穴可增強肺部功能，增加肺活量。

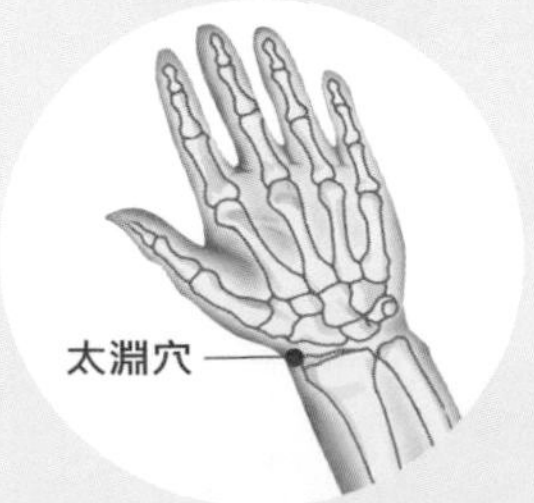

太淵穴是手太陰肺經的原穴，即肺經原氣聚集最多的地方，肺氣從此穴源源不斷地流出，輸布全身各處。所以，刺激本穴能有效促使經絡中的肺氣回歸肺臟中潛藏，以補肺氣之虛。

對症調養功效

中府穴調肺氣，肺俞穴增強肺功能，太淵穴補肺氣之虛。三者相配補肺氣、強肺臟，主治肺氣虛諸症。

超簡單按摩法

步驟一

按揉、按壓

中府穴

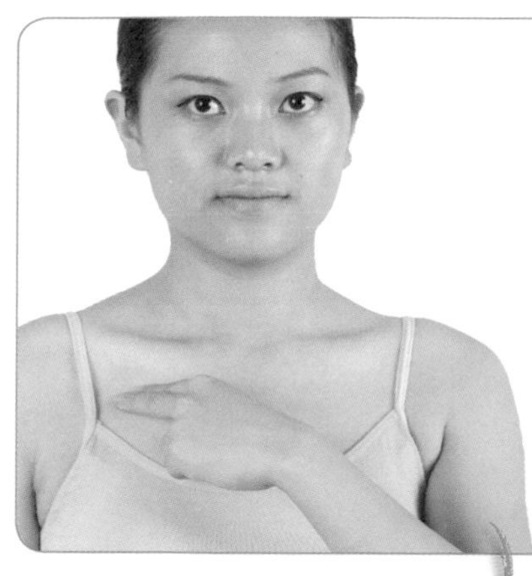

【取法】在胸外側部，雲門下 1 寸，平第 1 肋間隙處，距前正中線 6 寸。

【按法】食指、中指併攏，按揉穴位 2 ～ 3 分鐘，以有酸脹感為宜，每天 2 ～ 3 次。

步驟二

按揉**肺俞穴**

5 ～ 10 分鐘

【取法】在背部第 3 胸椎棘突下，後正中線旁開 1.5 寸處。

【按法】用拇指逆時針按揉 5 ～ 10 分鐘，以出現酸痛感為宜，每天 2 ～ 3 次。

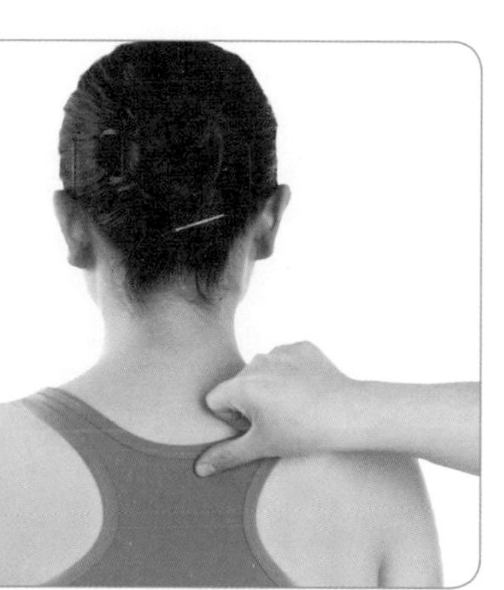

步驟三

按揉**太淵穴**

3 ～ 5 分鐘

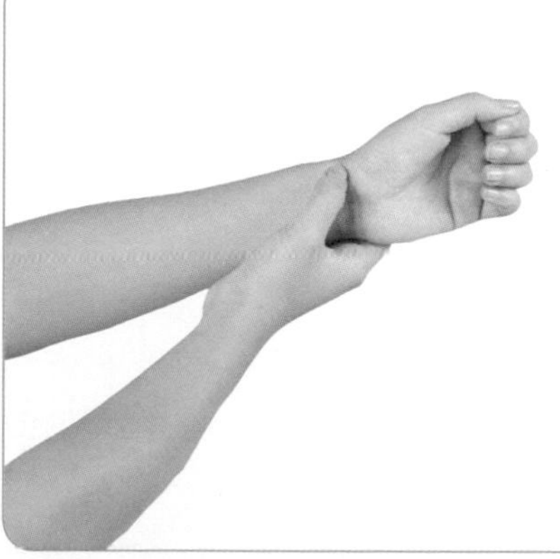

【取法】在腕掌側橫紋橈側，橈動脈搏動處。

【按法】四指併攏托住手腕，用拇指指尖下壓穴位，會有明顯的酸麻感，按揉 3 ～ 5 分鐘，力度以能忍受為準，每天 2 ～ 3 次。

脾腎陽虛引起的哮喘

脾腎陽虛多由脾、腎久病耗氣傷陽，或久洩久痢，或水邪久踞，導致腎陽虛衰不能溫養脾陽，或脾陽久虛不能充養腎陽，終則脾腎陽氣俱傷而成。

脾腎陽虛型哮喘表現為面色白、形寒肢冷、腳軟無力、動則氣短心悸、腹脹納差、大便溏瀉。其標在肺，其本在脾、腎，所以健脾化痰、溫腎納氣是治療本病的根本。

完美配對

脾俞穴+腎俞穴+關元穴

健脾補胃，培元固本，溫補腎陽

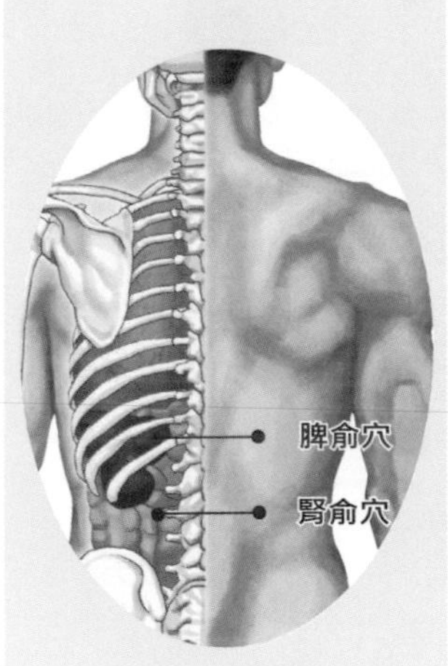

脾俞穴為脾的背俞穴，背俞穴是臟腑經氣輸注於背腰部的腧穴，治療相對應臟腑疾病。按揉脾俞穴可調理脾胃。

腎俞穴屬足太陽膀胱經，是腎臟之氣輸注部位，內應於腎臟。主治腰痛、腎臟病、高血壓、低血壓、耳鳴、精力減退等。經常按摩此穴可以增強腎功能，溫補腎陽，調理腎虛。

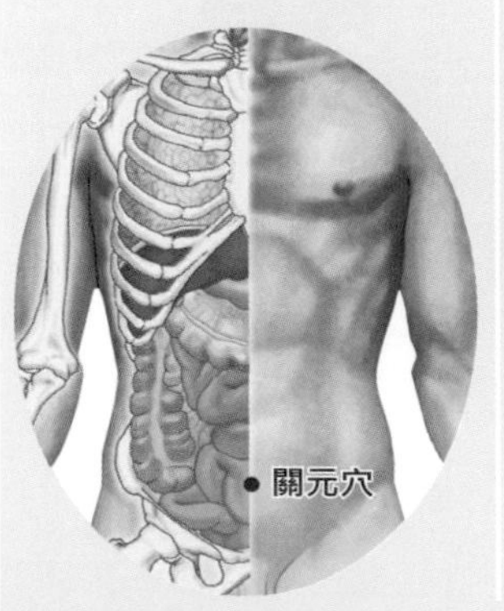

關元穴也稱「先天氣海」，具有培元固本、補益下焦的功效。脾腎陽虛者可配合脾俞穴、腎俞穴調理，能增強效果。

對症調養功效

脾俞穴調理脾臟，腎俞穴調理腎虛，關元穴培元固本，配合使用可增強脾俞穴、腎俞穴調理脾腎的功效。

超簡單按摩法

【取法】在脊柱區，第 11 胸椎棘突下，後正中線旁開 1.5 寸。

【按法】隔日艾灸 10 分鐘；或用拇指指腹用力按揉穴位 2～3 分鐘，每天 2 次。

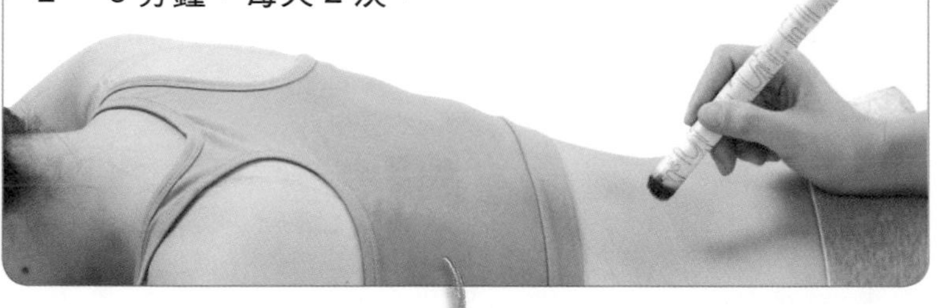

步驟一

艾灸**脾俞穴**
10 分鐘或按揉 2～3 分鐘

【取法】在脊柱區，第 2 腰椎棘突下，後正中線旁開 1.5 寸。

【按法】隔日艾灸 10 分鐘；或食指、中指併攏按揉 30 下，每天 3 次。

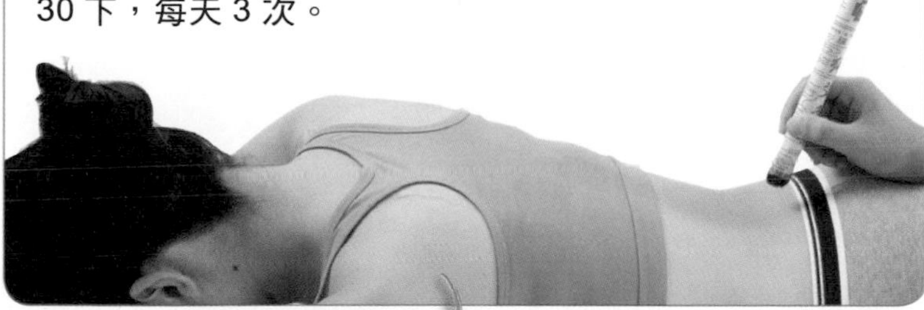

步驟二

艾灸**腎俞穴**
10 分鐘或按揉 30 下

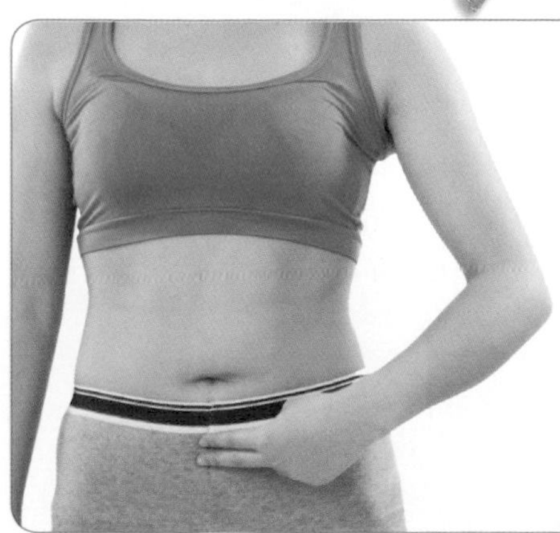

【取法】在下腹部，前正中線上，旁臍中直下 3 寸。

【按法】食指、中指併攏或用掌根按揉穴位 3～5 分鐘，以局部有酸脹感為宜；或隔日艾灸 10 分鐘。

步驟三

按揉**關元穴**
3～5 分鐘或艾灸 10 分鐘

肝鬱脾虛引起的胸脅脹滿

肝鬱脾虛又稱肝脾不和，是指肝失疏泄、脾失健運而表現以胸脅脹痛、腹脹、便溏等為主症的證候。肝主疏泄，肝氣鬱結則疏泄不利，脾氣亦因之運化失職，故出現食少納呆、脘腹脹悶、四肢倦怠、腸鳴矢氣及脅脹痛等。肝鬱脾虛引起的胸脅脹滿，脅肋脹痛時輕時重，惱怒、抑鬱時尤甚。治宜健脾疏肝。

完美配對

膻中穴＋大包穴＋太衝穴

寬胸理氣，行氣止痛

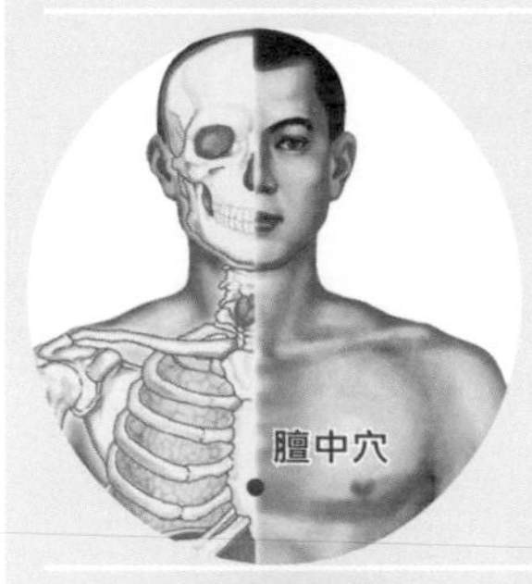

膻中穴為任脈穴，也是心包經募穴，還是足太陰、足少陰，手太陽、手少陽與任脈之會，為人體保健要穴，具有寬胸理氣、活血通絡、清肺止喘、舒暢心胸等功能，是治療胸脅脹滿的首選穴位。

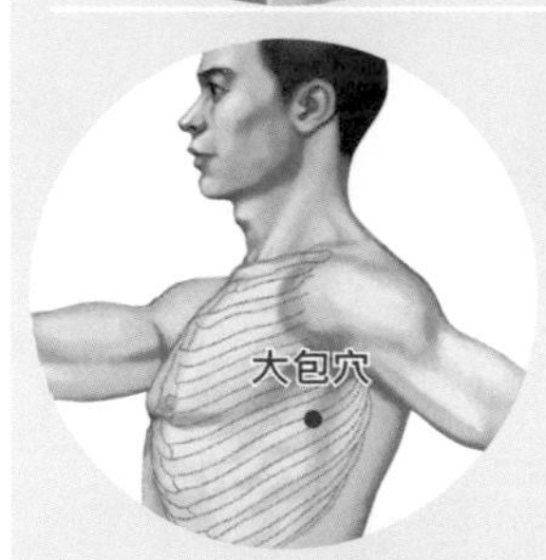

大包穴為足太陰脾經絡穴，具有宣肺理氣、寬胸益脾的作用，主治氣喘、胸脅病、全身疼痛、四肢無力。

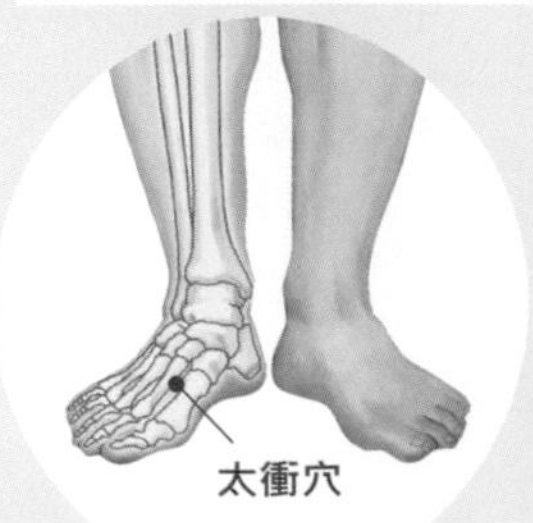

太衝穴為足厥陰肝經的原穴。按摩太衝穴可以瀉肝膽、降氣逆、行氣止痛。

對症調養功效

膻中穴寬胸理氣，大包穴寬胸益脾，太衝穴行氣止痛。諸穴共用可達到寬胸理氣、行氣止痛、舒暢心胸的功效。

超簡單按摩法

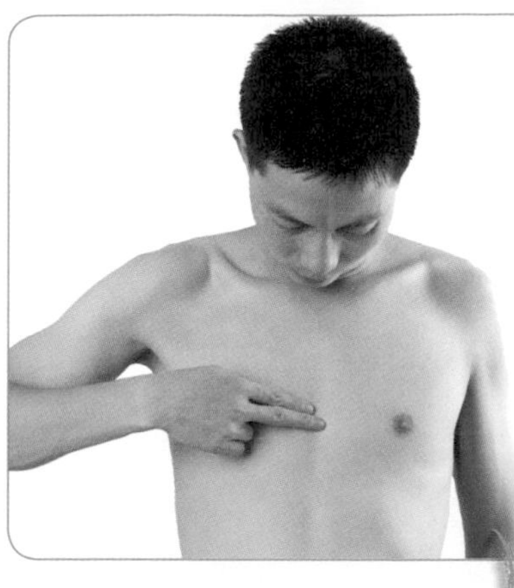

【取法】在胸部，橫平第 4 肋間隙，前正中線上，兩乳頭連線的中點。

【按法】用中指指端按揉 50 ～ 100 下，或直至症狀緩解。

步驟一

按揉膻中穴
50 ～ 100 下

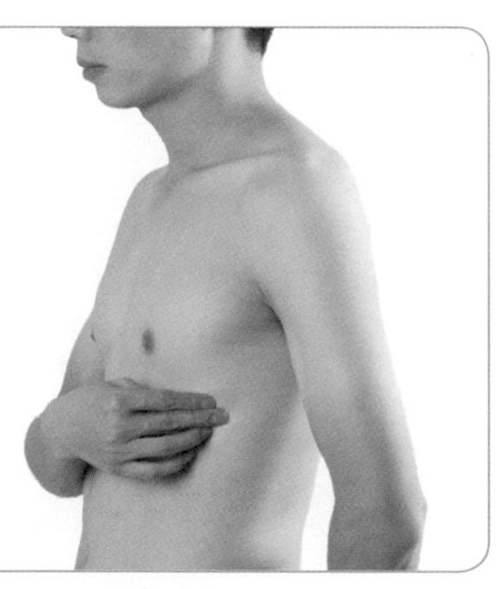

【取法】在側胸部，腋中線上，當第 6 肋間隙處。

【按法】食指、中指併攏，用指腹按揉，或手握空拳，用拇指指間關節處按揉穴位 3 ～ 5 分鐘，以局部有酸脹感或症狀緩解為準。

步驟二

按揉大包穴
3 ～ 5 分鐘

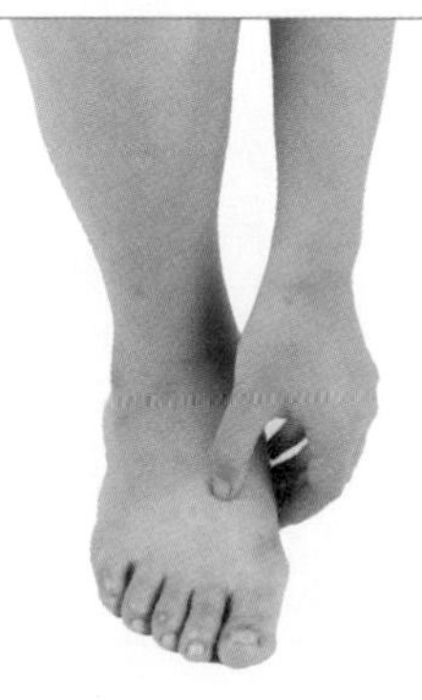

【取法】在足背，第 1、第 2 蹠骨間，蹠骨底結合部前方凹陷中，或觸及動脈搏動。從第 1、第 2 蹠骨間向後推移至底部的凹陷中取穴。

【按法】用拇指指端垂直按揉穴位 30 ～ 50 下，以有酸脹感為宜。

步驟三

按揉太衝穴
30 ～ 50 下

風熱犯表所致的咽喉腫痛

風熱指風和熱相結合的病邪，其致病機制在於風熱之邪犯表、肺氣失和。臨床表現為發熱重、惡寒較輕、咳嗽、口渴、舌邊尖紅、苔微黃、脈浮數，甚則口燥、目赤、咽痛、衄血等。

咽喉腫痛是風熱犯表的明顯表現，治以疏風清熱為主。

完美配對

合谷穴+少商穴+商陽穴

祛風除邪，止痛，祛毒利咽

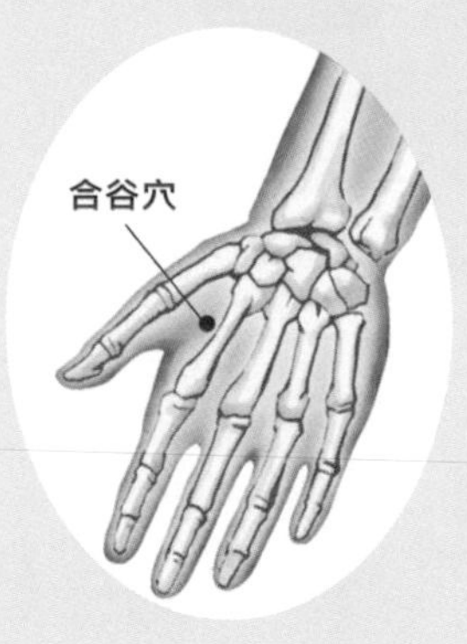

合谷穴是手陽明大腸經的原穴，為大腸經氣的聚居之地，肺與大腸相表裡，故合谷穴也可解肺主管之表，有祛風除邪的作用。合谷穴也是止痛的特效穴。

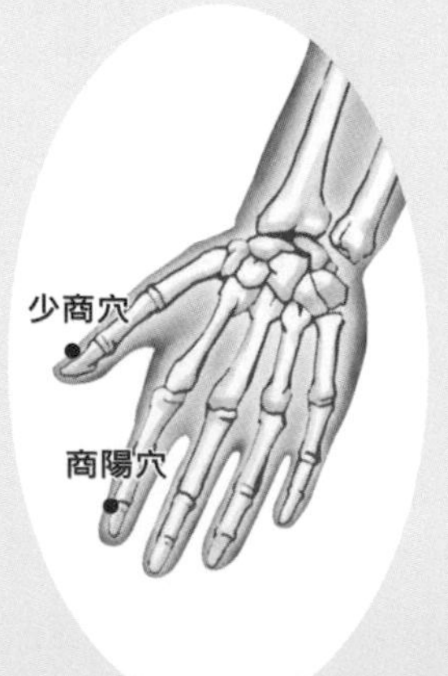

少商穴為手太陰肺經的末穴，肺經井穴，是治療風熱咽痛的特效穴。配商陽穴主治咽喉腫痛。

商陽穴為手陽明大腸經的井穴，具有通經化瘀、活血止痛、祛毒利咽的作用，主治耳聾、牙痛、咽喉腫痛、頷腫、青盲、手指麻木、熱病、昏迷等疾病。

對症調養功效

合谷穴祛風除邪、止痛，少商穴清熱利咽，商陽穴祛毒利咽。三穴相配，可祛除風熱邪毒，清利咽喉。

超簡單按摩法

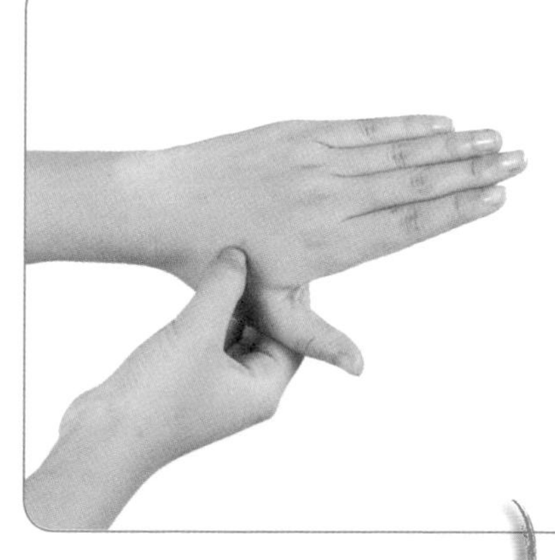

【取法】在手背，第 1、第 2 掌骨間，第 2 掌骨橈側中點處。拇指、食指合攏，在肌肉的最高處取穴。

【按法】用一手拇指用力掐按另一手的合谷穴，每次 15 ～ 30 下，每天 2 次。

步驟一

掐按合谷穴
15 ～ 30 下

【取法】在手指，拇指末節橈側，指甲根角側上方 0.1 寸（指寸）。

【按法】用拇指指尖掐按穴位，一掐一放，每次掐按 15 下，每天 2 次。

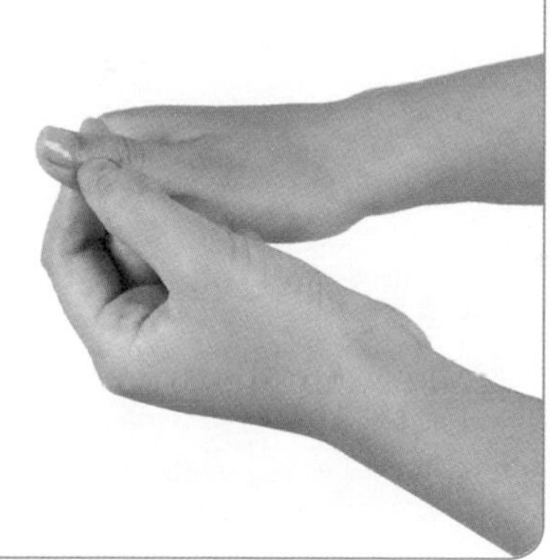

步驟二

掐按少商穴
15 下

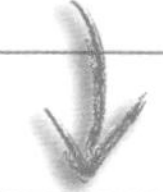

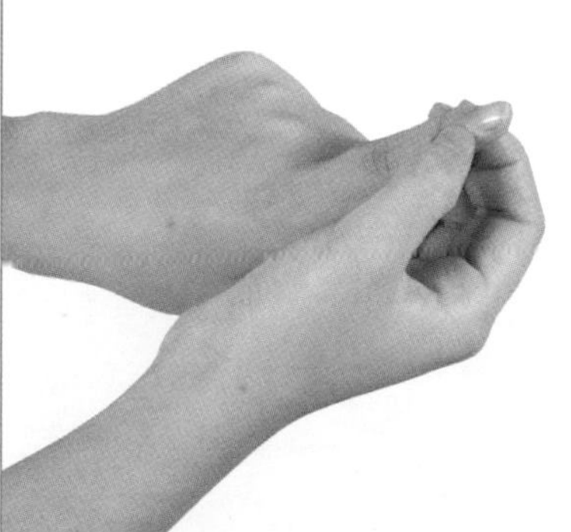

【取法】在手指，食指末節橈側，指甲根角側上方 0.1 寸（指寸）。

【按法】用拇指指尖掐按穴位，一掐一放，每次掐按 15 下，每天 2 次。

步驟三

掐按商陽穴
15 下

四肢、關節疾病

中風引起的上肢不遂

半身不遂也稱偏癱，是指同一側上肢及下肢肌肉癱瘓，有時伴有對側面部肌肉及舌肌的癱瘓，是急性腦血管（中風）的一個常見症狀。半身不遂大致可分為上肢不遂和下肢不遂，可根據情況選用相應穴位進行按摩治療。

完美配對

曲池穴+手三里穴+合谷穴

疏風通絡，升清降濁，宣通氣血

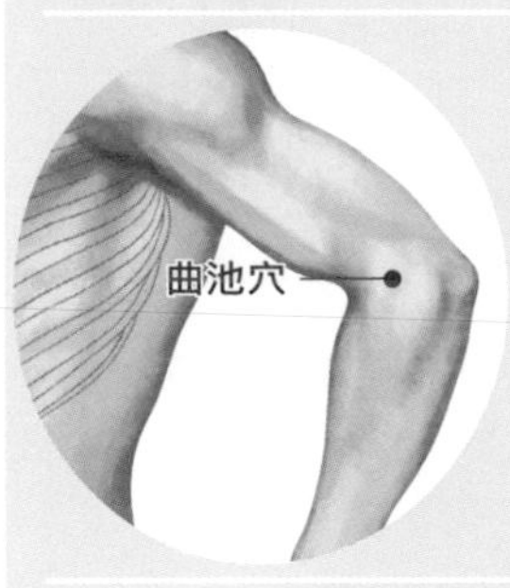

曲池穴為手陽明大腸經的合穴，可轉化脾土之熱，燥化大腸經濕熱，提供陽熱之氣，具有疏風清熱、通經活絡的作用。常用於治療肩肘關節疼痛、上肢癱瘓、高血壓、蕁麻疹、流行性感冒、扁桃腺炎、甲狀腺腫大、急性腸胃炎等。

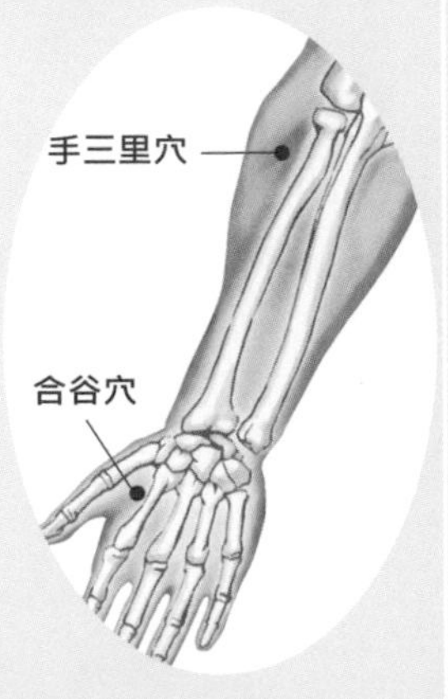

手三里穴具有通經活絡、清熱明目、調理腸胃的作用，多用於治療肩臂疼痛。古代文獻中的記載也多以手三里穴治「手臂不仁，肘攣不伸」、「肘臂酸痛，屈伸難」、「中風口僻，手足不遂」等。

合谷穴為手陽明大腸經原穴，有取清走衰、宣洩氣中之熱、升清降濁、疏風散表、宣通氣血之功，主治牙痛、手腕及臂部疼痛、顏面神經麻痺、感冒發熱等多種病症。

對症調養功效

曲池穴、手三里穴疏風清熱、通經活絡，合谷穴升清降濁、宣通氣血，三穴相配可通經活血，治療上肢不遂。

超簡單按摩法

步驟一

按揉曲池穴
3 ～ 5 分鐘

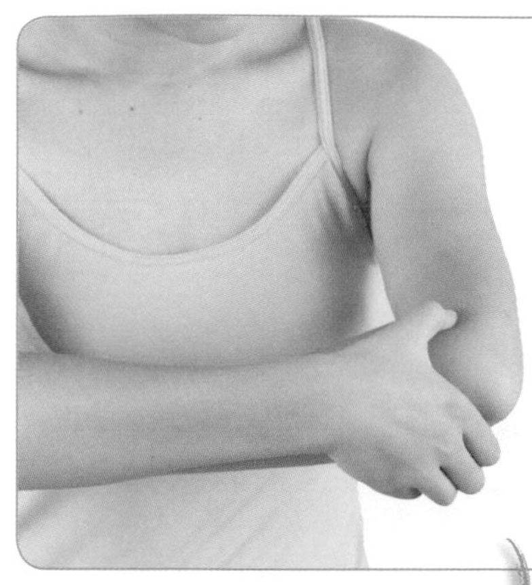

【取法】在肘橫紋外側端，屈肘，當尺澤穴與肱骨外上髁連線中點，即手肘關節彎曲凹陷處。

【按法】用拇指按揉穴位 3 ～ 5 分鐘，每天 2 次。

步驟二

按揉手三里穴
3 ～ 5 分鐘

【取法】在前臂背面橈側，當陽谿穴與曲池穴連線上，肘橫紋下 2 寸處。

【按法】用拇指按揉穴位 3 ～ 5 分鐘，每天 2 次。

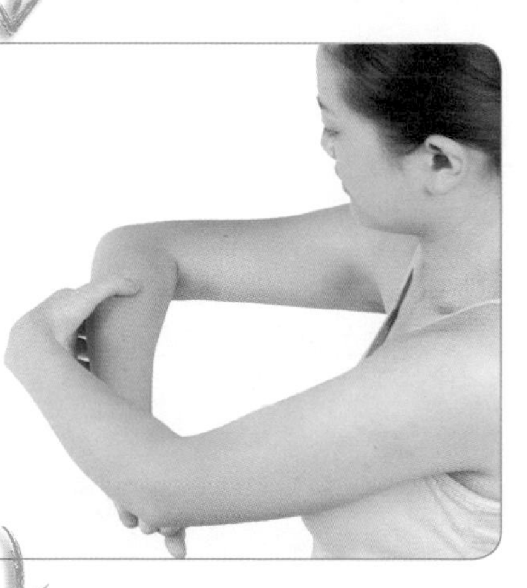

步驟三

掐按合谷穴
1 ～ 2 分鐘

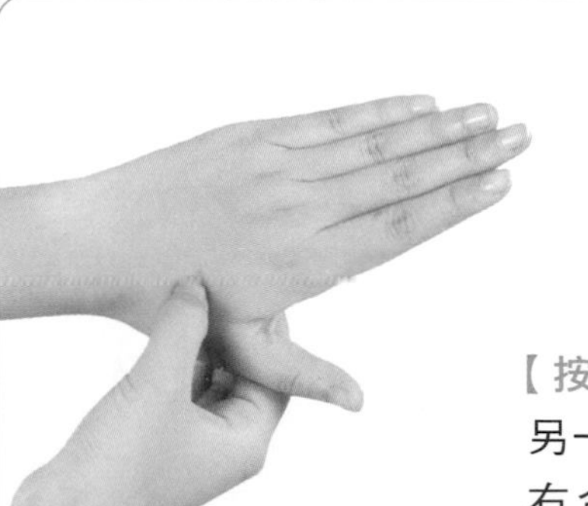

【取法】在手背，第 1、第 2 掌骨間，第 2 掌骨橈側中點處。拇指、食指合攏，在肌肉的最高處取穴。

【按法】用一手拇指用力掐按另一手的合谷穴，左側不遂按右合谷穴，反之亦然，每次 1 ～ 2 分鐘，每天 2 次。

中風引起的下肢不遂

病因同中風引起的上肢不遂。以驅風散寒、通絡止痺為治療原則。

完美配對

環跳穴＋風市穴＋陽陵泉穴＋伏兔穴

祛風散寒，通絡止痺，舒筋

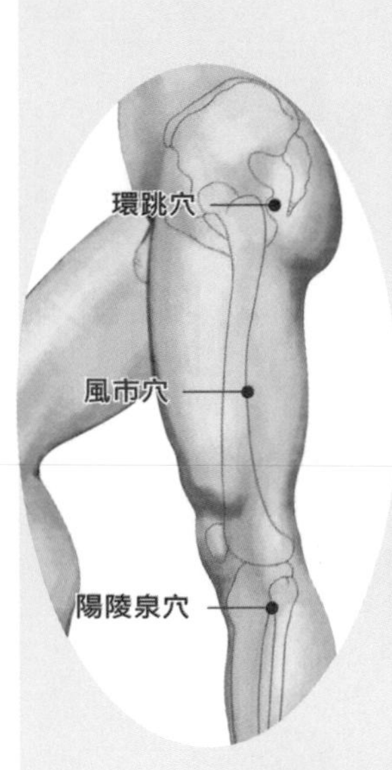

環跳穴為足少陽膽經、足太陽膀胱經之會，具有祛風除濕散寒的作用，主治腰胯疼痛、半身不遂、下肢痿痺、遍身風疹、挫閃腰痛、膝踝腫痛不能轉側。

風市穴為足少陽膽經的腧穴，意指該穴易為風邪集結之處，為治療風邪的要穴，故名。具有祛風濕、通經絡、止痺痛的作用，主治半身不遂、下肢痿痺、遍身瘙癢、腳氣。

陽陵泉穴為足少陽膽經合穴，膽屬陽經，膝外側屬陽，腓骨頭部似陵，陵前下方陽陵泉凹陷處經氣像流水入合深似泉，故名「陽陵泉」，又名筋會，為筋之會穴，即筋氣聚會之處，具有舒筋和壯筋的作用，是治療筋病的要穴，特別是下肢筋病。

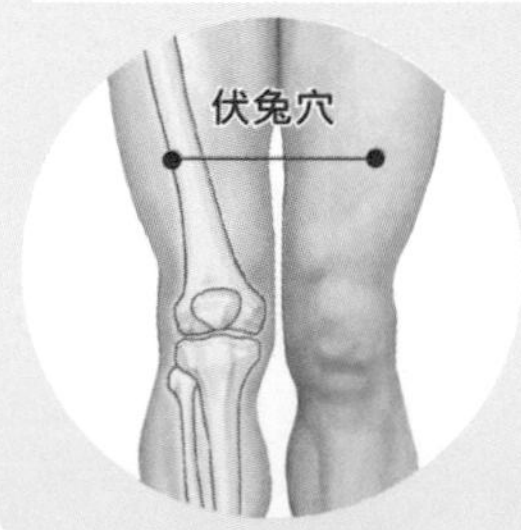

伏兔穴是足陽明胃經經穴，胃經多氣多血，刺激這個穴位能加強氣血運行，濡養下肢神經經絡，緩解下肢不遂症狀。

對症調養功效

環跳穴、風市穴、陽陵泉穴均為足少陽膽經在下肢的重要穴位，有通經止痺的作用，伏兔穴能加強下肢氣血運行，幫助肢體恢復功能。

超簡單按摩法

步驟一 按揉環跳穴 2～3 分鐘

【取法】在股外側部，側臥屈股，當股骨大轉子最凸點與骶管裂孔連線的外 1／3 與中 1／3 交點處。

【按法】用拇指或肘按揉 2～3 分鐘，以感到強烈的酸麻脹為準，每天 2 次。

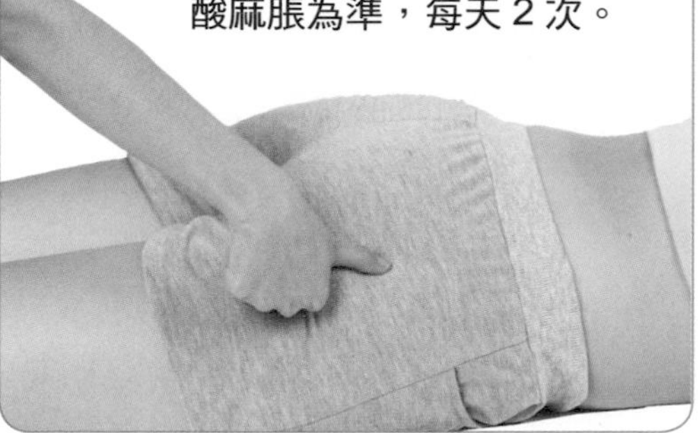

步驟二 按揉風市穴 2 分鐘

【取法】位於大腿外側部的中線上，膕橫紋上 7 寸。直立垂手時，中指尖處即是。

【按法】用食指、中指以順時針方向按揉 2 分鐘，兩腿交替進行，以大腿感到酸脹為佳。

步驟三 按揉陽陵泉穴 2～3 分鐘

【取法】位於小腿外側，當腓骨頭前下方凹陷處。

【按法】用拇指指腹按揉穴位 2～3 分鐘，每天 2 次。

步驟四 點按伏兔穴 36 下

【取法】在大腿前面，當髂前上棘與髕底外側端的連線上，髕底上 6 寸。

【按法】用拇指指端垂直點按，1 次點按 36 下。也可艾灸，每天 1 次，每次 10～15 分鐘。

風寒、風濕導致的肘關節疼痛

風濕寒性關節痛，屬於中醫寒痺、痛痺範疇，多由風寒濕邪侵襲，聚集關節，經絡氣血運行不暢而致。肘關節經常暴露在外，最易為風邪所侵，而表現出肌肉、筋骨、關節等部位酸痛或麻木、重著、屈伸不利等症狀。治當溫陽散寒、通經活絡、活血止痛。

完美配對

肘髎穴＋曲池穴＋手五里穴

溫陽散寒，通經活絡，活血止痛

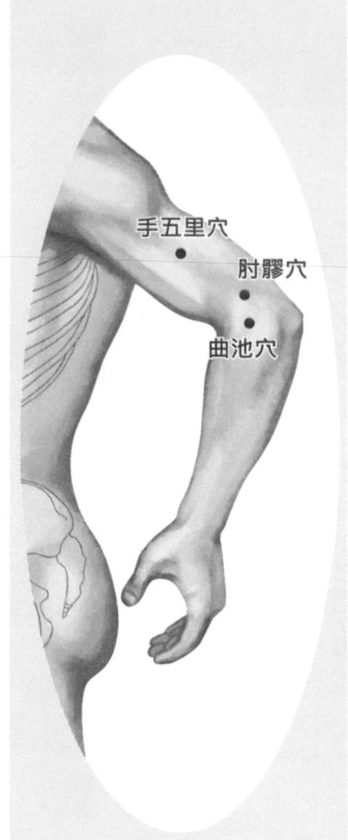

肘髎穴為手陽明大腸經腧穴，陽明經多氣多血，其又位於肘部，故可主治肘臂部疼痛、麻木、攣急等經脈氣血不暢所致疾病。與曲池穴、手五里穴配伍是治療肘臂疾病的最佳組合。

曲池穴為手陽明大腸經的合穴，大腸經的濕濁之氣聚集於此，故按摩此穴具有溫陽散寒、活血止痛的功效。現代常用於治療肩肘關節疼痛、上肢癱瘓、高血壓、蕁麻疹、流行性感冒、扁桃腺炎、甲狀腺腫大、急性腸胃炎等。上肢痿痺、關節疾病多取此穴。

手五里穴屬於手陽明大腸經，具有理氣散結、通經活絡、止咳化痰的作用。多用於治療肘臂攣痛、瘰癧等，是治療肘關節疾病的重要穴位。

對症調養功效

肘髎穴通經活絡，曲池穴溫陽散寒、活血止痛，手五里穴理氣散結。三穴均位於肘關節周圍，合奏祛風活絡止痛之功。

超簡單按摩法

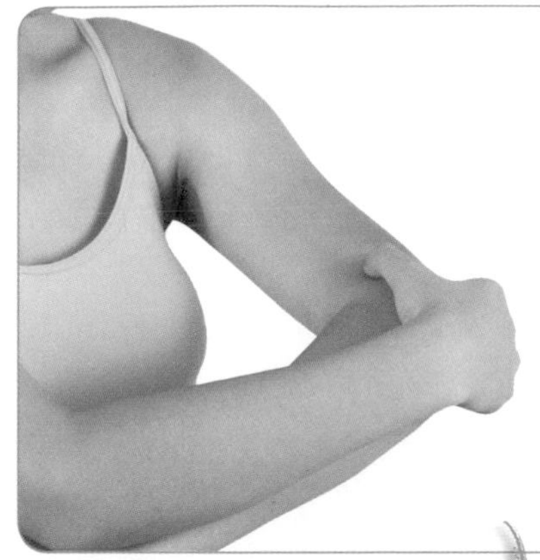

【取法】在臂外側，屈肘，曲池穴上方 1 寸，當肱骨邊緣處。

【按法】用拇指指腹按揉穴位，有明顯的酸脹感，每次 2 ～ 3 分鐘，每天 2 次。

步驟一

按揉肘髎穴
2 ～ 3 分鐘

【取法】在肘橫紋外側端，屈肘，當尺澤穴與肱骨外上髁連線的中點處。

【按法】用拇指指端按揉穴位，每次 2 ～ 3 分鐘，以感到酸脹能忍為準，每天 2 次。

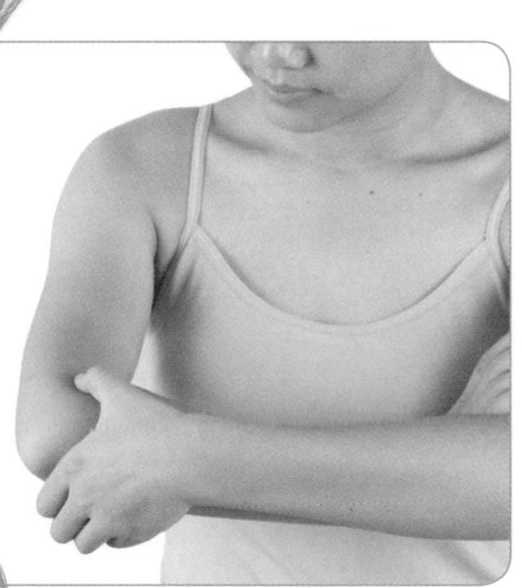

步驟二

按揉曲池穴
2 ～ 3 分鐘

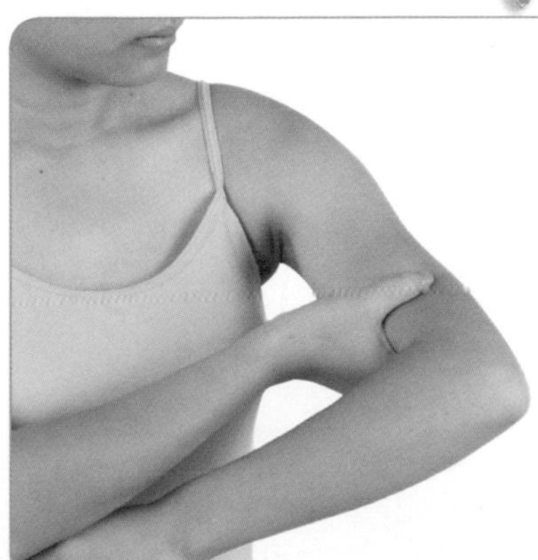

【取法】在臂外側，當曲池穴與肩髃穴連線上，曲池穴上 3 寸處。

【按法】用拇指指腹按揉穴位，有明顯的酸脹感，每次 2 ～ 3 分鐘，每天 2 次。

步驟三

按揉手五里穴
2 ～ 3 分鐘

長時間使用滑鼠引起的手腕痛

長時間使用滑鼠，腕關節處於緊張狀態，會造成局部氣血不暢而致疼痛。預防和緩解手腕痛簡單有效的方法，就是在工作過程中經常按揉手腕附近的穴位，並適當讓手腕得到休息。

完美配對

陽池穴＋陽谷穴＋陽谿穴

溫陽通絡，活血止痛

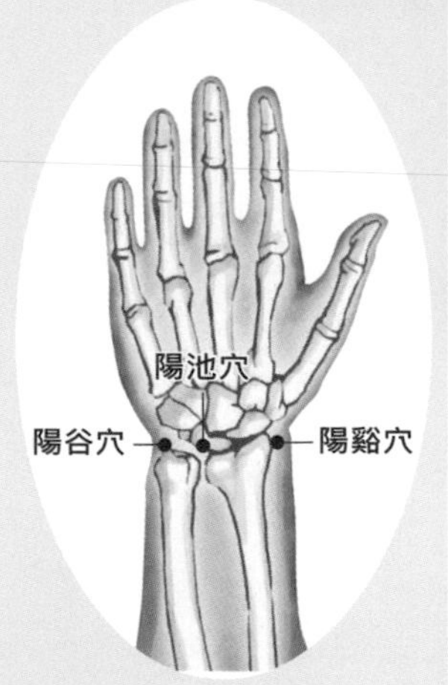

陽池穴為手少陽三焦經原穴，陽池這個名字就意味著囤聚太陽的熱量，故有很強的生熱作用。陽池穴位置正好在腕關節處，經常按揉可治療「滑鼠手」、肩肘腕症候群以及手腕手臂冰涼等。

陽谷穴是補充陽氣的穴位，對很多痛症有很好的治療作用，因為痛症多是由於經絡不通、氣血凝滯造成的，陽谷穴又能補充身體陽氣，且位於手腕尺側，故對手腕氣血不暢所致疼痛有天然的治療作用。

陽谿穴屬手陽明大腸經經穴，五行屬火，大腸經多氣多血。陽溪，意指陽氣像溪水般周流不止，所以此穴最善通經活絡，經常按摩，對長期使用滑鼠，局部氣血不暢所致的手腕痛有較好的緩解作用。

對症調養功效

陽池穴、陽谷穴補充陽氣，陽谿穴通經活絡。三穴相配能溫陽通絡、活血止痛，防治久用滑鼠致氣血不通引起的手腕痛。

超簡單按摩法

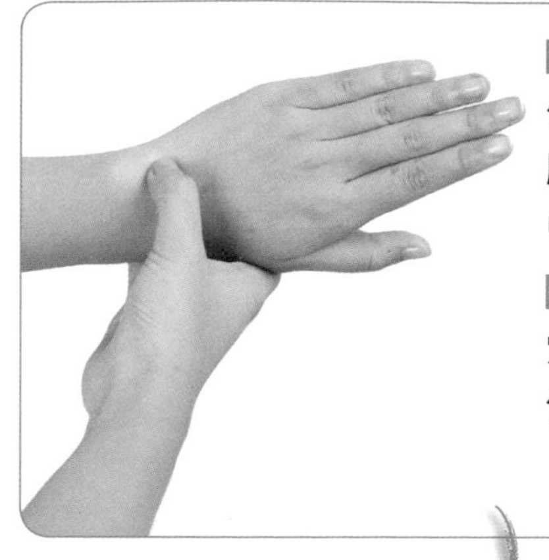

【取法】在腕後區，腕背側遠端橫紋上，指總伸肌腱的尺側緣凹陷中。前對中指、環指指縫。

【按法】用拇指指腹按壓穴位，兩側交替，每次每側 2～3 分鐘，每天數次。

步驟一

按壓陽池穴
2～3 分鐘

【取法】在手腕尺側，當尺骨莖突與三角骨之間的凹陷處。

【按法】用拇指指腹按揉穴位 2～3 分鐘，每天數次。

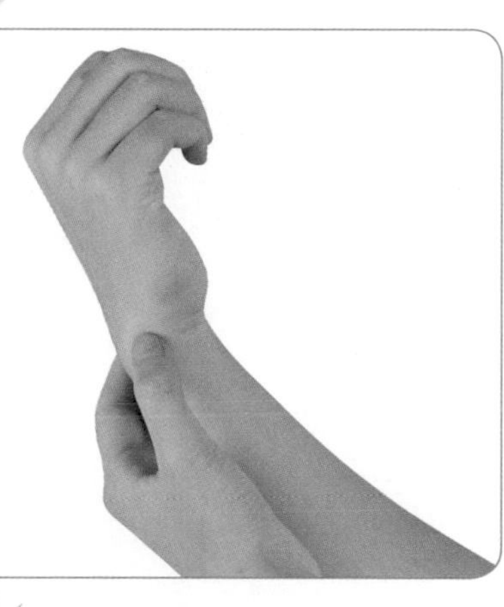

步驟二

按揉陽谷穴
2～3 分鐘

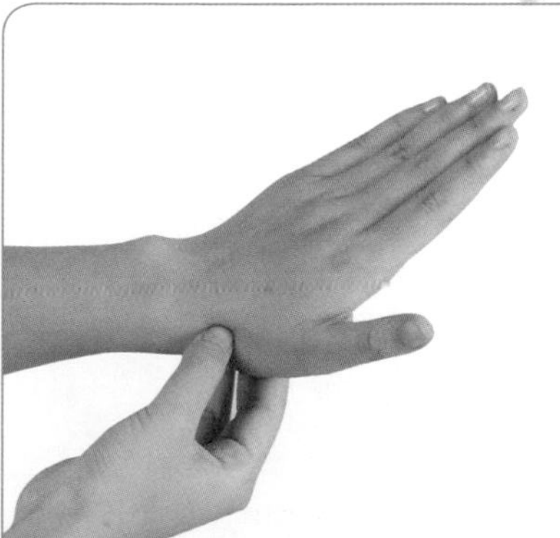

【取法】在腕背橫紋橈側，手拇指向上蹺時，當拇短伸肌腱與拇長伸肌腱之間的凹陷中。

【按法】用拇指指腹按揉穴位 2～3 分鐘，每天數次。

步驟三

按揉陽谿穴
2～3 分鐘

長時間行走或扭挫導致的踝關節疼痛

踝關節周圍肌肉較薄弱，又位於人體下端，氣血供應不足，長時間行走很容易導致疼痛。踝關節也是最常發生扭傷的部位。點按踝關節周圍的三個穴位就能有效緩解疼痛。

完美配對

跗陽穴＋太谿穴＋丘墟穴

舒筋活血，消腫止痛

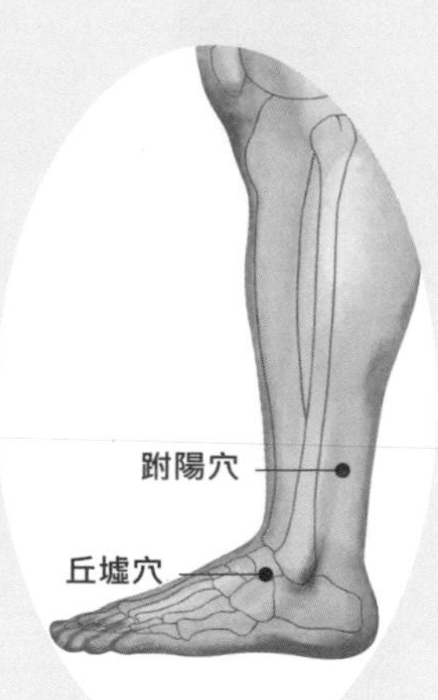

跗陽穴位於外踝上 3 寸，筋骨之間，足少陽膽經、足陽明胃經二經的陽氣在此帶動足太陽經的氣血上行。按摩此穴能激發經氣運行，以達到宣通氣血、調整陰陽、扶正祛邪的作用，主治頭痛、腰骶痛、下肢痿痺、外踝腫痛。

丘墟穴為足少陽膽經的原穴，可治療踝關節扭傷後前外側疼痛、踝關節扭傷難以消腫、習慣性踝關節扭傷等。

太谿穴

太谿穴為足少陰腎經原穴，有滋陰清熱的作用，又位於內踝部，對踝關節扭傷、內踝腫痛有緩解作用。

對症調養功效

跗陽穴、太谿穴、丘墟穴均位於踝關節周圍，點按三穴可促進關節周圍氣血通暢，緩解扭傷疼痛。

超簡單按摩法

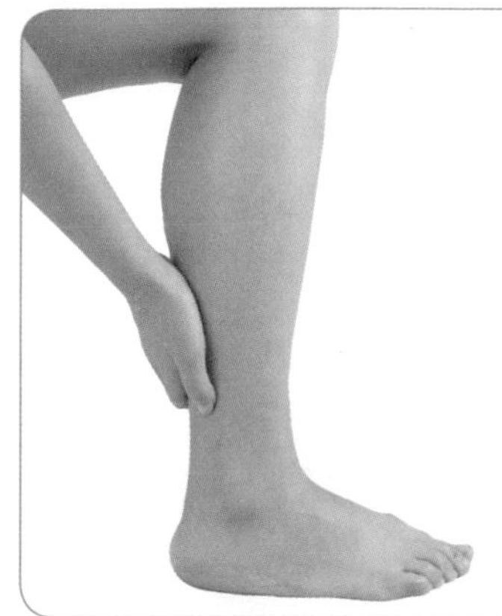

【取法】在小腿後面，外踝後，崑崙穴直上 3 寸。

【按法】用拇指指腹按揉穴位 2～3 分鐘，以局部有酸脹感為佳。

步驟一

按揉跗陽穴
2～3 分鐘

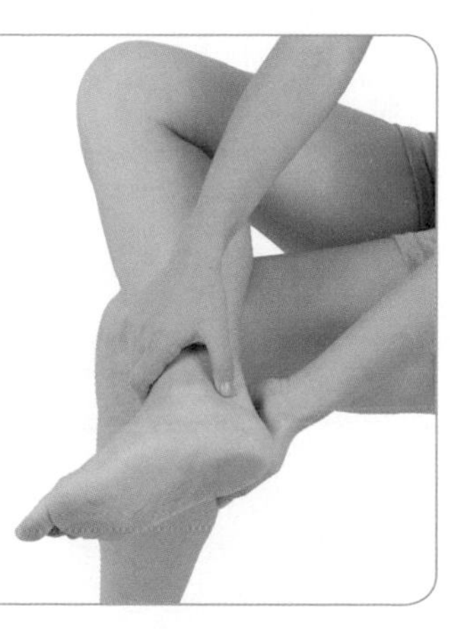

【取法】在足內側，內踝後方，當內踝尖與跟腱之間的凹陷處

【按法】用手握住踝部，用拇指點壓太谿穴 1 分鐘，然後順時針方向揉 1 分鐘，再逆時針方向揉 1 分鐘，以局部有酸脹感為佳。

步驟二

點揉太谿穴
3 分鐘

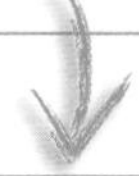

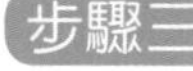

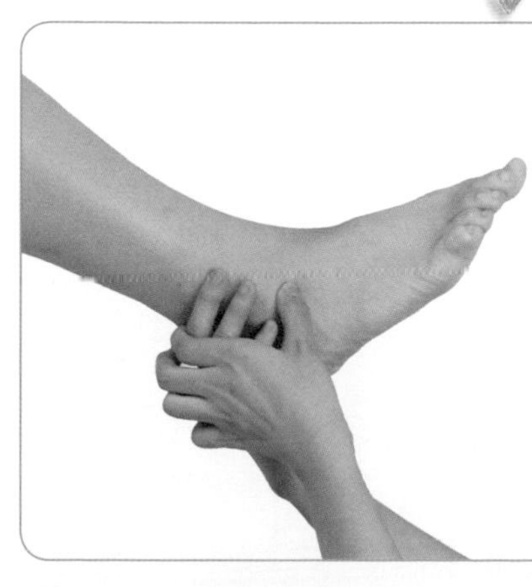

【取法】在踝區，外踝的前下方，趾長伸肌腱的外側凹陷中。

【按法】按摩者用手握住被按摩者踝部，用拇指點壓丘墟穴約 1 分鐘，然後順時針方向揉 1 分鐘，逆時針方向揉 1 分鐘，以局部有酸脹感為佳。

步驟三

點揉丘墟穴
3 分鐘

風寒、風濕導致的膝關節冷痛

風寒、風濕最容易聚集於膝關節處，造成關節冷痛。對於風寒、風濕所致的關節疾病，除了要做好保暖外，按摩是有效的緩解和治療手段。

完美配對

犢鼻穴＋陽陵泉穴＋足三里穴

散風通經，利節舒筋，祛寒活絡

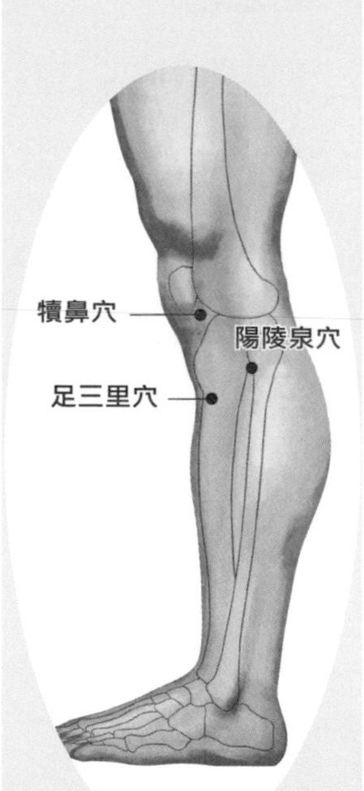

犢鼻穴屬足陽明胃經穴位，又名外膝眼穴。該穴具有通經活絡、疏風散寒、理氣消腫、滑利關節和止痛的作用，主治膝痛、下肢麻痺、屈伸不利、腳氣。對膝關節疼痛、屈伸不利有奇效。現多用於下肢癱瘓、膝關節及其周圍軟組織疾患等。

陽陵泉穴是足少陽膽經所入為合的合穴，為筋之會穴，筋氣會聚之處，具有活血通絡、疏調經脈的作用，按摩陽陵泉穴可祛除局部寒邪，疏通經絡，治療膝關節炎及周圍軟組織疾病、腰痛、膝關節疼痛、足麻痺、下肢癱瘓等。

足三里穴是一個能防治多種疾病、強身健體的重要穴位，可調節身體免疫力、增強身體抗病能力、調理脾胃、補中益氣、通經活絡、疏風化濕、扶正祛邪。足三里穴位於膝關節附近，對膝關節疾病也有很好的治療作用。

對症調養功效

犢鼻穴、陽陵泉穴疏風散寒、活血通絡，足三里穴扶正祛邪、化濕。三穴均處膝關節周圍，配合使用可祛除關節寒濕，強健關節。

超簡單按摩法

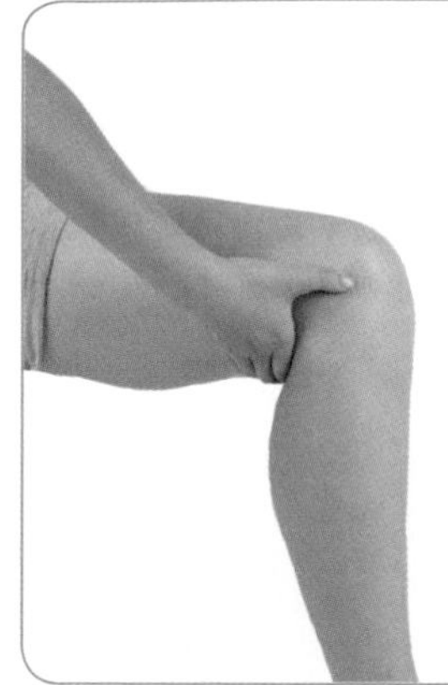

【取法】在膝部，髕骨與髕韌帶外側凹陷中。

【按法】用中指或拇指指腹按揉穴位 2 ～ 3 分鐘，每天 2 次。

步驟一

按揉犢鼻穴
2 ～ 3 分鐘

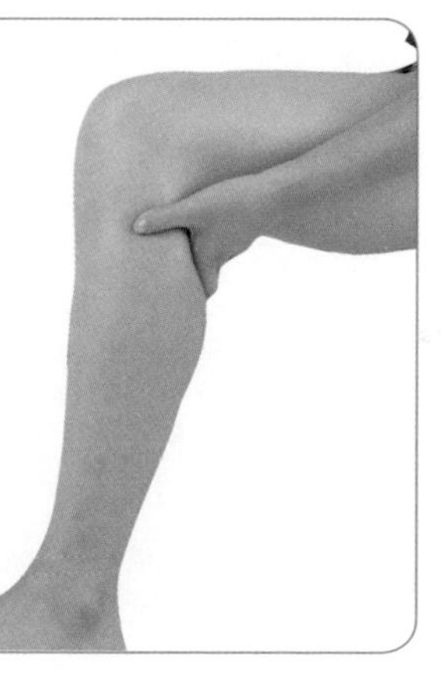

【取法】在小腿外側，腓骨頭前下方凹陷中。

【按法】用拇指指腹按揉穴位 2 ～ 3 分鐘，每天 2 次。

步驟二

按揉陽陵泉穴
2 ～ 3 分鐘

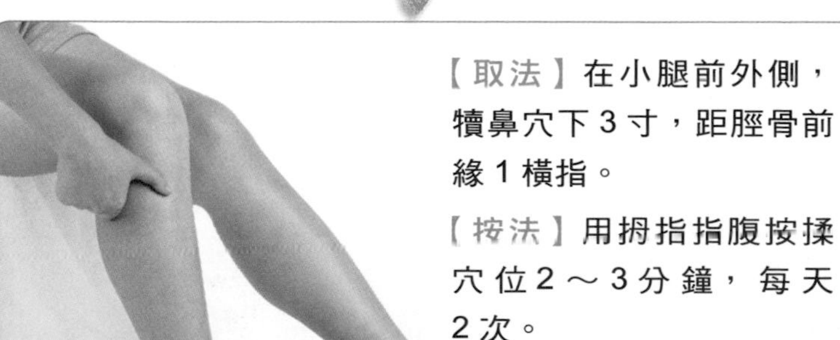

【取法】在小腿前外側，犢鼻穴下 3 寸，距脛骨前緣 1 橫指。

【按法】用拇指指腹按揉穴位 2 ～ 3 分鐘，每天 2 次。

步驟三

按揉足三里穴
2 ～ 3 分鐘

氣滯血瘀引起的下肢水腫

氣機運行不暢，會致血液運行障礙，也會導致水液代謝緩慢甚至障礙，首先反映出來的就是水腫，下肢水腫尤為常見，特別是長時間站立者更為明顯。

完美配對

陰陵泉穴＋復溜穴＋豐隆穴

健脾利濕，鼓動下焦氣機，通利水道

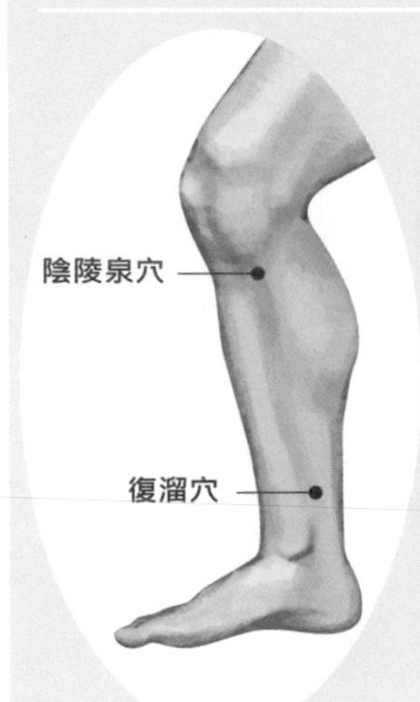

陰陵泉穴為足太陰脾經合穴，脾經氣血在此會合，脾經地部流行的經水及脾土物質混合物在本穴聚合堆積，所以按摩此穴具有排滲脾濕、利通小便的作用。

復溜穴為足少陰腎經經穴。「復溜」的「復」是「再」的意思，「溜」是「悄悄散失」的意思。按摩復溜穴可加速下方寒濕水氣的散發，對下焦濕冷、經痛、下肢水腫有防治作用。

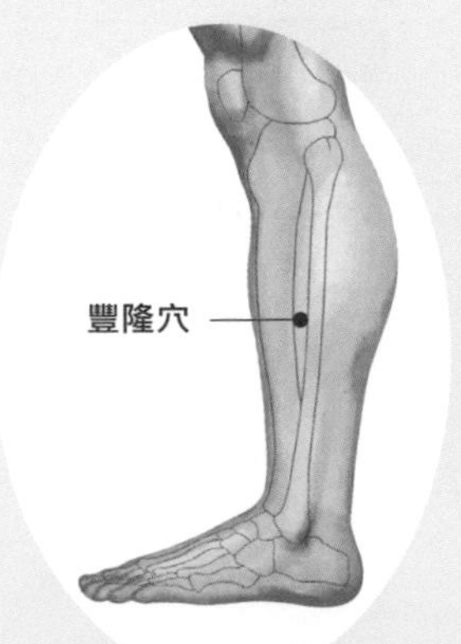

豐隆穴為足陽明胃經絡穴，屬胃經，又聯絡脾經。脾主運化，脾虛則水濕不化，代謝不暢，形成水腫。豐隆穴調胃和脾，可除濕祛痰，且位於小腿部，按摩豐隆穴對緩解下肢水腫更為有效。

對症調養功效

陰陵泉穴排滲水濕、通小便，復溜穴消除下肢多餘水分，豐隆穴促進水液代謝。三穴相配可鼓動下焦氣機，健脾利濕，通利水道，消除水腫。

超簡單按摩法

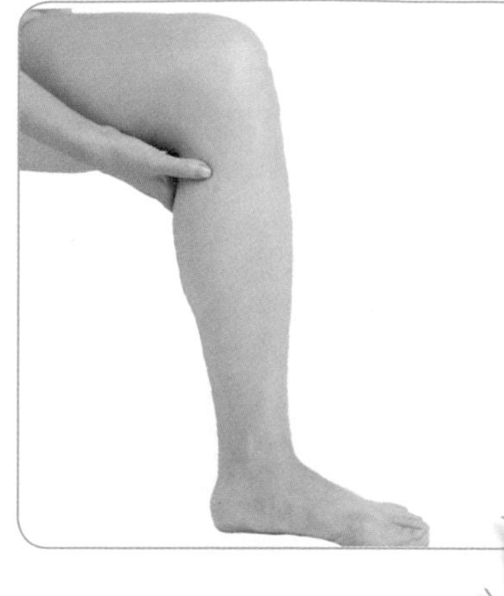

【取法】在小腿內側，當脛骨內側髁後下方凹陷處。

【按法】用拇指指腹按揉穴位 3 ～ 5 分鐘，每天 3 ～ 5 次。

步驟一

按揉陰陵泉穴
3 ～ 5 分鐘

【取法】在小腿內側，太谿穴直上 2 寸，跟腱的前方。

【按法】用拇指指腹按揉 2 ～ 3 分鐘，以產生酸脹感為宜。每天 3 ～ 5 次。

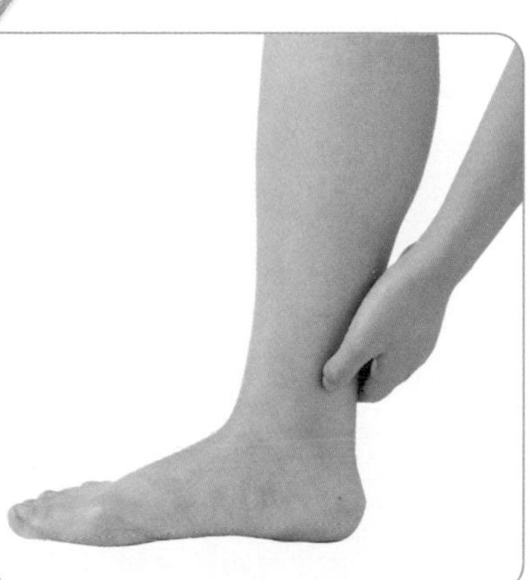

步驟二

按揉復溜穴
2 ～ 3 分鐘

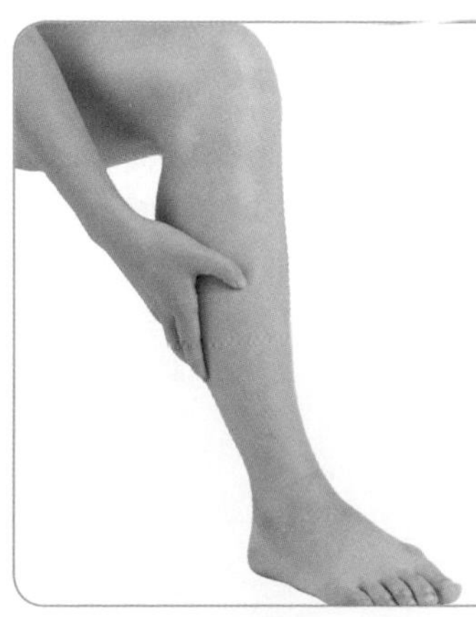

【取法】在小腿前外側，外踝尖上 8 寸，脛骨前肌的外緣。犢鼻穴與解谿穴連線的中點，條口穴外側 1 橫指處。

【按法】用拇指指腹按揉 2 ～ 3 分鐘，力度稍大，以產生酸脹感為宜，每天 3 ～ 5 次。

步驟三

按揉豐隆穴
2 ～ 3 分鐘

肝腎陰虛引起的足跟痛

中醫學認為，足跟痛多因肝腎陰虛、痰濕、血熱等所致，其中肝腎陰虛所致者最為常見。肝主筋、腎主骨，肝腎虧虛，筋骨失養，復感風寒濕邪或慢性勞損，便會導致經絡瘀滯，氣血運行受阻，使筋骨肌肉失養而發病。

完美配對

大鍾穴＋太谿穴＋僕參穴

滋腎陰，補腎氣，溫腎陽

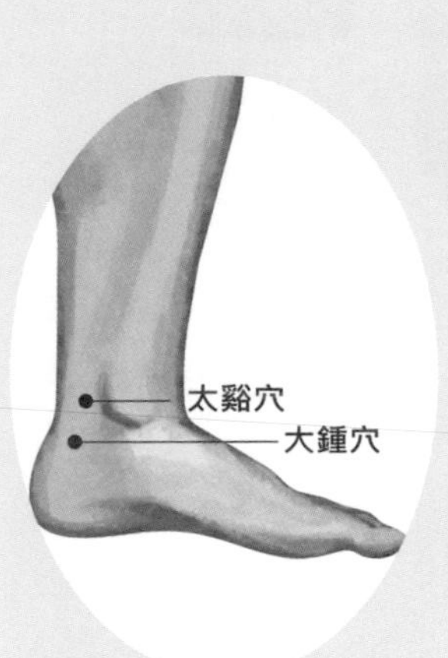

大鍾穴為腎經絡穴，具有益腎平喘、調理二便、強腰壯骨的作用。足跟痛多因腎氣不足所致，刺激大鍾穴能激發和暢通腎氣，本穴還主治咯血、氣喘、腰脊強痛、嗜臥、二便不利、月經失調等症。

太谿穴為腎經原穴，是臟腑原氣經過和留止的穴位，腎經水液在此形成較大的溪水，故名。刺激太谿穴有滋腎陰、補腎氣、溫腎陽之功效。

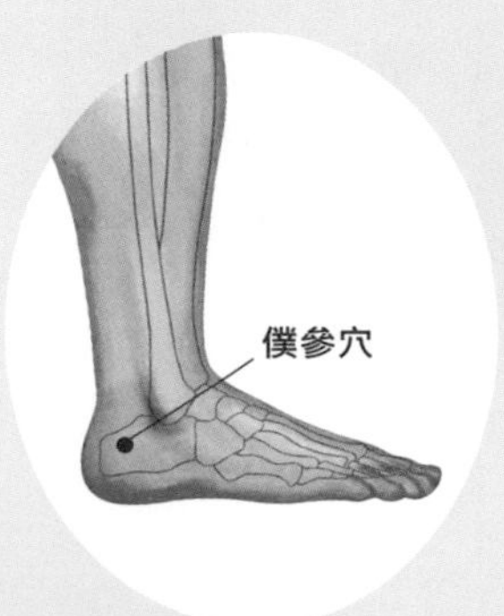

僕參穴為足太陽膀胱經經穴，具有散熱化氣、強壯腰膝、舒筋活絡的作用，主治下肢痿痺、足跟痛、癲癇。

對症調養功效

大鍾穴、太谿穴為腎經穴位，能滋腎陰、補腎氣、溫腎陽，僕參穴強壯腰膝、舒筋活絡。三穴相配能調理肝腎陰虛所致的下肢酸軟、足跟痛等疾病。

超簡單按摩法

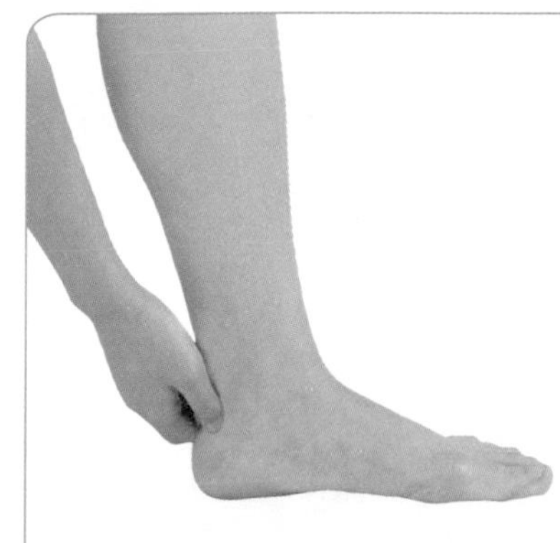

【取法】在足內側，內踝後下方，當跟腱附著部的內側前方凹陷處。

【按法】用拇指指端點按穴位 5～10 分鐘。也可溫灸 10 分鐘。

步驟一

點按大鍾穴
5～10 分鐘

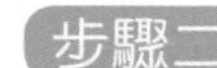

【取法】在踝區，內踝後方，內踝尖與跟腱之間的凹陷中。

【按法】用拇指指端點按穴位 5～10 分鐘。也可溫灸 10 分鐘。

步驟二

點按太谿穴
5～10 分鐘

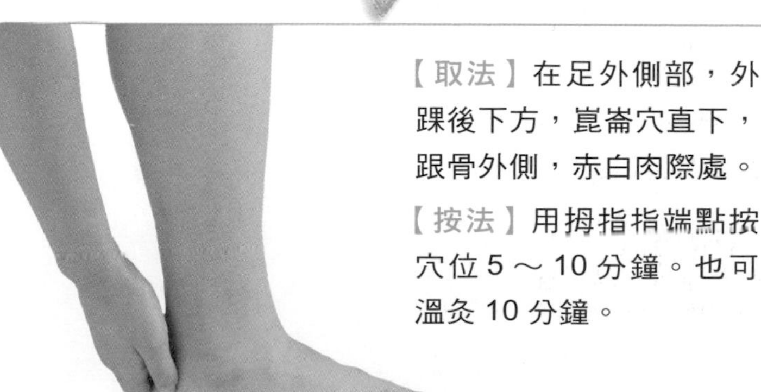

【取法】在足外側部，外踝後下方，崑崙穴直下，跟骨外側，赤白肉際處。

【按法】用拇指指端點按穴位 5～10 分鐘。也可溫灸 10 分鐘。

步驟三

點按僕參穴
5～10 分鐘

久站或行走引起的下肢酸脹

久站可致靜脈血回流困難，血液循環不通暢，就會出現下肢酸脹，一般會伴有輕微水腫。這種酸脹多與疾病無關，適當休息，並做些按摩即可緩解。

完美配對

足三里穴+豐隆穴+飛揚穴

通經活絡，祛濕消腫

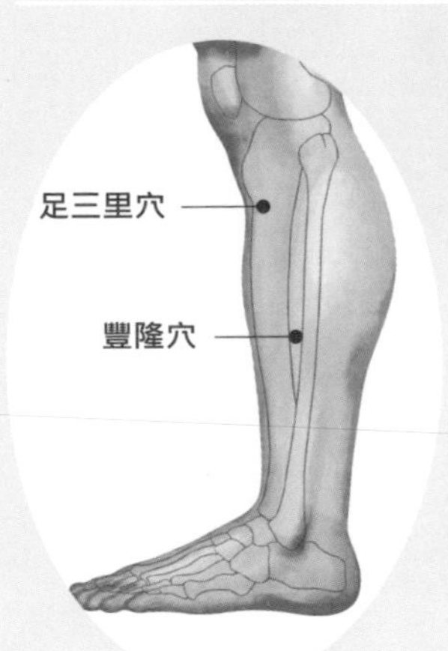

足三里穴是足陽明胃經的主要穴位之一，是一個強壯身心的大穴，按摩足三里穴有調節身體免疫力、增強身體抗病能力、調理脾胃、補中益氣、通經活絡、疏風化濕、扶正祛邪的作用。久站之後按摩此穴，能有效疏通氣血，消除酸脹。

豐隆穴為足陽明胃經絡穴，屬胃經，又聯絡脾經。刺激本穴可祛除體內水濕，消除久站導致的下肢酸脹。

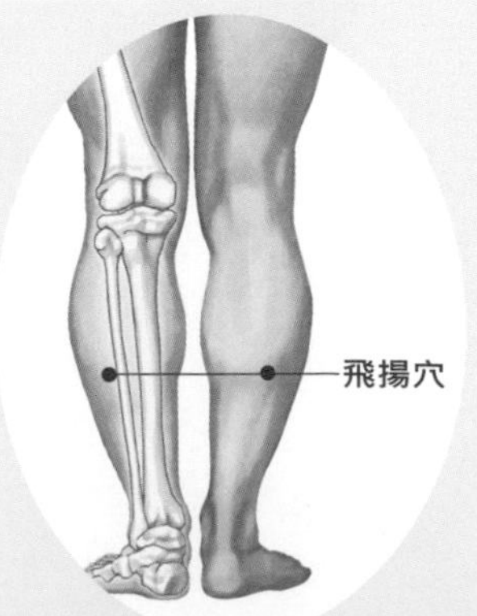

飛揚穴為膀胱經絡穴，刺激本穴可促進膀胱經水濕之氣吸熱上行，並向外擴散於與膀胱經相表裡的足少陰腎經，故有很好的消腫作用。還可治療頭痛、目眩、腰腿疼痛、痔疾，並能防治感冒。

對症調養功效

足三里穴補中益氣、通經活絡，豐隆穴可祛除體內水濕，飛揚穴能幫助消腫。三穴相配能有效疏通下肢氣血，消除水腫，緩解酸脹。

超簡單按摩法

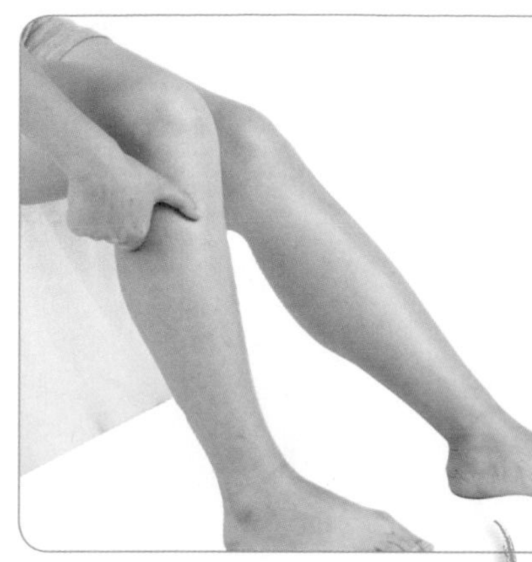

【取法】在小腿外側，犢鼻穴下 3 寸，距脛骨前緣 1 橫指。

【按法】用拇指指腹用力按揉穴位 10 ～ 15 分鐘，感到雙腿酸脹時做。平時按摩可預防下肢氣血不暢。

步驟一

按揉足三里穴
10 ～ 15 分鐘

【取法】在小腿外側，外踝尖上 8 寸，脛骨前肌的外緣。犢鼻穴與解谿穴連線的中點，條口穴外側 1 橫指處。

【按法】拇指指面著力於穴位之上，垂直用力，向下按壓揉動 10 ～ 15 分鐘，感到雙腿酸脹時做。

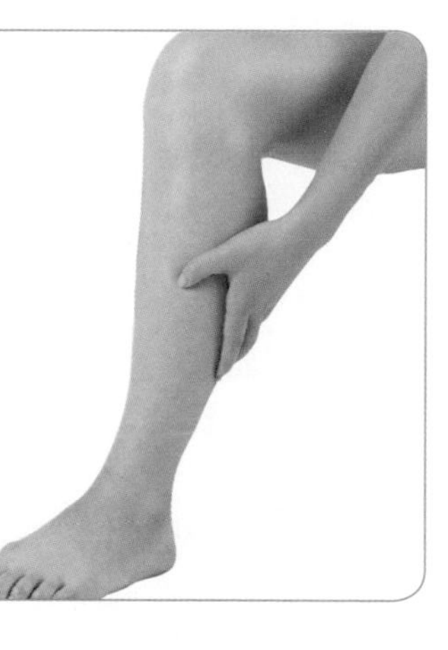

步驟二

按揉豐隆穴
10 ～ 15 分鐘

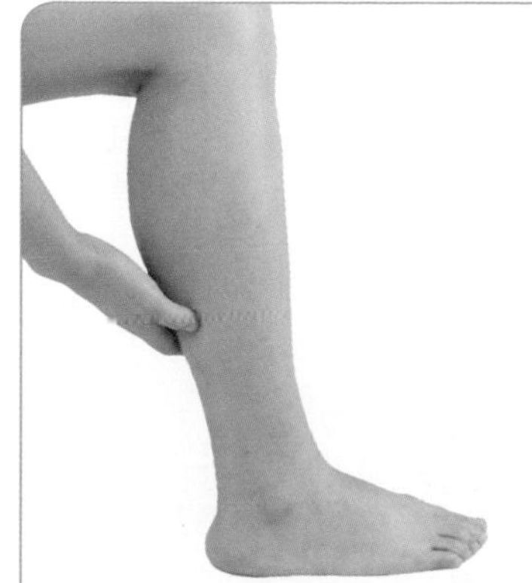

【取法】在小腿後區，外踝後，崑崙穴直上 7 寸，承山穴外下方 1 寸處。

【按法】用拇指指腹按揉穴位 10 ～ 15 分鐘，感到雙腿酸脹時做。

步驟三

按揉飛揚穴
10 ～ 15 分鐘

腎虛引起的膝部酸軟

腎虛是指腎的精氣虧損。中醫認為腎精可以滋養五臟，精氣虧損會導致腎臟與泌尿系統和生殖系統疾病。不同於勞累，腎虛所致的膝部酸軟一般還可伴有滑精、早洩、尿不盡、聽力減退、氣短、四肢不溫等。治以補腎為主。

完美配對

命門穴＋腎俞穴＋太谿穴

溫腎陽，補腎虛

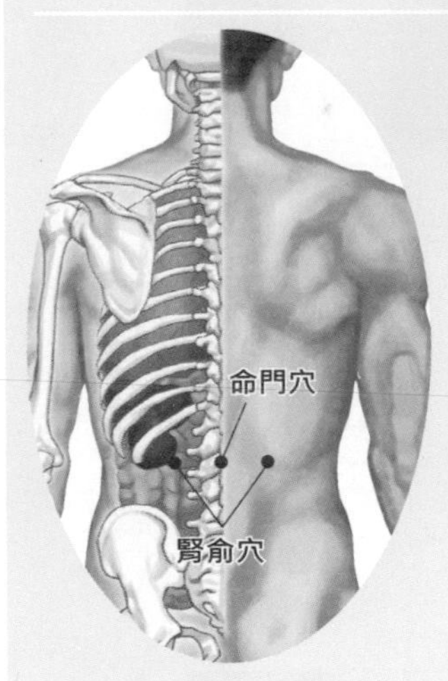

命門穴是督脈上的要穴，命門之火是人體陽氣的根本，生命活動的動力，對各臟腑的生理活動有溫煦、激發和推動作用。因此，命門穴是調理腎虛最有效的穴位之一。

腎俞穴屬足太陽膀胱經，是腎臟之氣輸注的部位，內應於腎臟。經常按摩腎俞穴可以強腎健腰，緩解腰腿痛。

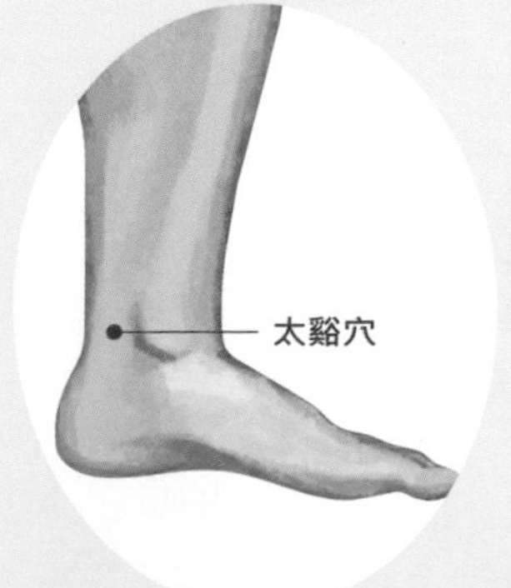

太谿穴為足少陰腎經的原穴，是臟腑原氣經過和留止的穴位。刺激太谿穴有滋腎陰、補腎氣、溫腎陽的功效。

對症調養功效

命門穴、腎俞穴、太谿穴均為補腎要穴。三者相配具有很強的溫陽補腎作用，可調理腎虛，治療腎虛諸症。

超簡單按摩法

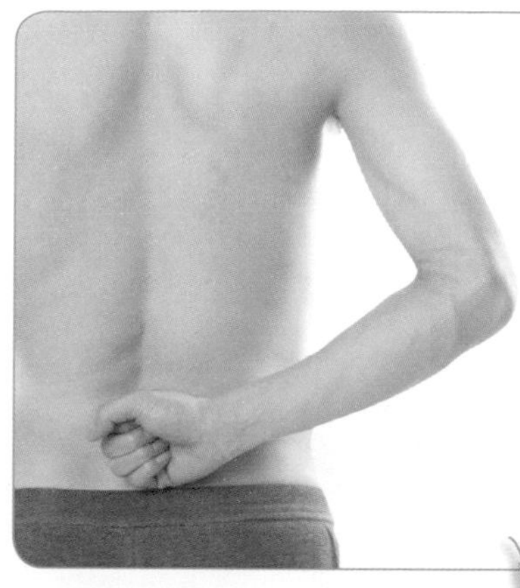

【取法】在脊柱區，第 2 腰椎棘突下凹陷中，後正中線上。

【按法】手握空拳，用關節部位滾揉命門穴 100 下；或將手心對搓發熱，用手掌搓擦命門穴 100 下，以感覺發熱發燙為準。每天 3 次。

步驟一

滾揉命門穴
至局部發熱

【取法】在脊柱區，第 2 腰椎棘突下，後正中線旁開 1.5 寸。

【按法】食指、中指併攏按揉穴位 30 下，每天 3 次。

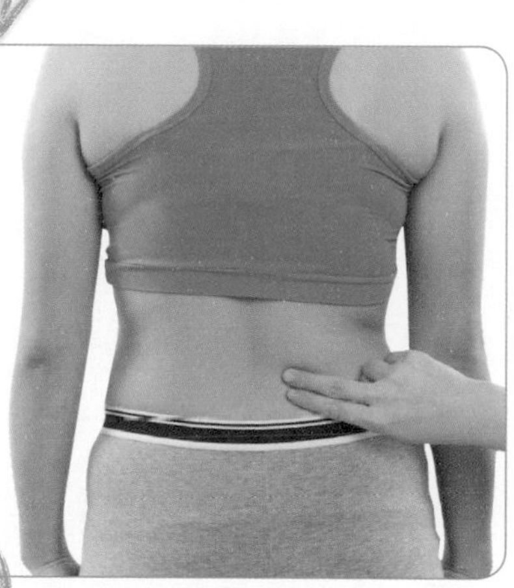

步驟二

按揉腎俞穴
30 下

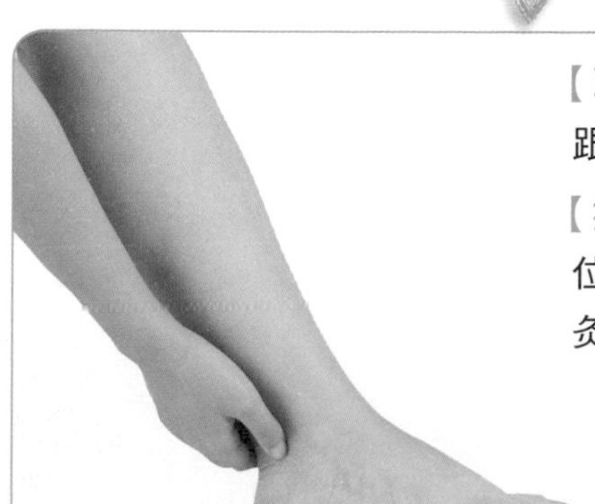

【取法】在踝區，內踝尖與跟腱之間的凹陷中。

【按法】用拇指指端點按穴位 5 ～ 10 分鐘。也可溫灸 10 分鐘。

步驟三

點按太谿穴
5 ～ 10 分鐘

經絡閉阻引起的坐骨神經痛

坐骨神經痛屬中醫學痺病範疇，「痺」者閉也，意指正氣虛弱、風寒濕等外邪趁虛而入，閉塞經絡而為病。坐骨神經痛與肝、腎虧虛也有關。如果人體氣血虛弱、肝腎虧虛，加上勞累過度或外感寒濕之邪導致寒濕閉阻經脈、血氣瘀滯，就易形成坐骨神經痛。治宜舒筋活絡，行血止痛。

完美配對

環跳穴＋陽陵泉穴＋殷門穴＋委中穴

舒筋通絡，散瘀活血，止痛

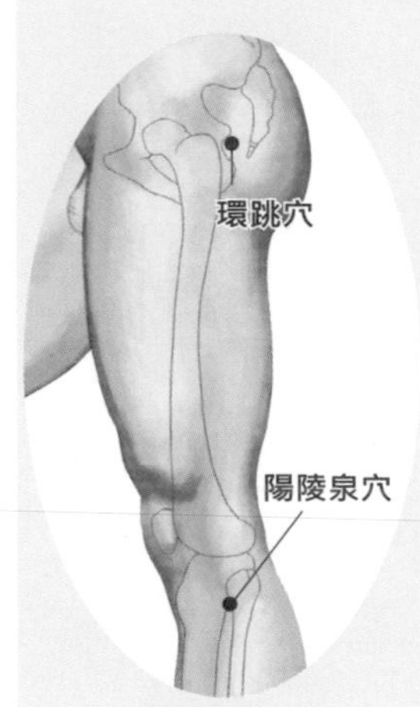

環跳穴為足少陽膽經、足太陽膀胱經之會。主治坐骨神經痛、下肢麻痺、腰腿痛、髖關節及周圍軟組織疾病等。因其位於髖部，近坐骨神經，按摩此穴有助於疏通局部經絡氣血，緩解坐骨神經痛。

陽陵泉穴是筋之會穴，為筋氣聚會之處，具有舒筋和壯筋的作用，故為治療筋病的要穴，特別是下肢筋病，如半身不遂、下肢痿痺、麻木等，現多用於坐骨神經痛、肝炎、膽囊炎、膽道蛔蟲症、膝關節炎等。

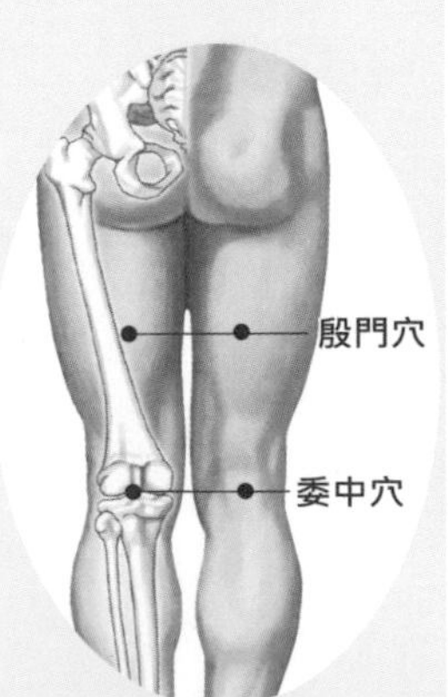

殷門穴屬足太陽膀胱經穴位，主治腰痛、下肢痿痺。其深層正當坐骨神經，故按摩此穴可治療坐骨神經痛。

委中穴屬足太陽膀胱經合穴，足太陽經為少氣多血之經，故按摩此穴具有舒筋通絡、散瘀活血、止痛的作用，主治坐骨神經痛、小腿疲勞、腹部疼痛、頸項酸痛、腰部疼痛或疲勞、臀部疼痛、膝蓋疼痛等。

對症調養功效

環跳穴、殷門穴、委中穴均位於坐骨神經所過處，且本身都有舒筋通絡、散瘀活血的功效，陽陵泉穴為筋氣之會。四穴相配，共奏舒筋通絡、散瘀活血、止痛之功。

超簡單按摩法

步驟一 按揉環跳穴 3～5 分鐘

【取法】在股外側部，側臥屈股，當股骨大轉子最凸點與骶管裂孔連線的外 1／3 與中 1／3 交點處。

【按法】用肘或拇指指端按揉穴位，酸痛會放射至下肢，按揉 3～5 分鐘，以能忍受為準，每天 2 次。

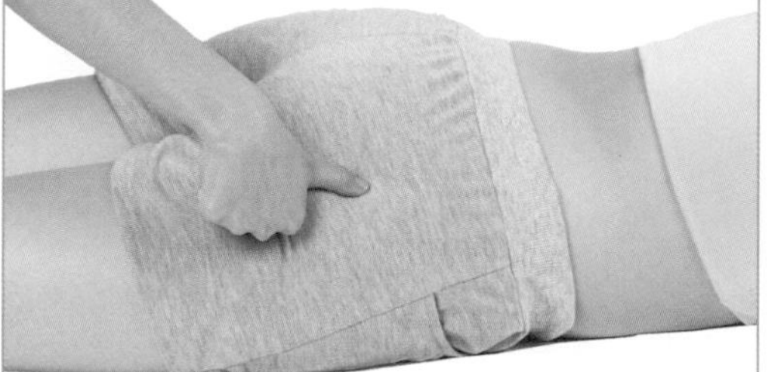

步驟二 按揉陽陵泉穴 3～5 分鐘

【取法】在小腿外側，腓骨小頭前下方凹陷中。

【按法】用拇指指腹按揉穴位 3～5 分鐘，每天 2 次。

步驟三 按揉殷門穴 3～5 分鐘

【取法】在大腿後面，當承扶穴與委中穴的連線上，承扶穴下 6 寸。

【按法】用肘或拇指指端按揉穴位，局部會有酸痛感，按揉 3～5 分鐘，以能忍受為準，每天 2 次。

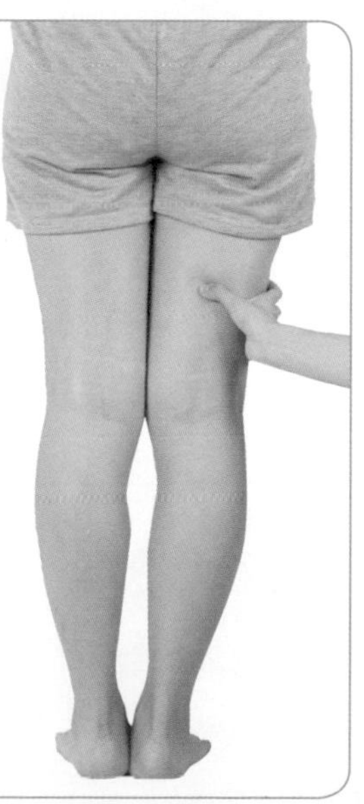

步驟四 按揉委中穴 3～5 分鐘

【取法】位於膕橫紋中點，當股二頭肌腱與半腱肌肌腱的中間。

【按法】用拇指指腹按揉穴位 3～5 分鐘，每天 2 次。

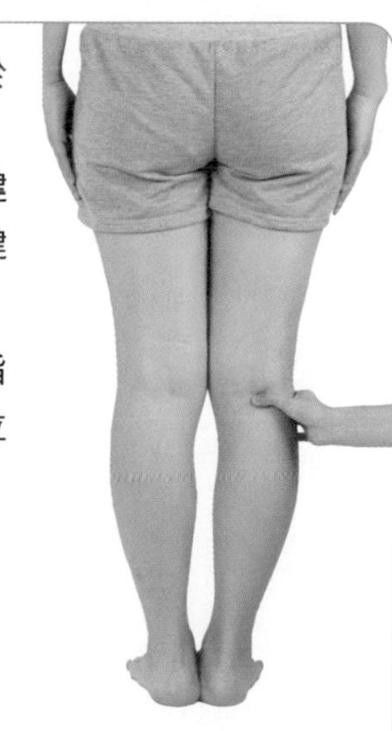

全身性疾病

外感風邪引起的感冒發熱

風邪是一種致病因素，其致病特點是發病快、變化多；疼痛呈現遊走性並遇風加重；多傷及人體上部。中醫認為，「風者，百病之始也」。風邪有熱的特性，因而感冒發熱為風邪侵體最常見的症狀。

風邪所致發熱一般表現為發熱惡寒、頭痛身重、口乾不渴、無汗或自汗等。

完美配對

大椎穴+孔最穴+合谷穴

祛除風邪，肅降肺氣，清熱解表

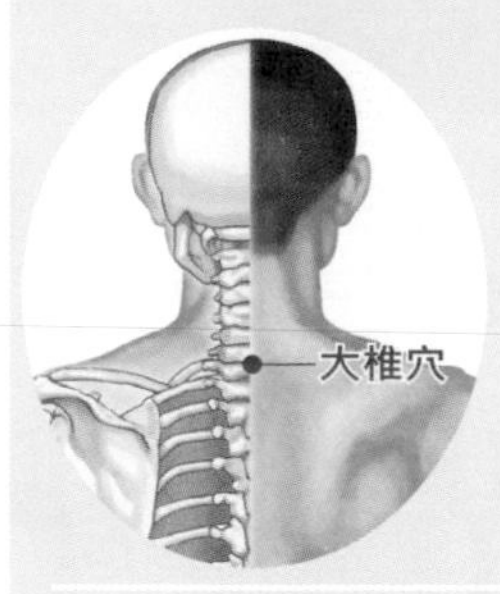

大椎穴是督脈上的穴位，督脈屬陽，大椎穴是手、足三陽經與督脈的會合處，是七條陽脈的匯聚點。風邪輕，多入侵頭面等身體上部，陽主升，體內的陽氣透過升發作用將風邪祛除體外。而七條陽脈的匯聚點——大椎穴，就成了祛除風邪的「通風口」。

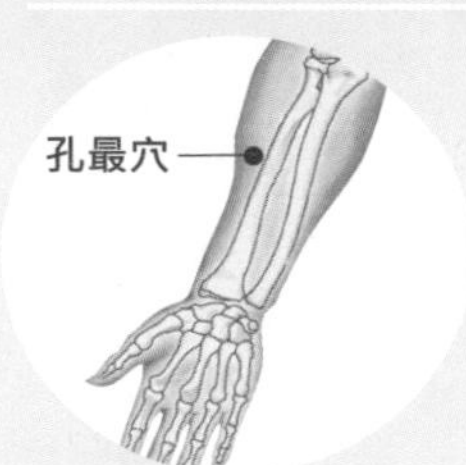

孔最穴是手太陰肺經的郤穴，具有止血、止痛、疏通氣血的功效；對於支氣管炎、支氣管哮喘、肺結核、肺炎、扁桃腺炎、肋間神經痛等都有很好的治療作用。

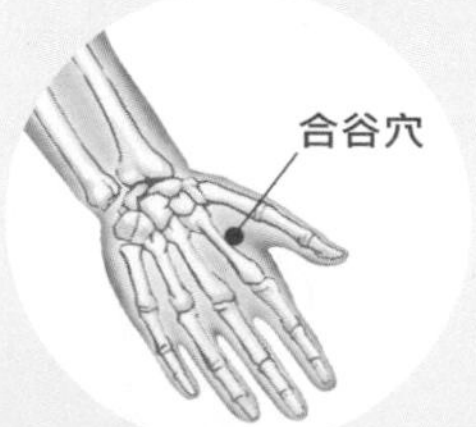

合谷穴是大腸經氣的聚居之地，肺與大腸相表裡，經絡中手、足陽明經兩脈連貫，故合谷穴既可解肺主管之表，解熱鎮痛，又能治療腸胃病症，治療病種多不勝數。

對症調養功效

大椎穴祛除風邪，孔最穴肅降肺氣，合谷穴清熱解表。三者相配能從根本上祛除體內風邪，防治感冒發熱。

超簡單按摩法

步驟一

按揉大椎穴
5 ～ 10 分鐘

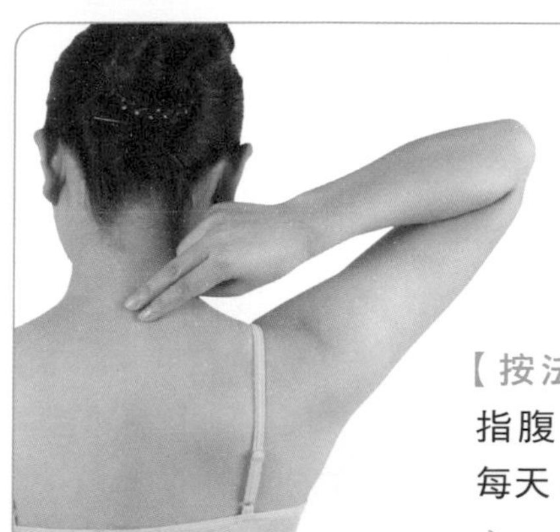

【取法】身體後中線，第7頸椎棘突下方凹陷處。正坐，略低頭，頸根部最凸出的部位就是第7頸椎棘突，向下摸最凹處即是。

【按法】低頭，用食指、中指指腹按揉穴位5～10分鐘，每天2～3次。

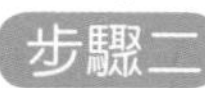

點揉孔最穴
3 ～ 5 分鐘

【取法】在前臂掌側，腕掌側橫紋上7寸，尺澤穴與太淵穴連線上。伸臂仰掌，尺澤穴與太淵穴連線中點向上1寸，橈骨內側緣。

【按法】用拇指稍用力點揉穴位3～5分鐘，雙臂交替按摩，每天2～3次。

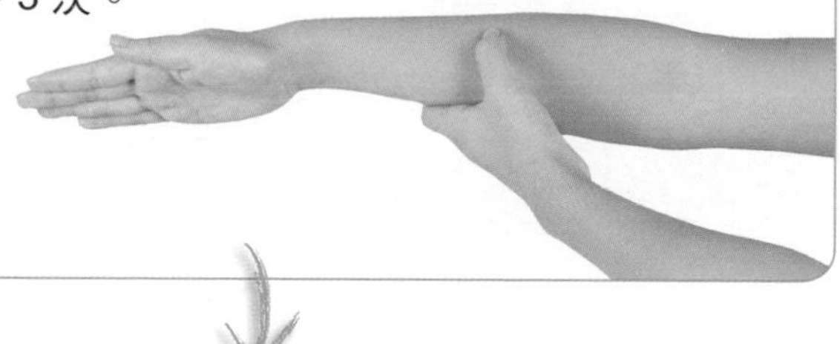

步驟三

掐按合谷穴
20 ～ 30 下

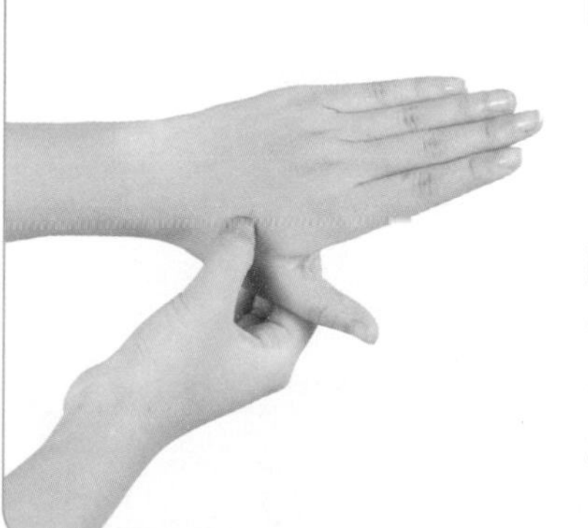

【取法】在手背，第1、第2掌骨間，第2掌骨橈側中點處。拇指、食指合攏，在肌肉的最高處取穴。

【按法】用一手拇指用力掐按另一手的合谷穴20～30下，反之亦然，每天2～3次。

肝腎不足引起的頭暈乏力

腦藏髓，為腎精所化，而血是神志活動的物質基礎，故肝腎不足會使大腦失養而致頭暈乏力。肝腎不足除表現為頭暈乏力外，還可能伴有腰脊酸楚、足膝無力、遺精、早洩、遺尿、癃閉、水腫、頭昏耳鳴等症狀。對其調理應以滋補肝腎為主。

完美配對

三陰交穴＋太谿穴＋肝俞穴＋太衝穴

調腑臟，補肝腎

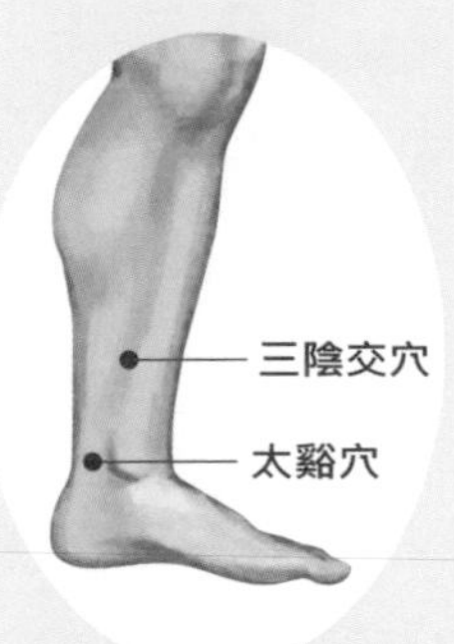

三陰交穴屬足太陰脾經，為足太陰脾經、足少陰腎經、足厥陰肝經交會之處，對脾腎陰虛、肝腎陰虛都有很好的調理作用。

太谿穴為足少陰腎經原穴，為臟腑原氣經過和留止的穴位，腎經水液在此形成較大的溪水。「五臟六腑之有病者，皆取其原也」。原穴主治五臟六腑的病變。刺激太谿穴有滋腎陰、補腎氣、溫腎陽的功效。

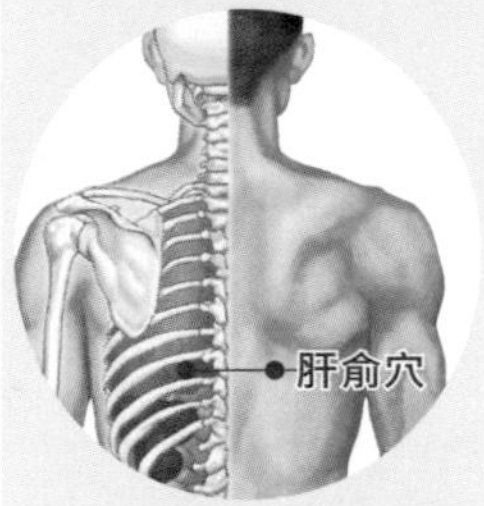

肝俞穴為肝的背俞穴。背俞穴是臟腑經氣輸注於背腰部的腧穴，背俞穴常與募穴或原穴配伍，治療臟腑病。按揉肝俞穴對肝有調理保健作用。

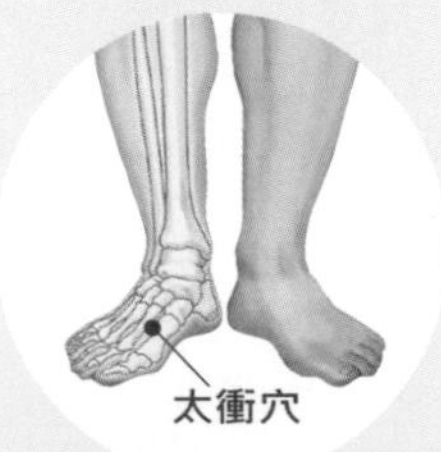

太衝穴為足厥陰肝經原穴，是儲存肝經元氣的倉庫。每天按摩或艾灸太衝穴能養肝護肝，補肝氣之不足。

對症調養功效

三陰交穴補肝腎之陰，太谿穴滋腎陰、補腎氣、溫腎陽；肝俞穴、太衝穴俞原搭配，能補肝陰、養肝柔肝。諸穴共用對肝腎不足有很好的調理作用。

超簡單按摩法

步驟一 按壓三陰交穴 3 分鐘

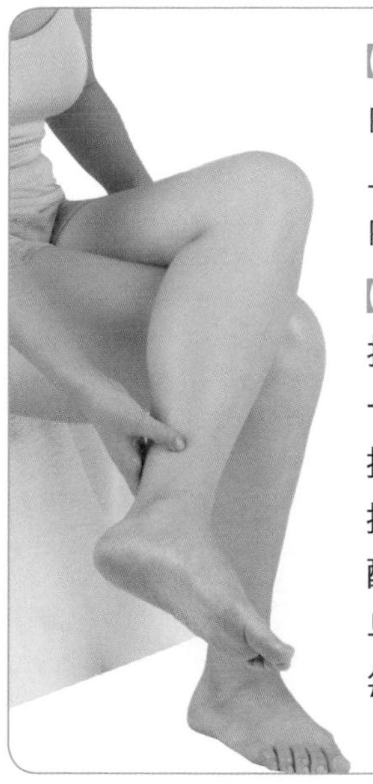

【取法】在小腿內側，內踝尖上 3 寸，脛骨內側緣後際。

【按法】用拇指指端有節奏地一緊一鬆用力按壓，適當配合按揉手法，有酸脹感。每天早晚各 1 次，每次 3 分鐘。

步驟二 點按太谿穴 5～10 分鐘

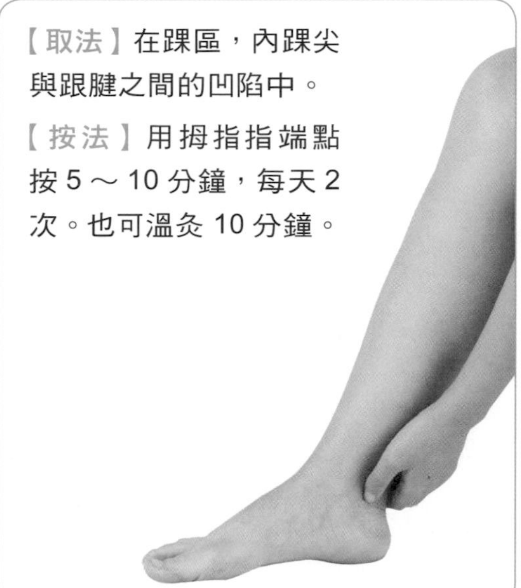

【取法】在踝區，內踝尖與跟腱之間的凹陷中。

【按法】用拇指指端點按 5～10 分鐘，每天 2 次。也可溫灸 10 分鐘。

步驟三 按壓肝俞穴 1～3 分鐘

【取法】在背部，第 9 胸椎棘突下，後正中線旁開 1.5 寸。

【按法】用拇指按壓在雙側肝俞穴上，做旋轉運動，由輕到重，每次持續 1～3 分鐘，每天 2～3 次。

步驟四 按揉太衝穴 30～50 下

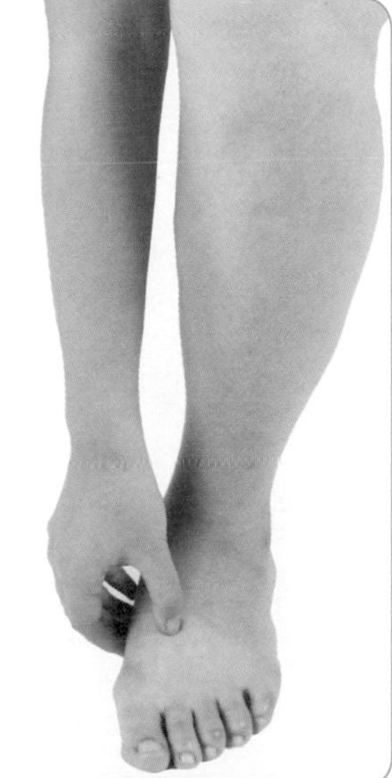

【取法】在足背，第 1、第 2 蹠骨間，蹠骨底結合部前方凹陷中，或觸及動脈搏動處。

【按法】用拇指指端垂直按揉穴位 30～50 下，以有酸脹感為宜。

濕熱壅盛引起的水腫

濕熱壅盛引起的水腫，表現為遍體浮腫，皮膚繃緊光亮，胸脘痞悶，煩熱口渴，或口苦口黏，小便短赤，或大便乾結，舌紅，苔黃膩。治宜分利濕熱。

完美配對

曲池穴+陽陵泉穴+脾俞穴

清熱利濕，分發濕熱

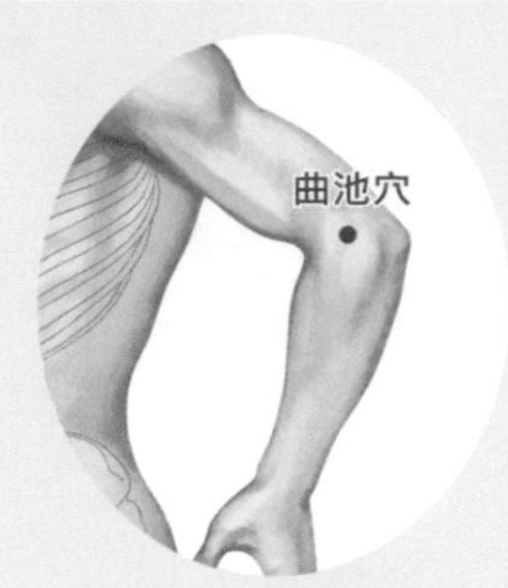

曲池穴為手陽明大腸經之合穴，「曲」是隱祕、不易察覺的意思；「池」是水的匯合之所。曲池意為脈氣自四肢末端至此，最為盛大，猶如水流合入大海。按摩曲池穴具有很好的清熱作用，可以轉化脾土之熱，燥化大腸經之濕熱。

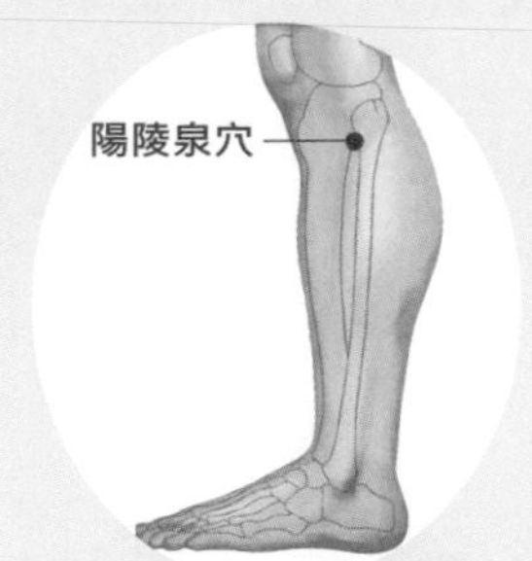

陽陵泉穴是足少陽膽經的合穴，有清熱利濕的作用，主治膽經濕熱引起的口苦、頭暈目眩、瘧疾、頭痛等病症。

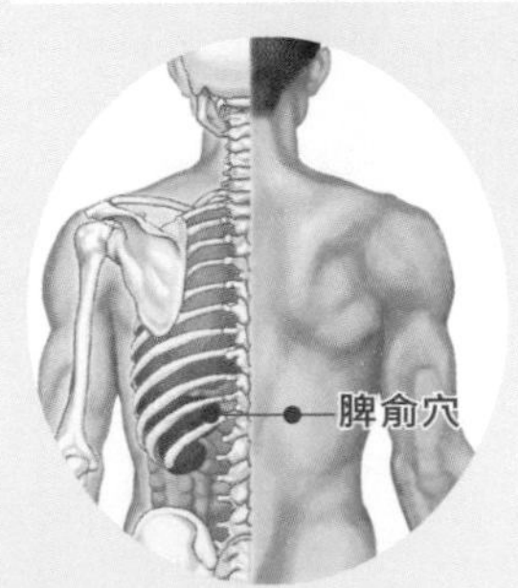

脾俞穴為脾的背俞穴，脾臟的濕熱之氣由此外輸膀胱經，具有外散脾臟之熱的作用，因此可主治腹脹、黃疸、嘔吐、泄瀉、痢疾、便血、水腫、背痛，是調理體內濕熱的重要穴位。

對症調養功效

曲池穴清熱燥濕，陽陵泉穴清熱利濕，脾俞穴調理體內濕熱。三穴配合，能發揮很好的清熱除濕作用，不僅能緩解因濕熱所致的水腫、口苦、痤瘡、胸悶等症狀，也可改善濕熱體質。

超簡單按摩法

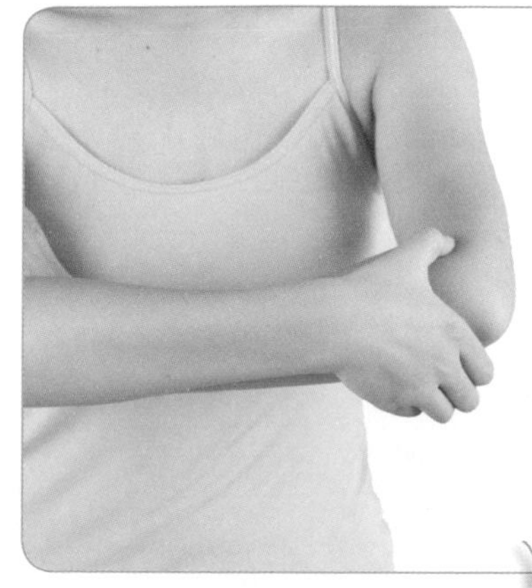

【取法】在肘橫紋外側端，屈肘，當尺澤穴與肱骨外上髁連線的中點處。

【按法】用拇指或食指按揉穴位或者點壓穴位 3～5 分鐘，每天 2 次。

步驟一

按揉或點壓
曲池穴
3～5 分鐘

【取法】在小腿外側，腓骨頭前下方凹陷中。

【按法】拇指指腹著力於穴位之上，垂直用力，向下按壓，按而揉之，3～5 分鐘為宜，每天 2 次。

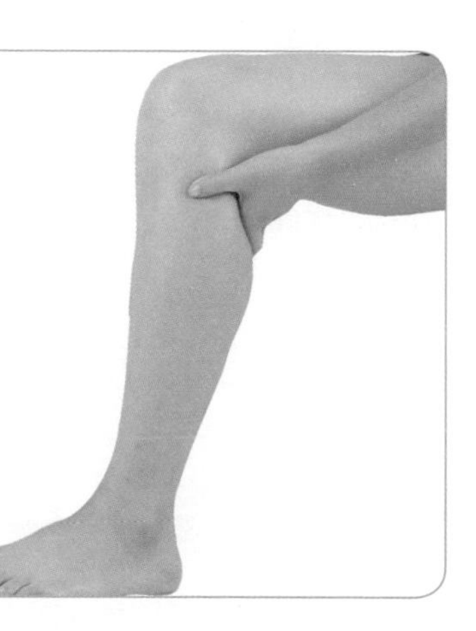

步驟二

按揉陽陵泉穴
3～5 分鐘

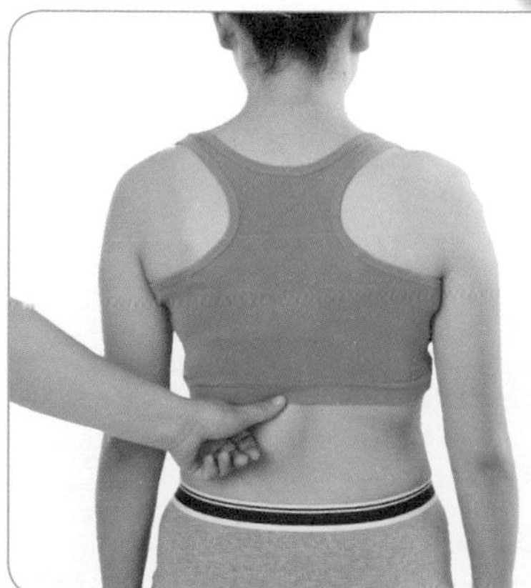

【取法】在背部，第 11 胸椎棘突下，後正中線旁開 1.5 寸。

【按法】用拇指指腹用力按揉穴位 2～3 分鐘，並作橫向撥動，每天 2 次。

步驟三

按揉脾俞穴
2～3 分鐘

脾虛痰濕引起的肥胖

脾虛痰濕是由於脾氣虧虛，不能正常運化，從而導致濕濁內停所致。脾虛痰濕所致的肥胖以身體虛胖為主要特點，伴有食少、腹脹、便溏、四肢困重、疲乏嗜睡等症狀。治宜健脾化濕。

完美配對

陰陵泉穴＋豐隆穴＋承山穴

排滲脾濕，除濕祛痰

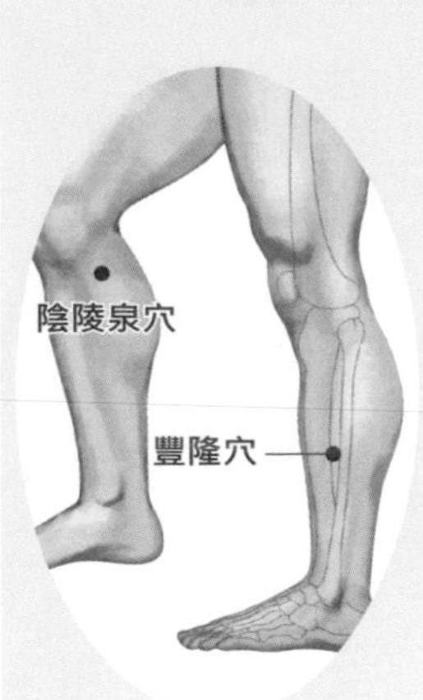

陰陵泉穴為足太陰脾經合穴，脾經氣血在此會合，脾經地部流行的經水及脾土物質混合物在本穴聚合堆積，所以按摩此穴具有排滲脾濕的作用。

豐隆穴為足陽明胃經絡穴，屬胃經，又聯絡脾經。脾主運化，脾虛則水濕不化，易聚集而成痰，豐隆穴調胃和脾兩大臟腑，除濕祛痰效果尤為明顯，主治一切痰病。

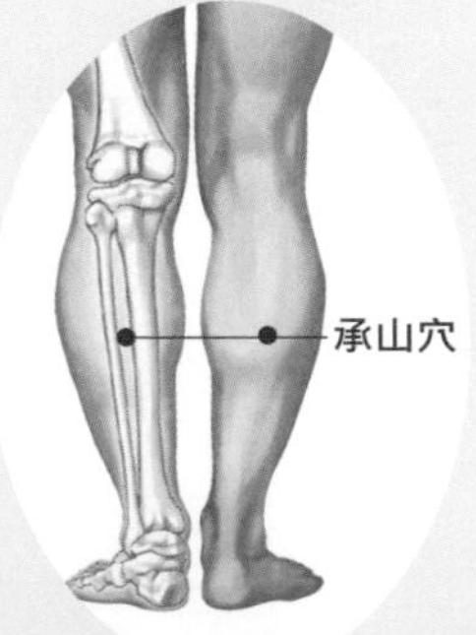

承山穴在足太陽膀胱經上，膀胱經主人體一身之陽氣。承山穴既是全身承受壓力最多的筋、骨、肉的集結之處，又是人體陽氣最盛的經脈的樞紐，故可按摩承山穴以振奮足太陽膀胱經的陽氣，從而排出人體濕氣。

對症調養功效

陰陵泉穴排滲脾濕，豐隆穴調和脾胃，承山穴振陽祛濕。三穴配合使用，能夠排出人體痰濕之氣，治療因為痰濕阻滯造成的形體肥胖、胸悶、憋氣、頭暈等症狀。

超簡單按摩法

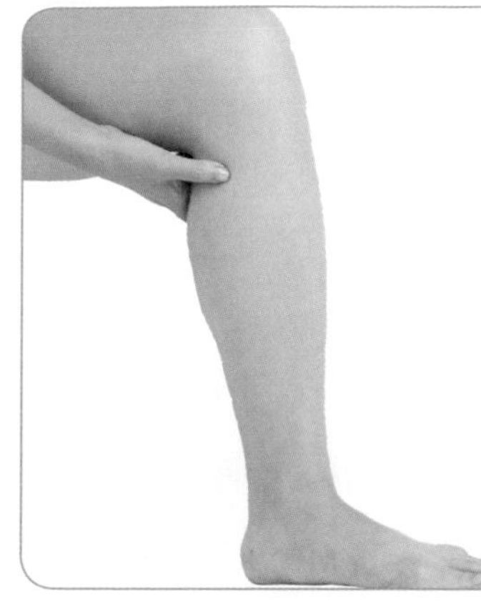

【取法】在小腿內側，當脛骨內側髁後下方凹陷處。用拇指沿脛骨內緣由下往上推，至拇指抵膝關節下時，脛骨向內上彎曲的凹陷中即是本穴。

【按法】用拇指指腹按揉穴位3～5分鐘，每天2次。

步驟一

按揉陰陵泉穴
3～5分鐘

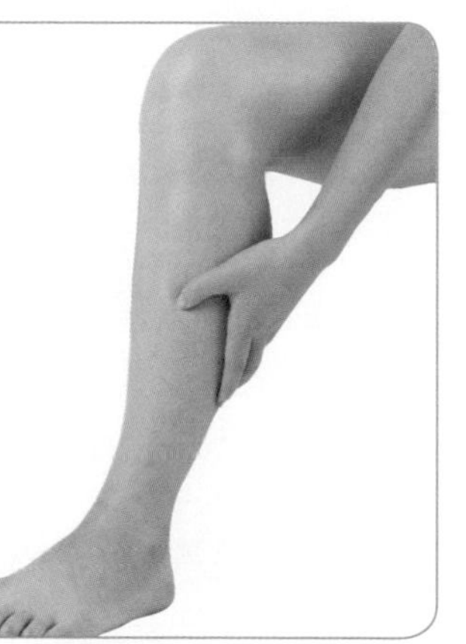

【取法】在小腿外側，外踝尖上8寸，脛骨前肌的外緣。犢鼻穴與解谿穴連線的中點，條口穴外側1橫指處。

【按法】拇指指腹著力於穴位之上，垂直用力，向下按壓揉動10～15分鐘。

步驟二

按揉豐隆穴
10～15分鐘

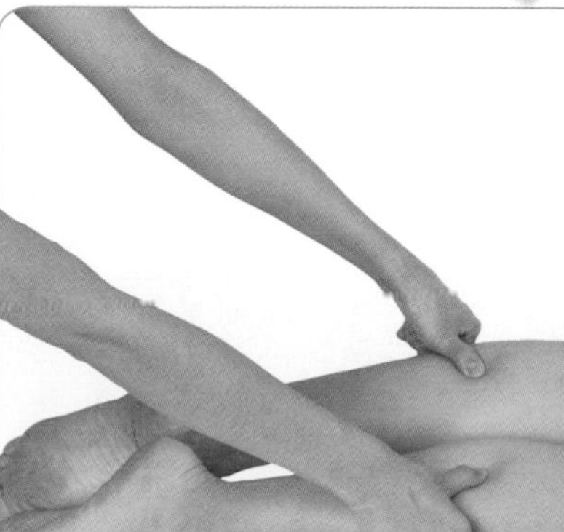

【取法】在小腿後區，腓腸肌兩肌腹與肌腱交角處。伸直小腿時，腓腸肌肌腹下出現尖角凹陷中。

【按法】拇指用力點壓，有酸脹感為宜，每天2次，每次5分鐘。

步驟三

點壓承山穴
5分鐘

血虛引起的貧血

中醫所謂血虛，與貧血不完全一樣，但血虛是造成貧血的重要原因。血虛貧血一般表現為面白無華、唇色淡白、頭暈眼花、心悸、失眠、手足發麻等。中醫認為，血的生成和調節與心、肝、脾、腎等臟腑關係密切，臟腑功能充分發揮，則氣旺血足，所以治療血虛最重要的還是調理腑臟。

完美配對

膈俞穴+足三里穴+血海穴

生血調血，引血歸經

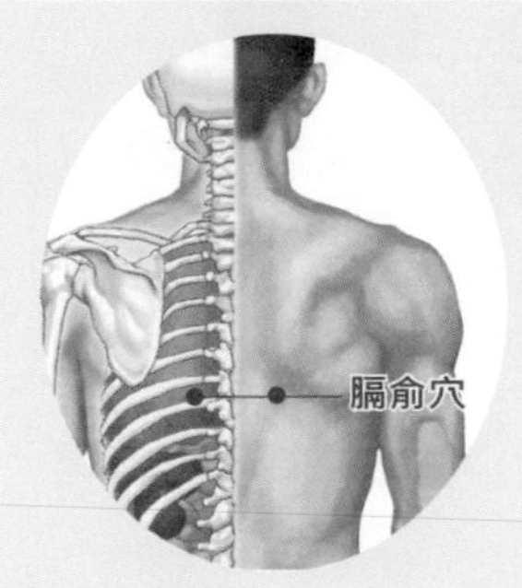

膈俞穴屬足太陽膀胱經，是八會穴之一，為血會，「諸經之血皆從膈膜而上下，又心主血，肝藏血，心位膈上，肝位膈下，交通於膈膜，因此血會於膈俞」。故此穴可調理血分，治療血證。

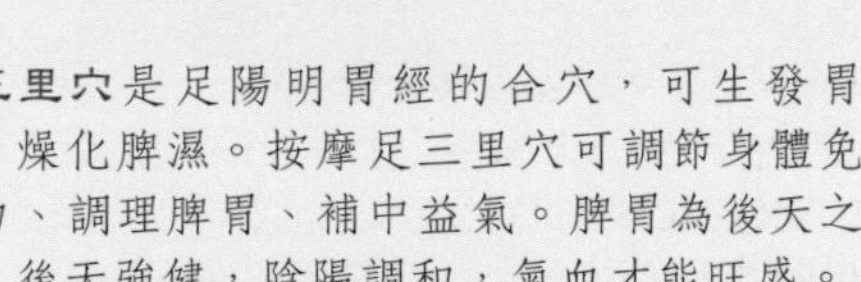

足三里穴是足陽明胃經的合穴，可生發胃氣、燥化脾濕。按摩足三里穴可調節身體免疫力、調理脾胃、補中益氣。脾胃為後天之本，後天強健，陰陽調和，氣血才能旺盛。

血海穴是足太陰脾經腧穴，意指本穴為脾經所生之血的聚集之處。在功能上有引血歸經、治療血分諸病的作用，是治療血虛諸症的首選穴。

血海穴

足三里穴

對症調養功效

膈俞穴調理血分，足三里穴調和氣血，血海穴引血歸經。諸穴相配，可生血調血，是治療血虛諸症的最佳組合。

超簡單按摩法

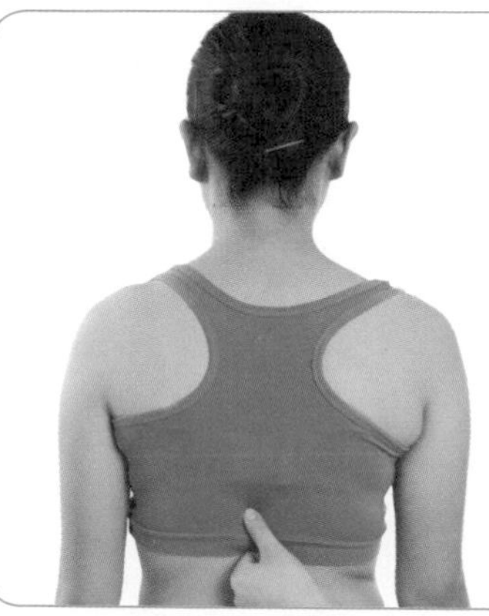

【取法】在背部，第 7 胸椎棘突下，後正中線旁開 1.5 寸。

【按法】用拇指指端按揉穴位，每次 2 分鐘，每天 1 ～ 2 次。

步驟一

按揉膈俞穴
2 分鐘

【取法】在小腿外側，犢鼻穴下 3 寸，距脛骨前緣 1 橫指。

【按法】用拇指用力按壓穴位，並順時針揉動 15 ～ 20 下，再逆時針揉動 15 ～ 20 下，雙腿交替按摩，每天 2 ～ 3 次。

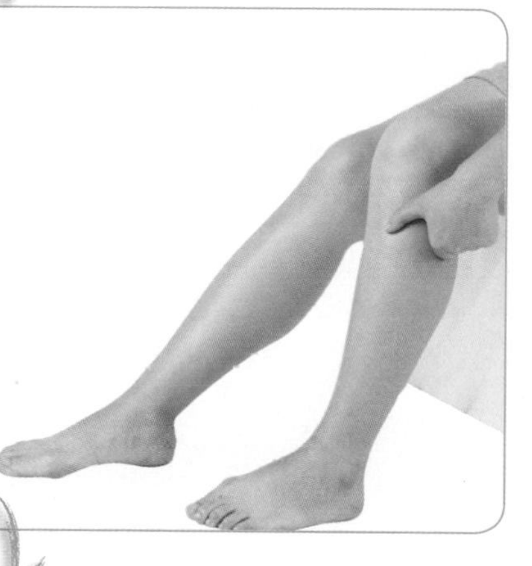

步驟二

按揉足三里穴
30 ～ 40 下

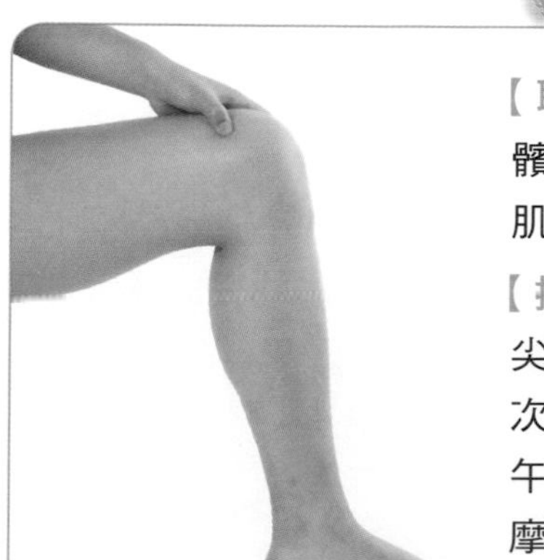

【取法】屈膝，在大腿內側，髕底內側端上 2 寸，當股四頭肌內側頭的隆起處。

【按法】拇指彎曲，用拇指指尖按揉穴位，每天早晚各 1 次，每次按揉 3 分鐘。每天上午 9 ～ 11 點脾經經氣旺時按摩效果最好。

步驟三

按揉血海穴
3 分鐘

肝陽上亢引起的高血壓

肝陽上亢又稱肝陽上逆、肝陽偏旺，多因肝腎陰虛，水不涵木，肝陽亢逆所致。此型高血壓最為常見。多表現為眩暈耳鳴、頭目脹痛、面紅目赤、急躁易怒、頭重足輕、舌紅，可兼見口乾舌燥、心悸健忘、失眠多夢等症。治宜平肝潛陽、滋陰降火。

完美配對

百會穴+行間穴+太衝穴

平衡陰陽，平肝息風

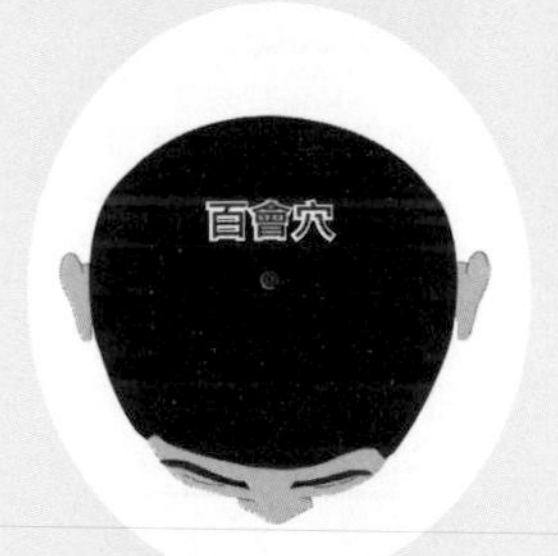

百會穴為諸陽之會，總督人體之陽氣。能夠通達全身的陰陽脈絡，連貫所有的大小經穴，對於調節人體的陰陽平衡有著十分重要的作用。

行間穴為足厥陰肝經滎穴，經常按摩此穴可平抑肝陽，還可消除肝氣鬱結、疏泄壓抑情緒。

太衝穴為足厥陰肝經原穴。肝經的水濕風氣由此向上沖行，故按摩太衝穴可以洩肝陽、降氣逆、行氣止痛，對緩解和消除肝陽上亢效果很好，經常按摩此穴也可疏解情緒。

對症調養功效

百會穴為督脈之巔，行間穴、太衝穴為肝經之底，上起人身之至高處，下至人體之最低處，上下相配，能降逆氣、平肝陽、息肝風，主治肝陽上亢引起的眩暈頭痛（高血壓）等。

超簡單按摩法

步驟一

按揉百會穴
1 ～ 3 分鐘

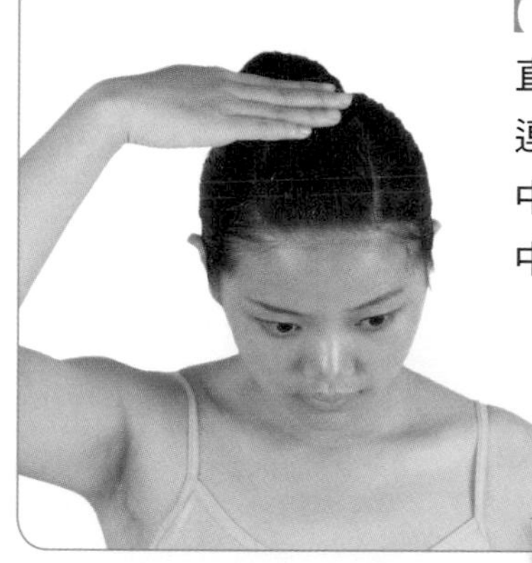

【取法】在頭部，前髮際正中直上 5 寸。在前、後髮際正中連線的中點向前 1 寸的凹陷中。折耳，兩耳尖向上連線的中點。

【按法】四指併攏用指腹按揉穴位，或用手指輕輕叩拍穴位，每次 1 ～ 3 分鐘，每天 3 次。

步驟二

按揉行間穴
30 ～ 50 下

【取法】在足背側，當第 1、第 2 趾間，趾蹼緣的後方赤白肉際處。

【按法】用拇指指端垂直按揉穴位 30 ～ 50 下，以有酸脹感為宜。

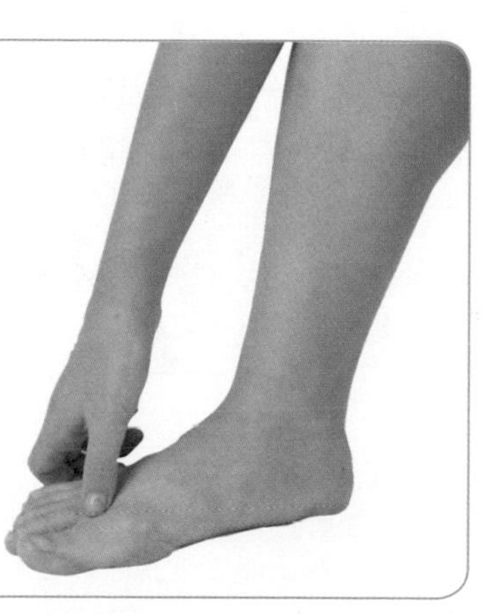

步驟三

按揉太衝穴
30 ～ 50 下

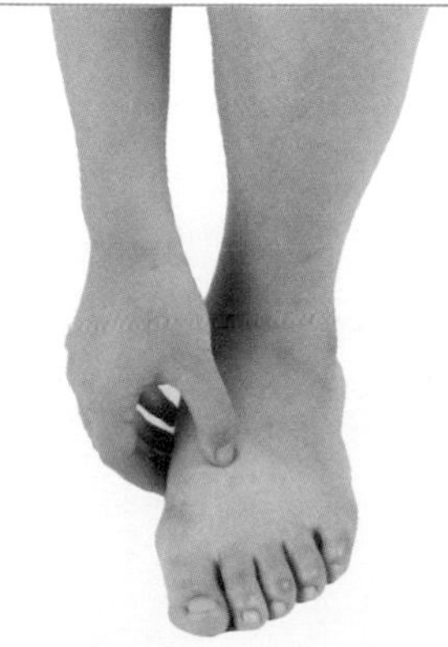

【取法】在足背，第 1、第 2 蹠骨間，蹠骨底結合部前方凹陷中，或觸及動脈搏動處。

【按法】用拇指指端垂直按揉穴位 30 ～ 50 下，以有酸脹感為宜。

痰濁阻滯引起的高血脂

高血脂屬中醫「痰濕」、「濁阻」範疇，是在臟腑之氣虛衰的基礎上，加之飲食不節、好坐好靜、嗜食肥甘、七情勞傷等形成正虛邪實所致。基本病機是臟腑功能失調，精微物質運化失常，釀生痰濁、瘀血而致血脂升高。痰濁阻滯引起的高血脂表現為形體肥胖、身重乏力、嗜食肥甘厚味、頭暈頭重、胸悶脘痞、納呆腹脹、噁心欲嘔、咳嗽有痰等。

完美配對

懸鍾穴＋豐隆穴＋大椎穴

除濕祛痰，調和氣血

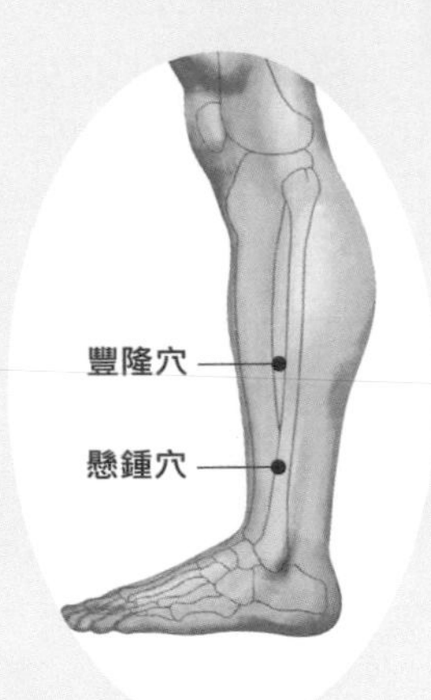

懸鍾穴為足少陽膽經穴，八會穴之「髓會」，是治療心腦血管疾病的重要穴位。現代常用於治療坐骨神經痛、腦血管病、高血脂、高血壓、頸椎病等。配豐隆穴主治高血脂頗為有效。

豐隆穴為足陽明胃經絡穴，屬胃經，又聯絡脾經。脾主運化，脾虛則水濕不化，代謝不暢，形成痰濕。豐隆穴調和脾胃，可除濕祛痰，預防和改善高血脂。

大椎穴

大椎穴能調動手足一切陰陽之氣，既可清熱解毒，又能通陽活血，可使體內陰陽氣血調和，消除血脈瘀滯，疏泄體內積熱，緩解高血脂。

對症調養功效

懸鍾穴、豐隆穴健脾除濕，大椎穴調和氣血。三穴相配可祛痰利濕，推動血液循環，從而降低血液黏稠度。

超簡單按摩法

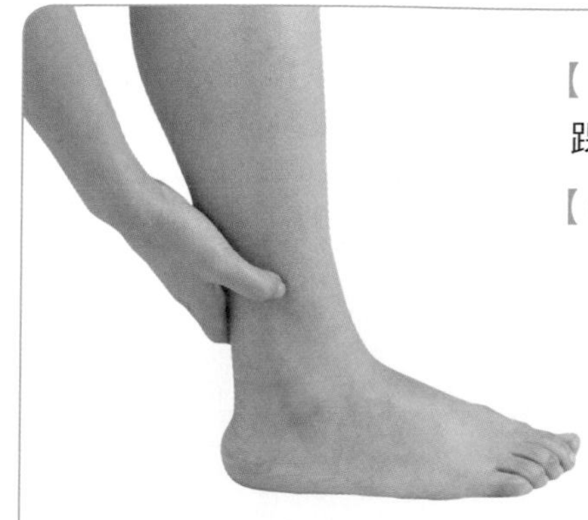

【取法】在小腿外側，外踝尖上 3 寸，腓骨前緣。

【按法】每天按揉 5 分鐘。

步驟一

按揉懸鍾穴
5 分鐘

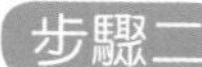

【取法】在小腿外側，外踝尖上 8 寸，脛骨前肌的外緣。犢鼻穴與解谿穴連線的中點，條口穴外側 1 橫指處。

【按法】用拇指指腹按揉 2 ～ 3 分鐘，力度稍大，以產生酸脹感為宜，每天 3 ～ 5 次。

步驟二

按揉豐隆穴
2 ～ 3 分鐘

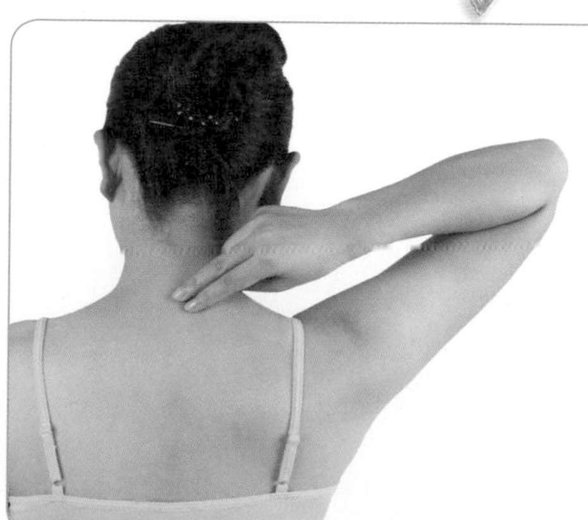

【取法】在脊柱區，後正中線上，第 7 胸椎棘突下凹陷中。

【按法】低頭，將食指和中指併攏，用力按壓穴位 3 ～ 5 分鐘。

步驟三

按壓大椎穴
3 ～ 5 分鐘

陰虛引起的糖尿病

中醫稱糖尿病為「消渴」，即消瘦煩渴，認為主要是由於身體陰陽失調導致的陰虛症狀。治療重在疏通氣血、調節陰陽，堅持按摩對調理糖尿病有重要的意義。

完美配對

足三里穴+三陰交穴+陽池穴

疏通氣血，滋陰潛陽

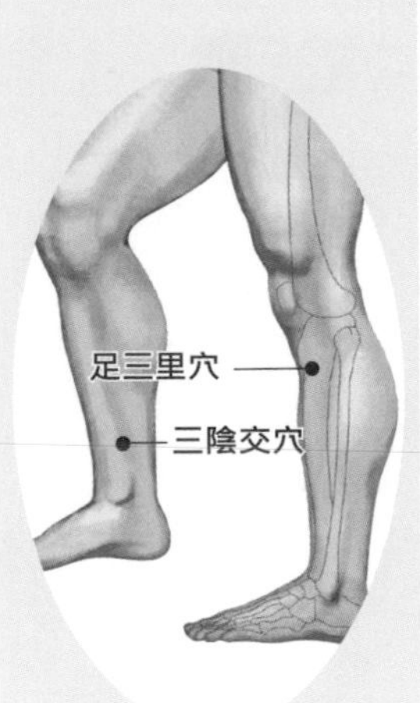

足三里穴是諸多經穴中最有養生保健價值的穴位之一，有調節身體免疫力、調理脾胃的作用，從而能生化陰血，緩解陰虛症狀。常按足三里穴能疏通氣血，對糖尿病導致的肢體末梢循環障礙也有很好的緩解作用。

三陰交穴屬足太陰脾經，為足太陰脾經、足少陰腎經、足厥陰肝經交會之處，對脾腎陰虛、肝腎陰虛都有很好的調理作用，是治療糖尿病等多種陰虛所致疾病的首選穴位。

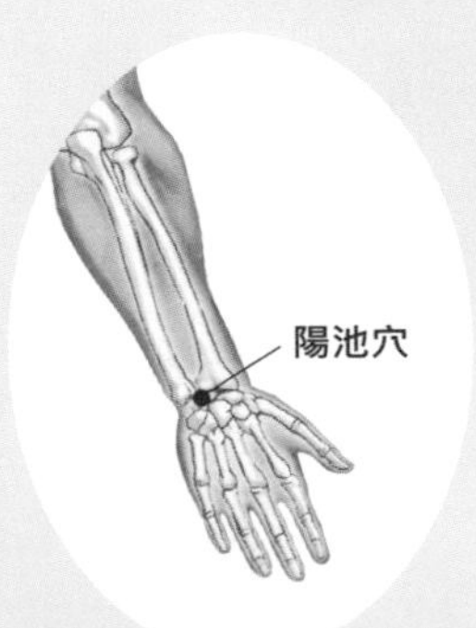

陽池穴是手少陽三焦經的穴位，與人體元氣關係密切，支配全身血液循環，按摩此穴可振奮元陽，迅速暢通血液循環、溫和身體，對消渴病有很好的療效。

對症調養功效

足三里穴調理脾胃、生化陰血，陽池穴振奮元陽，三陰交穴調理脾腎陰虛。三者配合能調補陰陽、調理脾胃，緩解脾腎陰虛、陰陽失調等所致的消渴症狀。

超簡單按摩法

步驟一

按揉足三里穴
3 ～ 5 分鐘

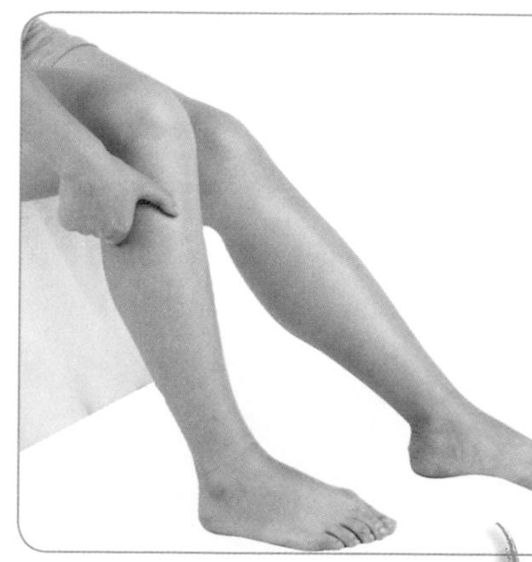

【取法】在小腿前外側，外膝眼下 3 寸，距脛骨前緣 1 橫指（中指），脛骨前肌上。

【按法】用拇指指腹按揉穴位 3 ～ 5 分鐘，早晚各 1 次。

步驟二

按揉三陰交穴
3 分鐘

【取法】在小腿內側，內踝尖上 3 寸，脛骨內側緣後方。

【按法】以拇指指端有節奏地一緊一鬆用力按壓，適當配合按揉動作，使其有陣陣酸麻感，且分別放射至膝部和足跟部位。每天早晚各 1 次，每次 3 分鐘。

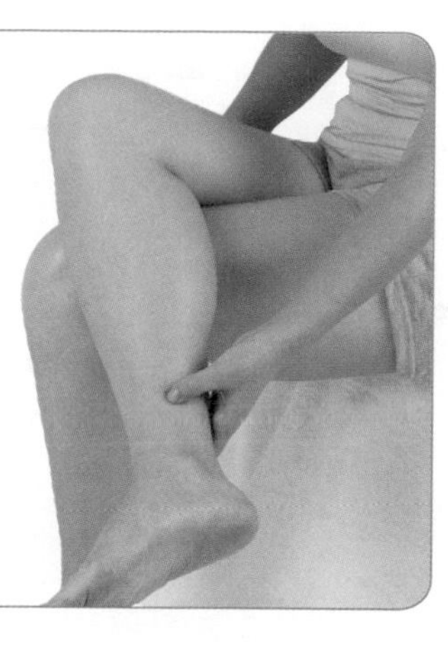

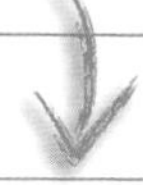

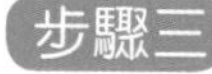

按揉陽池穴
200 下

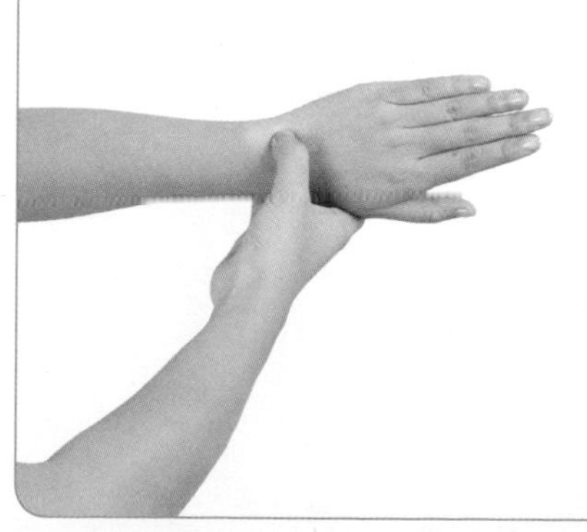

【取法】在腕後區，腕背側橫紋上，指總伸肌腱的尺側緣凹陷中。俯掌，第 3、第 4 掌骨中縫直上與腕橫紋相交的凹陷中。

【按法】拇指按揉穴位 200 下，雙手交替按摩，早晚各 1 次。

血虛引起的月經失調

女性以血為用，血虛則衝任血海不足，表現為月經後期、量少色淡、質清稀，還可伴有眩暈、失眠、心悸、面色蒼白、神疲乏力、舌淡、脈弱無力等血虛症狀。治宜補血益氣。

完美配對

關元穴+血海穴+三陰交穴

疏調氣機，調經養血

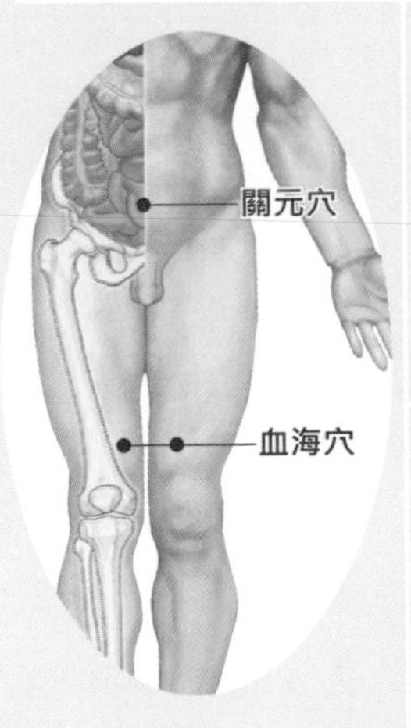

關元穴也稱「先天氣海」，具有培元固本、補益下焦之功。氣血虧虛所致的月經失調、經痛、眩暈、神經衰弱等病症都可按摩此穴調理。

血海穴是足太陰脾經腧穴，為脾經所生之血的聚集處，有活血化瘀、補血養血、引血歸經的作用，是治療血虛所致諸病的首選穴。特別適宜女性血虛者經常按摩。

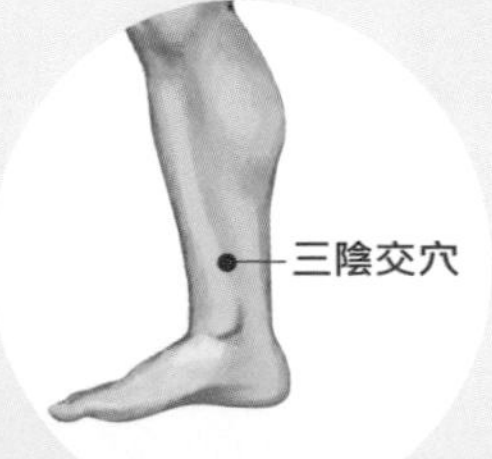

三陰交穴具有健脾補血、疏肝補腎的作用。凡血虛諸症，如血虛頭暈，血虛經少、經痛等婦科諸疾，按摩三陰交穴均有良效。

對症調養功效

關元穴培元固本、疏調氣機，血海穴補血養血，三陰交穴調和氣血、補腎養肝。三穴均為女性保健要穴，配合使用具有良好的調經養血作用。

超簡單按摩法

步驟一

按揉關元穴
3 ～ 5 分鐘

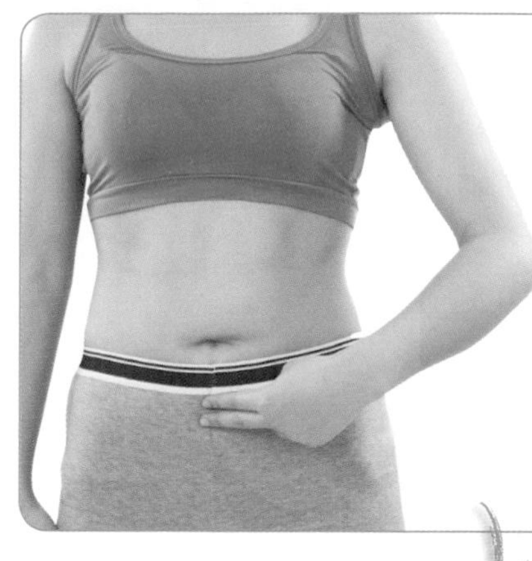

【取法】在下腹部，臍中下 3 寸，前正中線上。

【按法】食指和中指併攏按揉穴位，或雙手交叉重疊置於關元穴上，稍加壓力，然後以交叉重疊之手快速地、小幅度地上下推動 3 ～ 5 分鐘，感到局部有酸脹感即可。

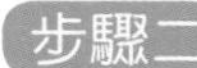

按揉血海穴
3 分鐘

【取法】屈膝，在大腿內側，髕底內側端上 2 寸，當股四頭肌內側頭的隆起處。

【按法】拇指彎曲，用拇指指尖按揉穴位，每天早晚各 1 次，每次按揉 3 分鐘。每天上午 9 ～ 11 點脾經當令時按摩效果最好。

步驟三

按揉三陰交穴
10 分鐘

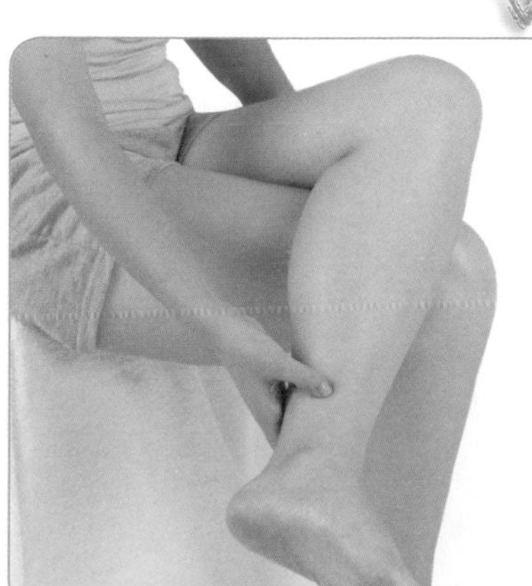

【取法】在小腿內側，內踝尖上 3 寸，脛骨內側緣後方。

【按法】用拇指指腹按揉穴位 10 分鐘。每天晚上 9 ～ 11 點三焦經當令時按揉效果最好。

血寒引起的月經失調、經痛

血寒是指寒邪入血，寒凝氣滯，血行不暢的病理狀態。亦稱血分寒，即血分有寒。血寒則血行不暢，就會引發疼痛，女性血寒最直接的反應就是月經失調、經痛。血寒型月經失調多表現為經期延後、色暗量少，小腹冷痛、得熱則減，或畏寒肢冷、面色蒼白、舌苔薄白。治宜溫經祛寒。

完美配對

三陰交穴＋水泉穴＋命門穴

溫經補血，祛寒止痛

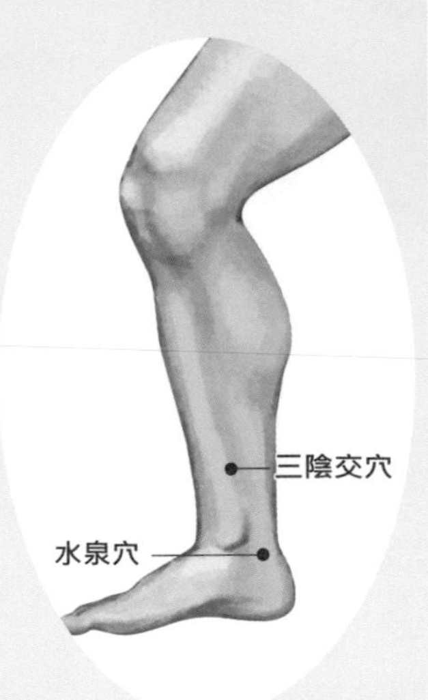

三陰交穴具有健脾補血、疏肝補腎的功效。中醫針灸有「溫中理脾陰陵灸，一切血寒三陰交」的口訣，凡血寒、血虛所致的女性疾病，按摩三陰交穴均有良效，是治療月經失調、經痛等婦科諸疾的重要穴位。

水泉穴是足少陰腎經郤穴，為腎水所生之泉。腎主生殖，司二陰，郤穴又善止血、止痛，故可治療月經失調、經痛、小便不利。

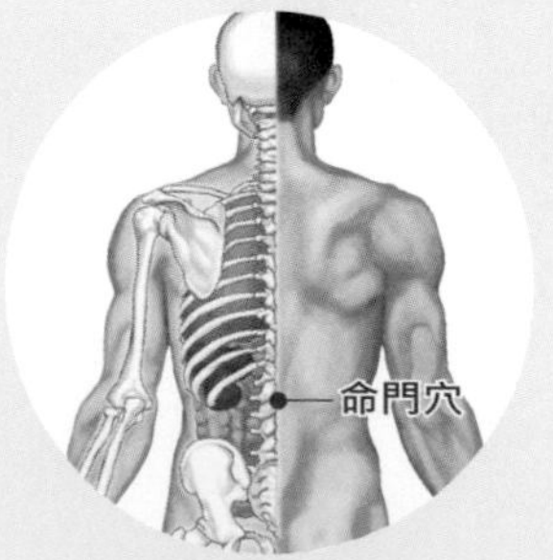

命門穴是督脈上的要穴，命門之火是人體陽氣的根本，生命活動的動力，對各臟腑的生理活動有溫煦、激發和推動作用。常搓命門穴能溫陽驅寒。

對症調養功效

三陰交穴調和氣血、補腎養肝，水泉穴調經止痛，命門穴溫煦氣血。三穴相配可溫經補血、祛寒止痛。

超簡單按摩法

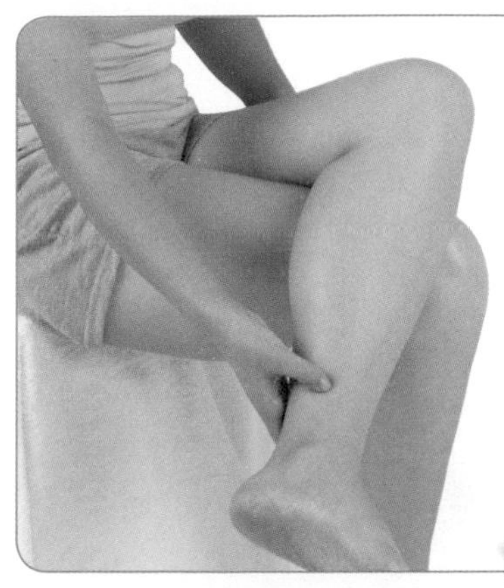

【取法】在小腿內側，內踝尖上 3 寸，脛骨內側緣後際。

【按法】用拇指指腹按揉三陰交穴 10 分鐘。每天晚上 9 ～ 11 點三焦經當令時按揉效果最好。艾灸效果更好。

步驟一

按揉三陰交穴
10 分鐘

【取法】在足內側，內踝後下方，當太谿穴直下 1 寸，跟骨結節的內側凹陷處。

【按法】用拇指指腹按揉穴位 3 ～ 5 分鐘，使局部有溫熱感，每天 2 次。也可艾灸。

步驟二

按揉水泉穴
3 ～ 5 分鐘

【取法】在腰部，後正中線上，第 2 腰椎棘突下凹陷中。

【按法】艾灸命門穴 10 分鐘，隔天 1 次；或用掌擦或握拳用掌指關節揉命門穴，以感覺發熱為準。

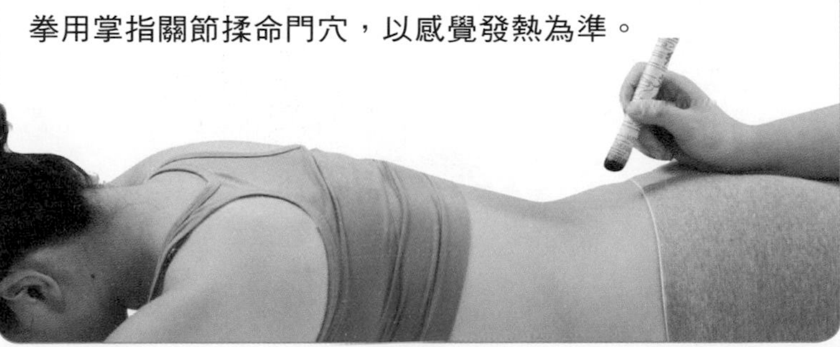

步驟三

艾灸命門穴
10 分鐘

肝鬱化熱引起的月經失調

肝鬱化熱，熱擾衝任，血海不寧，衝任不固，經血失於制約，故會出現月經提前而至的情況。肝鬱血熱所致的月經失調往往伴有經色紫紅、質稠有塊，經前乳房、胸脅、少腹脹痛，煩躁易怒、口苦咽乾、舌紅等症狀，治宜疏肝解鬱、清熱。

完美配對

三陰交穴＋氣海穴＋太衝穴

調理氣機，理氣活血

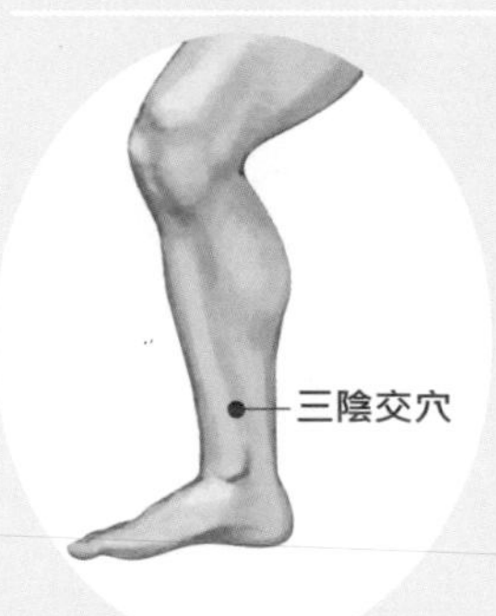

三陰交穴是肝、脾、腎三條陰經的交會穴。肝主疏泄而藏血，肝經有熱會造成血行失司、經血結塊而致月經失調、經痛。刺激三陰交穴不僅能調理肝經，還可調理各種女性生理問題。

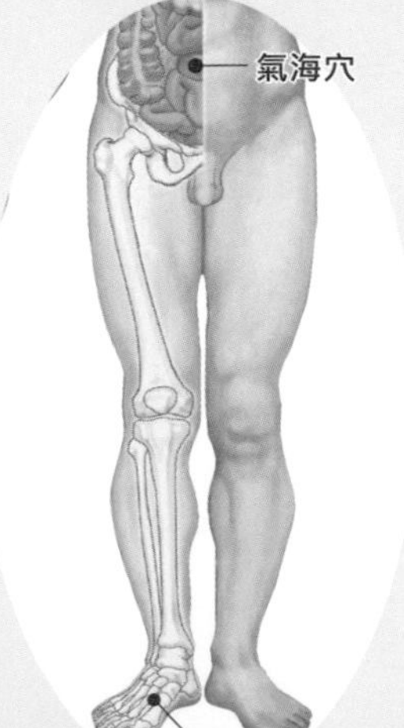

氣海穴為氣匯之處，蒸動氣化，以助運化之機，並且能通調任脈、蘊固下元。有溫養益氣、扶正固本、培元補虛的功效。常按此穴可調理氣機。

太衝穴為足厥陰肝經的原穴。「太衝」意指肝經的水濕風氣由此向上衝行，故按摩太衝穴可以瀉肝膽、降氣逆、行氣止痛，緩解肝鬱之證。

對症調養功效

三陰交穴調理肝經疏泄，氣海穴溫陽益氣，太衝穴瀉肝熱、疏肝理氣。三穴相配可理氣活血、調理氣機、疏肝解鬱。

超簡單按摩法

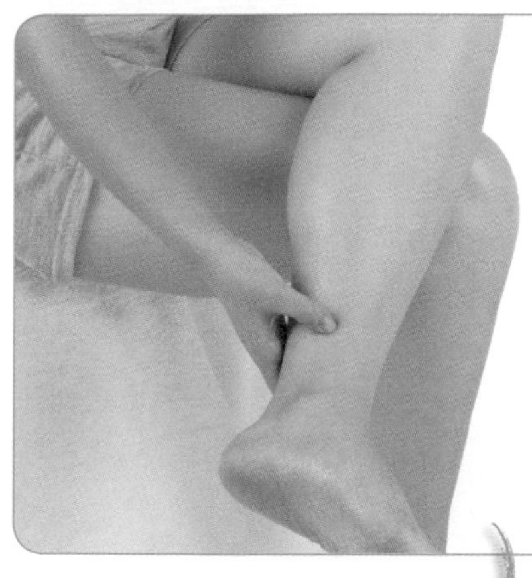

【取法】在小腿內側，內踝尖上 3 寸，脛骨內側緣後際。

【按法】手張開，握住小腿，拇指用力按揉穴位，兩側各 5 分鐘。

步驟一

指揉三陰交穴
10 分鐘

【取法】在下腹部，前正中線上，臍中下 1.5 寸。

【按法】用手指抵住穴位，緩緩用力下按，同時深吸氣，慢慢吐出，停頓 6 秒鐘，再恢復自然呼吸，如此重複按壓動作 3 ～ 5 分鐘，每天 2 ～ 3 次。

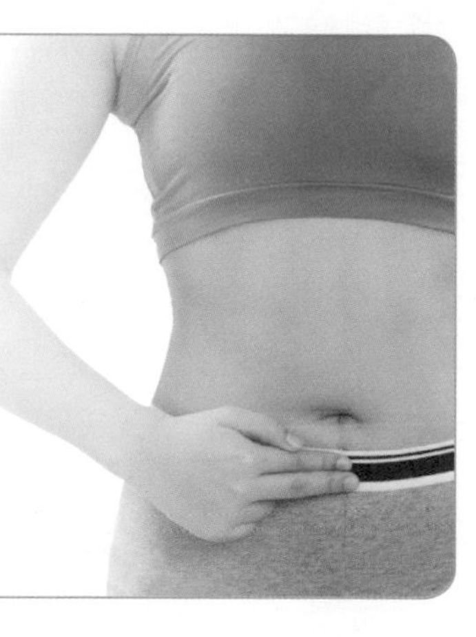

步驟二

按壓氣海穴
3 ～ 5 分鐘

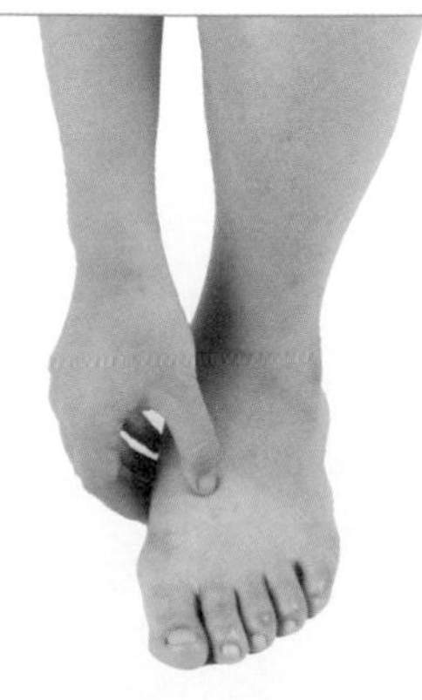

【取法】在足背，第 1、第 2 蹠骨間，蹠骨底結合部前方凹陷中，或觸及動脈搏動處。從第 1、第 2 蹠骨間向後推移至底部的凹陷中取穴。

【按法】用拇指指端垂直按壓穴位 20 ～ 30 下。

步驟三

按壓太衝穴
20 ～ 30 下

氣滯血瘀引起的月經失調、經痛

氣滯血瘀，是指氣滯和血瘀同時存在的病理狀態。氣滯血瘀所致的月經失調、經痛，主要表現為胸脅脹悶、走竄疼痛、急躁易怒、脅下痞塊、經色紫暗有塊、刺痛拒按，有時也可見月經閉止。

完美配對

氣海穴＋血海穴＋三陰交穴

調理氣機，活血調經

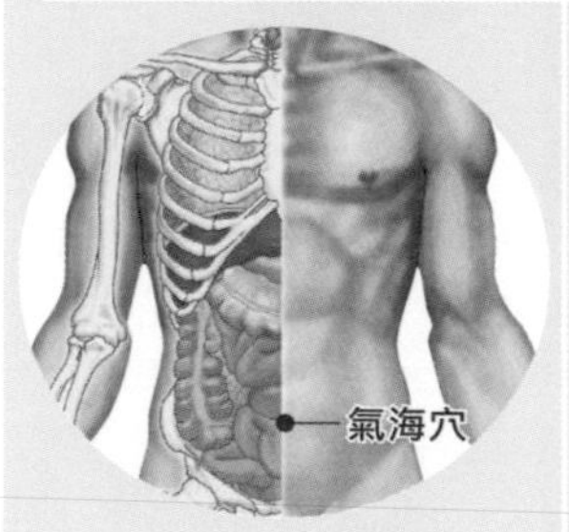

氣海穴意為本穴如同氣之海洋，具有生發陽氣的功效。常按可促真氣升騰，調理氣滯所致諸症。

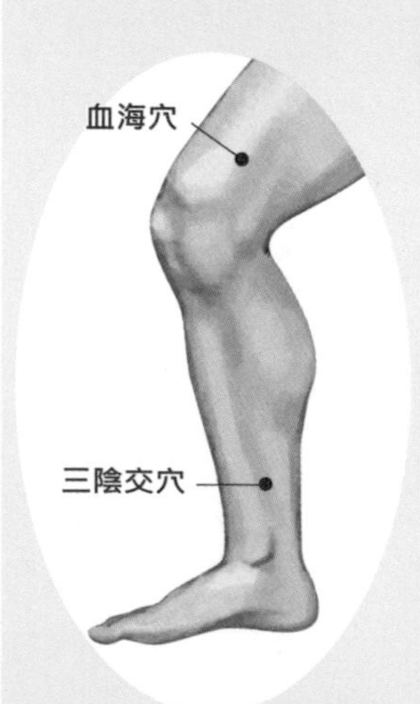

血海穴為足太陰脾經上的主要穴位之一，為治療血證的要穴，具有活血化瘀、補血養血、引血歸經之功。

三陰交穴為足三陰經之交會穴，按摩此穴可調理陰經氣血，通經而止痛，是調理女性月經失調、經痛等症的重要穴位。

對症調養功效

氣海穴生發陽氣，血海穴理氣止痛，三陰交穴調血通經。三穴相配能活血化瘀、理氣導滯、調經止痛，治療月經失調、經痛。

超簡單按摩法

步驟一

艾灸氣海穴
10 分鐘

【取法】在下腹部，前正中線上，臍中下 1.5 寸。

【按法】以艾灸條在穴位上旋轉施灸 10 分鐘，灸到皮膚發紅即可。

步驟二

按揉血海穴
3 ～ 5 分鐘

【取法】屈膝，在大腿內側，髕底內側端上 2 寸，當股四頭肌內側頭的隆起處。

【按法】用拇指指端按揉穴位 3 ～ 5 分鐘，有酸麻感，每天 2 次。

步驟三

按揉三陰交穴，
每側 5 分鐘

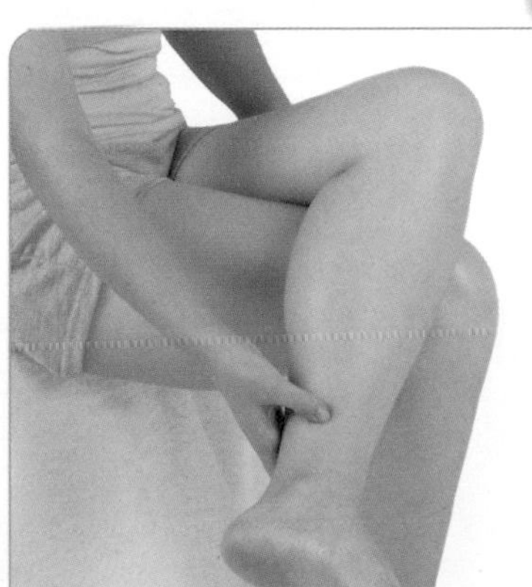

【取法】在小腿內側，內踝尖上 3 寸，脛骨內側緣後方。

【按法】手張開，握住小腿，用拇指用力按揉穴位，兩側各 5 分鐘。

衝任失調引起的閉經

衝為衝脈，任為任脈，這兩條經脈都屬於奇經八脈。任脈調理陰經氣血，為「陰脈之海」，任主胞胎（子宮和卵巢）；衝脈為「十二經脈之海」，掌管女子月經及孕育功能。衝任同起於子宮，相互交通。衝任失調是指衝任兩脈的功能出現障礙，進而導致婦科疾病的發生，如月經失調、閉經、經痛、女性內分泌紊亂、功能性子宮出血等。除此之外，衝任失調也可導致皮膚病、乳腺病等。多數閉經都是衝任失調所致。

完美配對

關元穴＋血海穴＋三陰交穴

活血補血，調理衝任

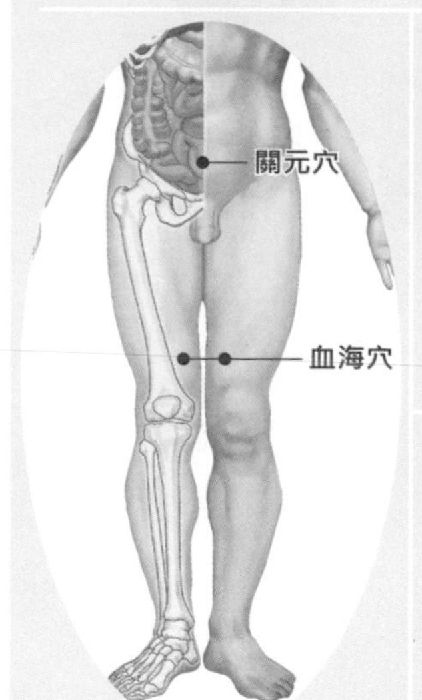

關元穴是任脈的要穴，「衝任同源」，所以關元穴能夠同時調理任脈、衝脈。關元穴被譽為「第一性保健大穴」，古人認為它是男子藏精、女子藏血之處，能培補元氣、腎氣，治病範圍相當廣泛，各種婦科疾病、男科疾病都能治療。

血海穴為治療血症的要穴，脾經所生之血在此聚集，具有活血化瘀、補血養血、引血歸經之功。

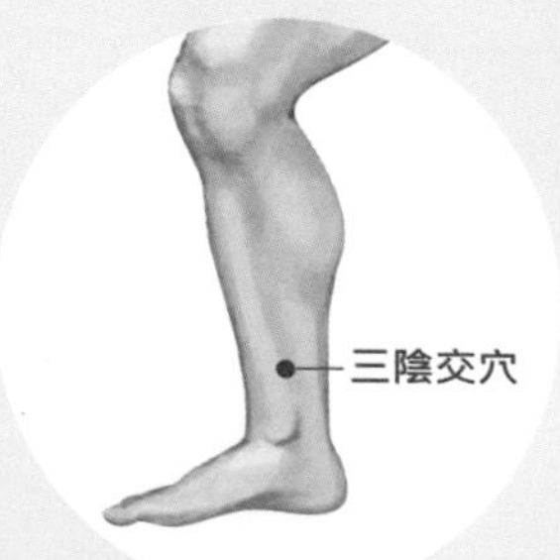

三陰交穴是肝、脾、腎三條陰經的交會穴，這三條陰經又在關元穴處與任脈相交，肝主疏泄而藏血，脾主運化而統血，腎主水而藏精，任脈主子宮，所以三陰交穴是治療男女生殖系統疾病的主要穴位。

對症調養功效

關元穴調理衝任，血海穴引血歸經，三陰交穴全面調理女性生理。三穴相配對閉經等各種女性生理疾病都有很好的調理作用。

超簡單按摩法

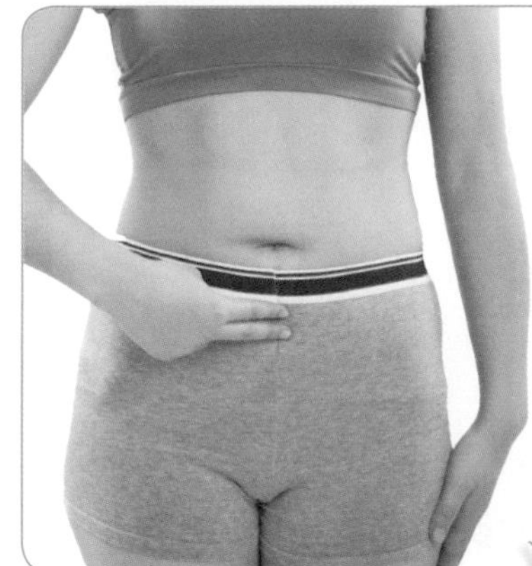

【取法】在下腹部，前正中線上，臍中下 3 寸。

【按法】用食指和中指按揉穴位 30 ～ 50 下，使局部有酸脹感，每天 2 次。

步驟一

按揉**關元穴**
30 ～ 50 下

【取法】屈膝，在大腿內側，髕底內側端上 2 寸，當股四頭肌內側頭的隆起處。

【按法】每天堅持點揉兩側血海穴各 3 分鐘，力量不宜太大，以穴位處有酸脹感即可。時間最好選在每天上午 9 ～ 11 點脾經經氣旺時，以達到最好的效果。

步驟二

點揉**血海穴**，
每側 3 分鐘

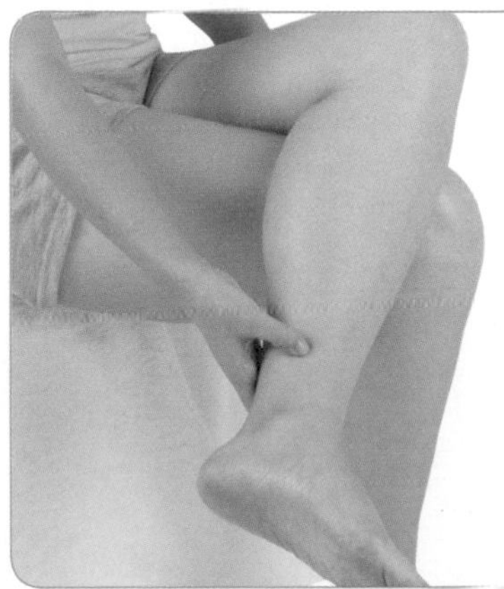

【取法】在小腿內側，內踝尖上 3 寸，脛骨內側緣後方。

【按法】手張開，握住小腿，用拇指用力按揉穴位，兩側各 5 分鐘。

步驟三

按揉**三陰交穴**，
每側 5 分鐘

濕熱下注引起的帶下

濕熱下注指濕熱流注於下焦。濕聚熱蘊，氣機受阻，氣化失司，從而導緻小便及白帶異常。濕熱下注之帶下表現為帶下量多、色黃、黏稠、有臭氣，或伴陰部瘙癢、胸悶心煩、口苦咽乾、納食較差、小腹作痛、小便短赤、舌紅等。治宜清熱利濕止帶。

完美配對

曲泉穴+陰陵泉穴+陰交穴

通調氣血，清熱利濕止帶

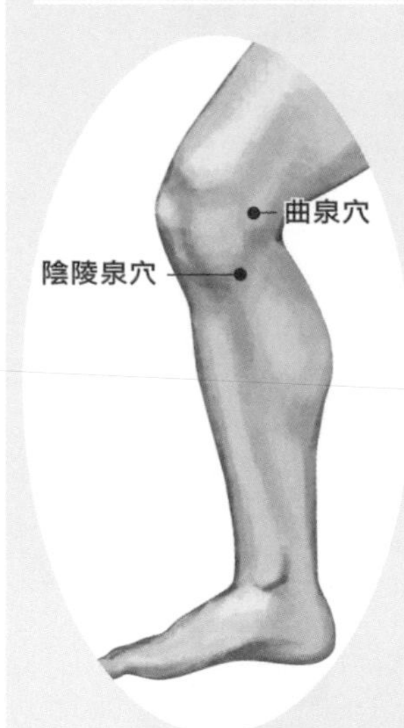

曲泉穴為足厥陰肝經合穴，為肝經氣血的會合之處。肝經的水濕之氣在此聚集，故按摩此穴具有除濕降濁、疏肝理氣的作用。

陰陵泉穴是足太陰脾經的合穴，具有清利濕熱、健脾理氣的作用，可改善濕熱下注所致帶下。

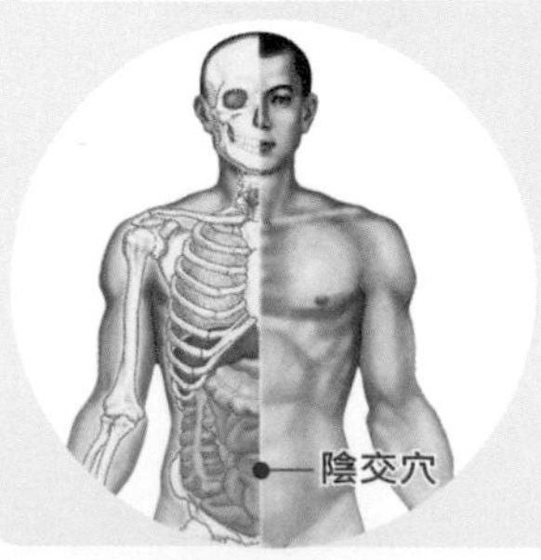

陰交穴屬任脈，為任脈、衝脈之會，有調理衝任、分發濕熱的作用，是治濕熱下注所致赤白帶下的特效穴位之一。

對症調養功效

曲泉穴、陰陵泉穴清利濕熱、理氣，陰交穴調理衝任、分發濕熱。三穴相配可清熱利濕止帶。

超簡單按摩法

步驟一

按揉曲泉穴
2 ～ 3 分鐘

【取法】在膝內側，屈膝，當膝關節內側面橫紋內側端，股骨內側髁的後緣，半腱肌、半膜肌止端的前緣凹陷處。

【按法】用同側手的拇指指腹按揉穴位 2 ～ 3 分鐘，有明顯的酸脹感，每天 2 次。

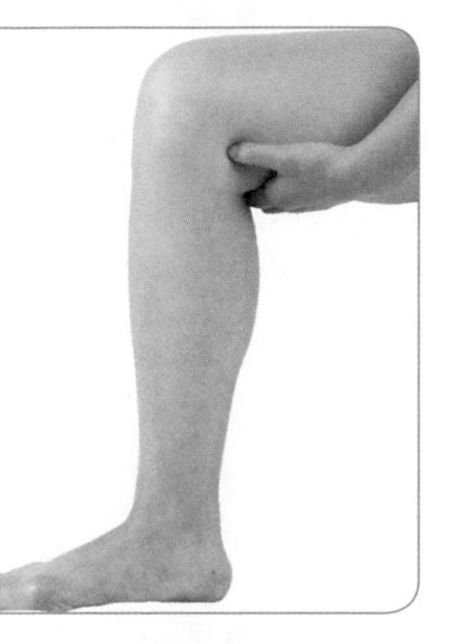

步驟二

按揉陰陵泉穴
1 ～ 3 分鐘

【取法】在小腿內側，當脛骨內側髁後下方凹陷處。用拇指沿脛骨內緣由下往上推至拇指抵膝關節下時，脛骨向內上彎曲的凹陷中即是本穴。

【按法】用拇指指腹按揉穴位 1 ～ 3 分鐘，每天 2 次。

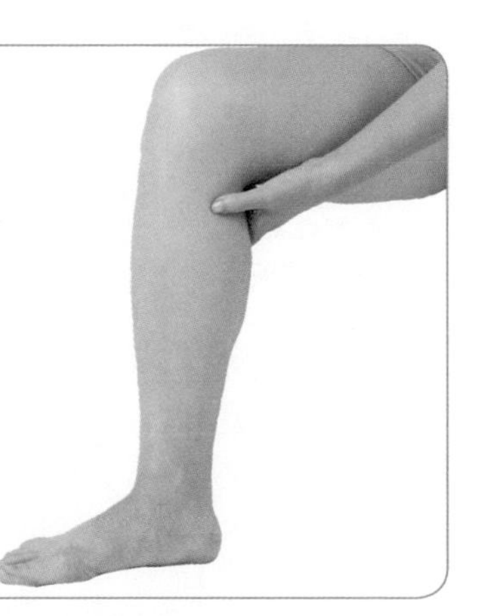

步驟三

按揉陰交穴
1 ～ 3 分鐘

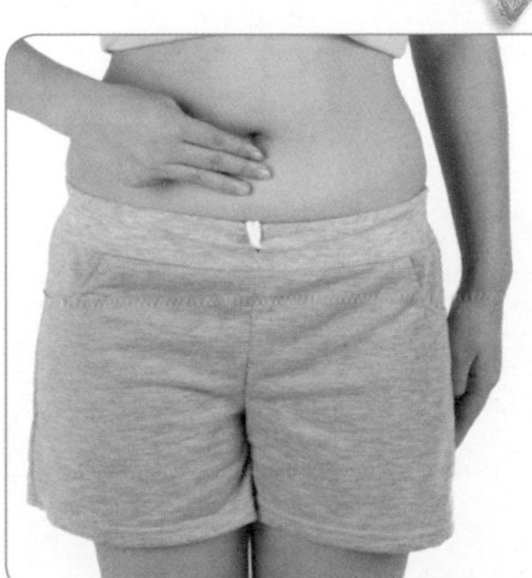

【取法】在下腹部，前正中線上，當臍中下 1 寸。

【按法】食指、中指、無名指併攏，以中指指腹用力按揉穴位 1 ～ 3 分鐘，每天 2 次。

肝鬱氣滯導致的乳房脹痛

大部分女性乳房脹痛都與情緒不暢或精神壓力過大有關，實際上就是肝鬱氣滯。這類乳房脹痛除了乳房乳頭疼痛不可觸摸外，還伴煩躁不安、胸悶、肋骨抽痛、易怒、反胃、下腹兩旁脹痛、月經夾血塊色黑、性生活不協調、臉上長黑斑等。另外，乳房屬胃經，乳頭屬肝經，因此治宜調肝理氣和胃。

完美配對

太衝穴＋曲泉穴＋陽陵泉穴

疏肝理氣，開鬱

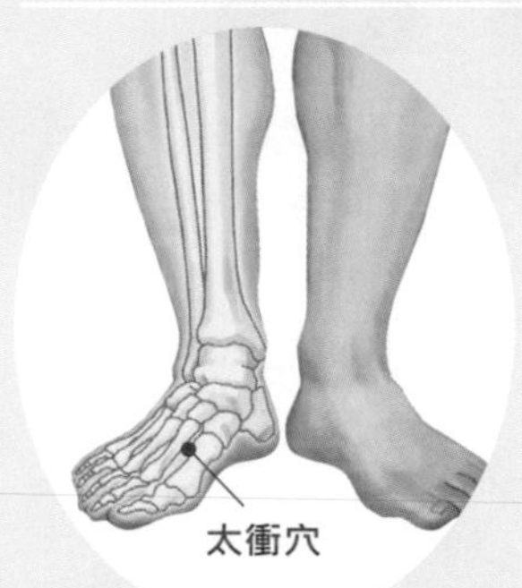

太衝穴為足厥陰肝經的原穴，原穴是臟腑的原氣經過和留止的部位。肝鬱氣滯者在此穴位處會有明顯壓痛，按摩太衝穴則可瀉肝膽、降氣逆、行氣止痛。

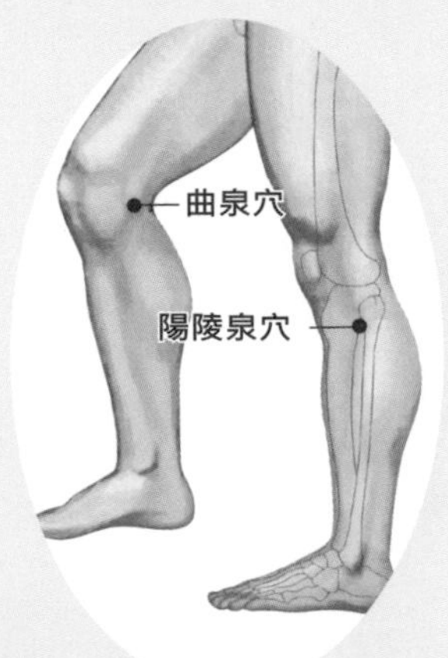

曲泉穴為足厥陰肝經合穴，為肝經氣血的會合之處。肝經的水濕之氣在此聚集，故按摩此穴具有除濕降濁、疏肝理氣的作用。

陽陵泉穴為足少陽膽經的合穴，肝與膽相表裡，膽又為中清之府，故瀉陽陵泉可肅清靜之府，平肝氣之橫，降肝火之逆，協調肝胃，緩解肝鬱氣滯。

對症調養功效

太衝穴、曲泉穴原合相配，疏肝理氣、行氣止痛，陽陵泉穴協調肝胃。三穴共用可調肝理氣開鬱，治心腹疼痛、乳房脹痛、疝痛等。

超簡單按摩法

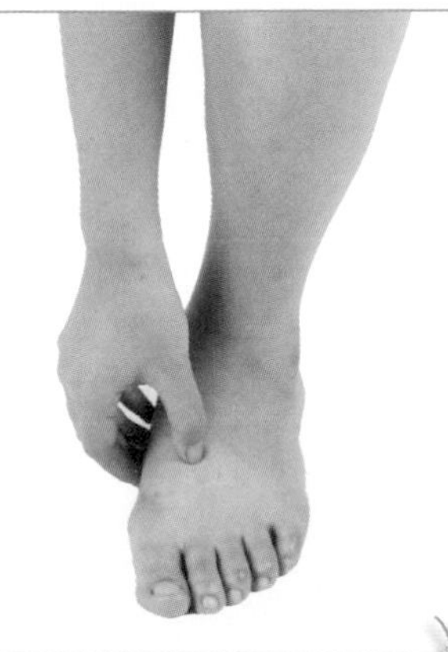

【取法】在足背，第 1、第 2 蹠骨間，蹠骨底結合部前方凹陷中，或觸及動脈搏動處。從第 1、第 2 蹠骨間向後推移至底部的凹陷中取穴。

【按法】用拇指指端垂直按壓穴位 20 ～ 30 下。

步驟一

按壓太衝穴
20 ～ 30 下

【取法】在膝內側，屈膝，當膝關節內側面橫紋內側端，股骨內側髁的後緣，半腱肌、半膜肌止端的前緣凹陷處。

【按法】用同側手的拇指指腹按揉穴位 2 ～ 3 分鐘，有明顯的酸脹感，每天 2 次。

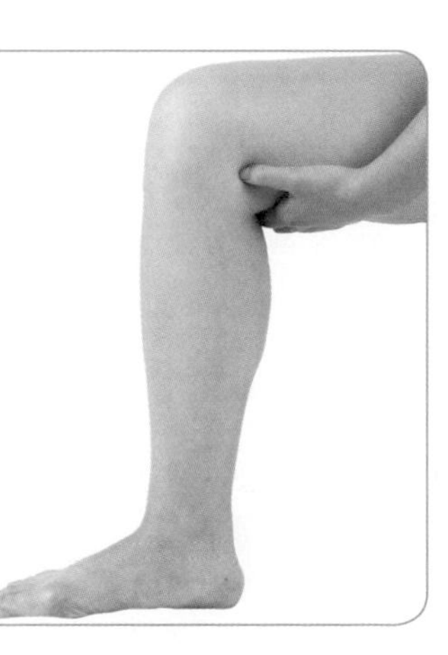

步驟二

按揉曲泉穴
2 ～ 3 分鐘

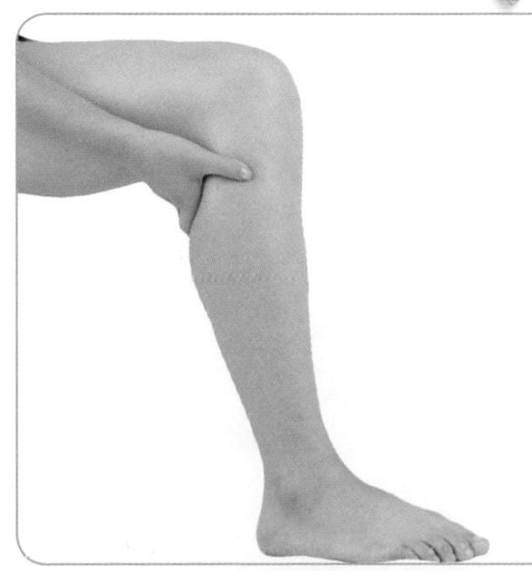

【取法】在小腿外側，腓骨小頭前下方凹陷中。

【按法】用同側手的拇指指腹按揉穴位 2 ～ 3 分鐘，有明顯的酸脹感，每天 2 次。

步驟三

按揉陽陵泉穴
2 ～ 3 分鐘

宮寒引起的不孕

宮寒是指婦女腎陽不足、子宮失於溫煦所出現的一系列症狀。子宮受到寒濕入侵，血氣遇寒凝結，就容易造成月經失調、經痛、白帶多等，還容易造成容顏憔悴衰老。宮寒也是引起女性不孕的重要原因。調理宮寒應以驅寒除濕、暢通氣血為主。

完美配對

神闕穴＋氣穴＋腎俞穴＋三陰交穴

溫陽驅寒，理氣活血

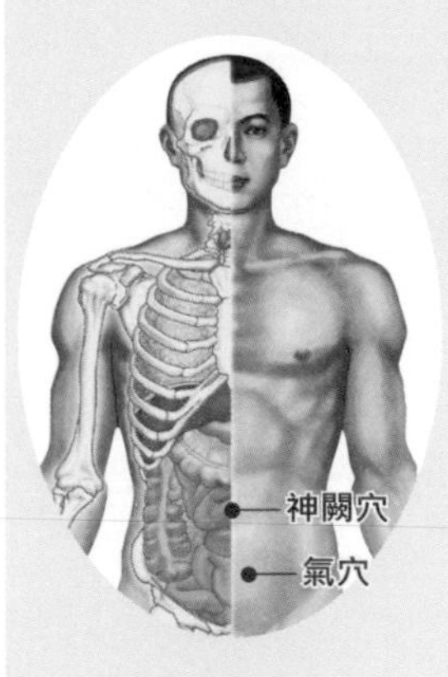

神闕穴為任脈上的陽穴，神闕穴與人體生命活動密切相關，經常刺激神闕穴，可使人體真氣充盈、體力充沛、腰肌強壯、面色紅潤。神闕穴有溫陽救逆的作用，對婦女宮寒有調理作用。艾灸效果較好。

氣穴為衝脈、足少陰之會，穴位與臟腑經絡之氣相通，故能調理臟腑氣血。主治月經失調、白帶、小便不通、泄瀉、痢疾、腰脊痛、陽痿。

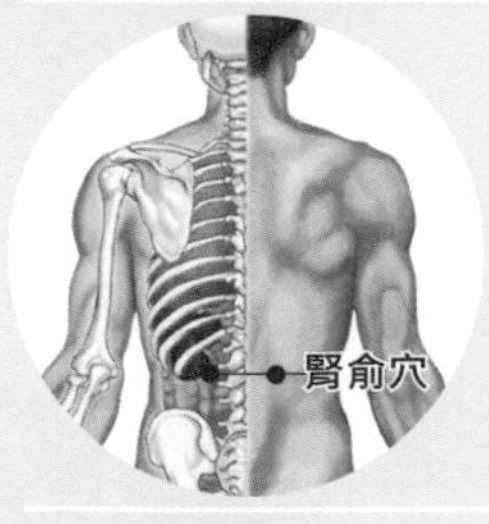

腎俞穴屬足太陽膀胱經，是腎臟之氣輸注部位，內應於腎臟。主治腰痛、腎臟病、高血壓、低血壓、耳鳴、精力減退等。經常按摩可以增強腎功能，緩解腰痛。

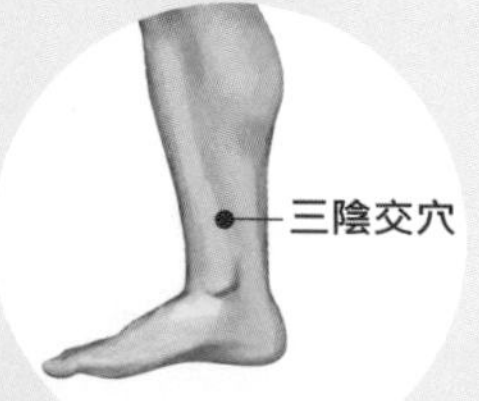

三陰交穴具有健脾補血、疏肝補腎的功效，是調理女性疾病的首選穴位，血寒、血虛等都可按摩此穴。經常艾灸此穴能溫陽驅寒，行氣活血，保養子宮。

對症調養功效

神闕穴溫陽救逆，氣穴固攝元氣，腎俞穴溫煦腎陽。三陰交穴補血益腎，共奏溫陽驅寒、通絡活血之功。

超簡單按摩法

步驟一 掌揉神闕穴 360 下

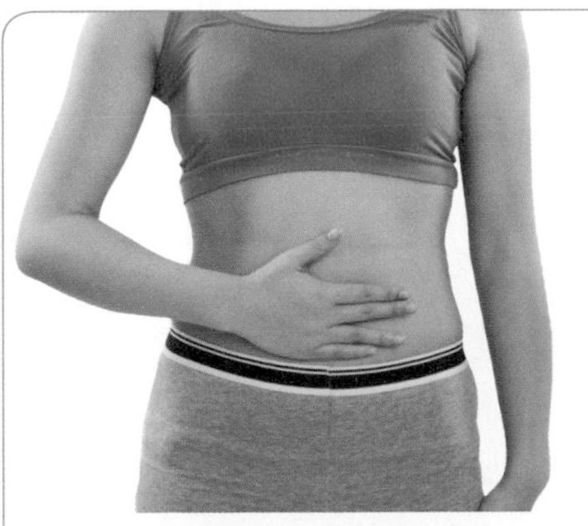

【取法】在腹中部，臍中央。

【按法】每晚睡前空腹，將手掌搓熱後捂於肚臍，逆時針揉轉，每次 360 下，每天 1 次。

步驟二 艾灸氣穴 5 ～ 10 分鐘

【取法】在下腹部，當臍中下 3 寸，前正中線旁開 0.5 寸。

【按法】艾炷灸 3 ～ 5 壯，或艾條灸 5 ～ 10 分鐘，每天 1 次。

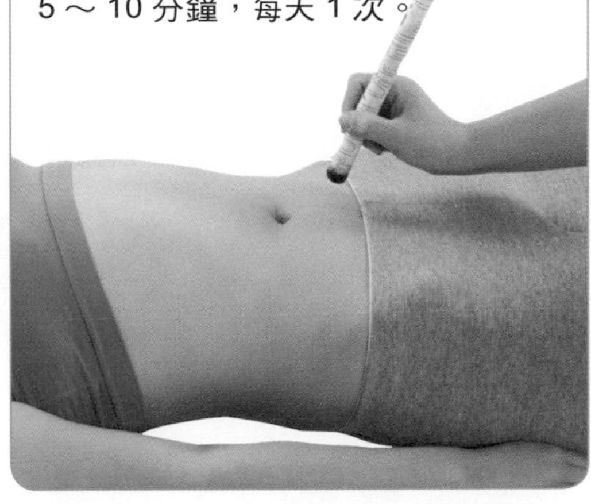

步驟三 按揉腎俞穴 30 下

【取法】在腰部，第 2 腰椎棘突下，後正中線旁開 1.5 寸。

【按法】食指、中指併攏按揉穴位 30 下，每天 3 次。

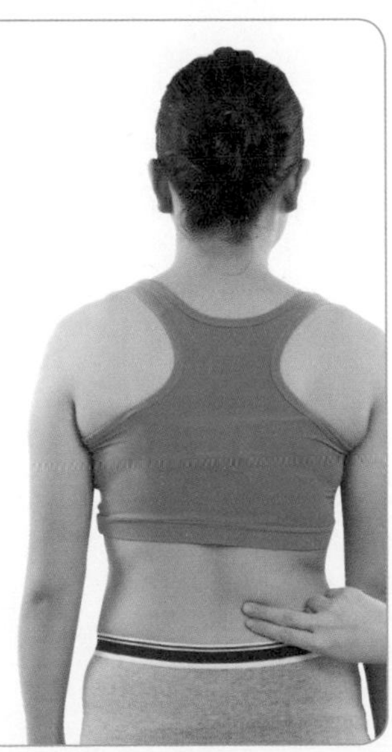

步驟四 艾灸三陰交穴 15 分鐘

【取法】在小腿內側，內踝尖上 3 寸，脛骨內側緣後方。

【按法】用艾條灸三陰交穴 15 分鐘，每天 1 次。

腎陽虛引起的陽痿

腎虛又稱「腎虧」，是指腎的精氣虧損。中醫認為腎精可以滋養五臟，精氣虧損會導致病變。腎虛陽痿分為腎陰虛和腎陽虛，其中腎陽虛更為常見，除了易發生陽痿早洩，還可伴有腰膝酸痛或腰背冷痛、畏寒肢冷、頭目眩暈、精神萎靡、完穀不化、五更泄瀉等症狀，甚則腹部脹痛，心悸咳喘。治宜固本培元、溫煦腎陽。

完美配對

關元穴＋腎俞穴＋命門穴

固本培元，強壯腎氣，溫煦腎陽

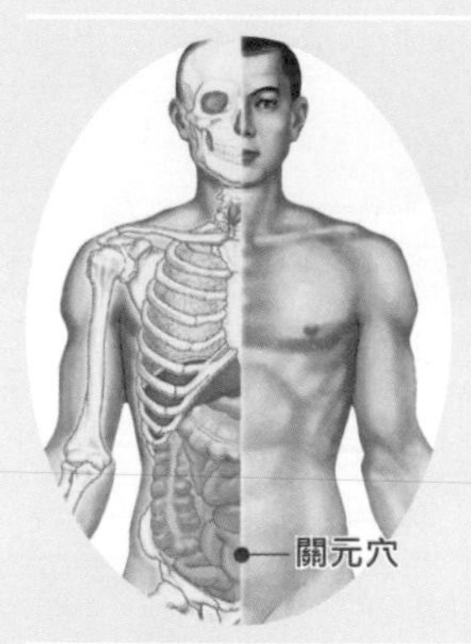

關元穴為足三陰、任脈之會，人體元陰元陽關閉潛藏之處。具有固本培元、補益下焦的功效，凡元氣耗損都可使用。主治泌尿、生殖系統疾病，為全身三大強壯要穴（足三里穴、關元穴、氣海穴）之一。本穴也是治療腎虛所致男性疾病的要穴，以治療腎氣不足型性功能障礙為主，尤以陽痿效果最顯著。

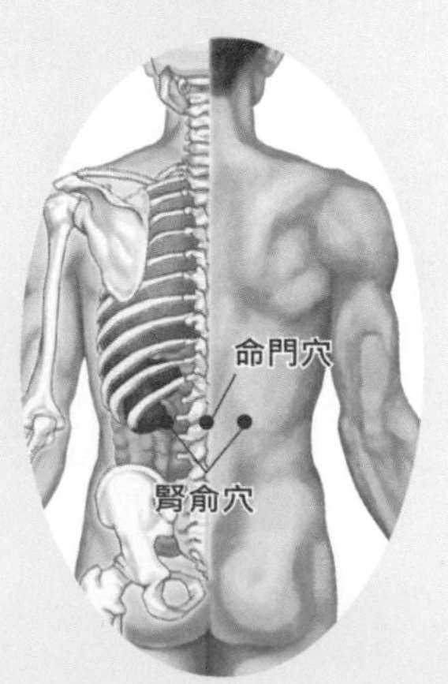

腎俞穴是腎臟之氣輸注部位，內應於腎臟，具有強壯腎氣、溫煦腎陽的作用。經常按摩腎俞穴可以增強腎功能，改善腎虛狀況。

命門穴屬督脈穴位，命門之火是人體陽氣的根本，生命活動的動力，對各臟腑的生理活動起著溫煦、激發和推動作用。經常按摩刺激命門穴能有效補充人體陽氣，改善腎虛。

對症調養功效

關元穴固本培元，腎俞穴強壯腎氣，命門穴溫煦腎陽。三穴都是溫陽補腎的要穴，配合使用，溫腎補虛效果十分明顯。

超簡單按摩法

步驟一

艾灸關元穴
15 分鐘

【取法】在下腹部，前正中線上，當臍中下 3 寸。

【按法】艾灸穴位 15 分鐘，每天 1 次；或用手掌摩關元穴 10 分鐘，直至局部發熱，每天 3 次。

步驟二

艾灸腎俞穴
15 分鐘

【取法】在腰部，第 2 腰椎棘突下，後正中線旁開 1.5 寸。

【按法】艾灸穴位 15 分鐘，每天 1 次；或食指、中指併攏按揉穴位 30 下，每天 3 次。

步驟三

滾揉命門穴
100 下

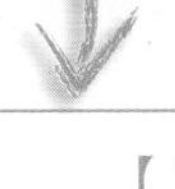

【取法】在腰部，第 2 腰椎棘突下凹陷中，後正中線上。

【按法】手握空拳，用關節部位滾揉命門穴 100 下；或將手心對搓發熱，用手掌搓擦命門穴 100 下，以感覺發熱發燙為準，每天 3 次。

陰虛火旺引起的遺精、早洩

陰虛火旺是指臟腑陰分虧虛，失於滋養，虛熱內生的表現。心、肝、肺、脾、腎均可出現此種情況。臨床以腎陰虛較為常見，症見潮熱盜汗、心煩、失眠，或男子早洩、遺精，女子經少或經閉，或骨蒸發熱、腰膝酸軟、耳鳴等。男性遺精、早洩多由陰虛火旺所致。

完美配對

湧泉穴＋然谷穴＋太谿穴

滋腎陰，補腎陽，益氣清熱

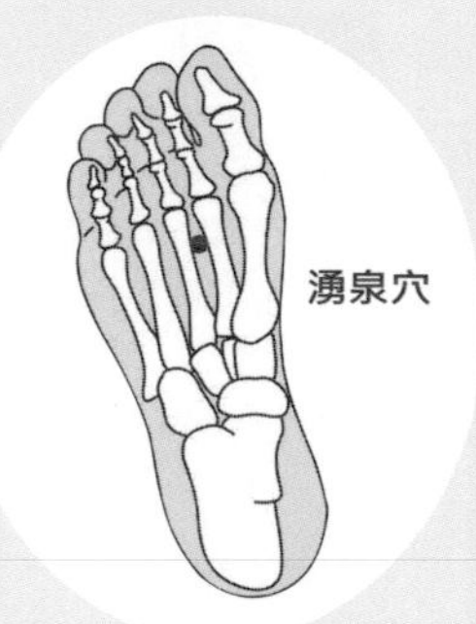

湧泉穴是腎經首穴，是全身最下部的腧穴。《黃帝內經》中說：「腎出於湧泉」，腎經之氣猶如源泉之水，來源於足下，湧出灌溉周身四肢各處。按摩此穴具有滋腎陰、補腎陽的作用。

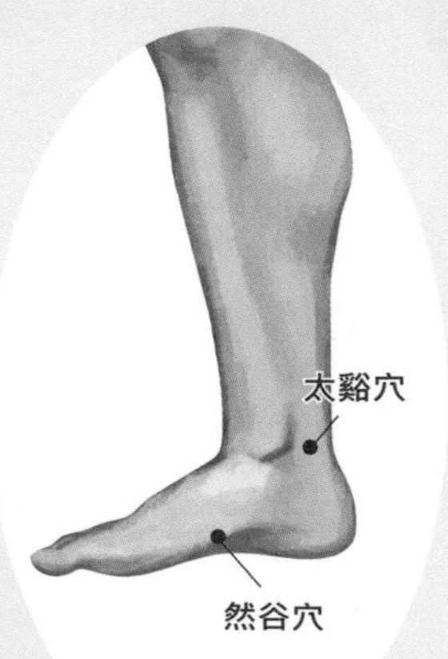

然谷穴是腎經的滎穴，滎穴屬火，腎經屬水，然谷穴的作用就是平衡水火，專治陰虛火旺。具有益氣固腎、清熱利濕的作用。

太谿穴為腎經經水的傳輸之處，為腎經原穴，具有清熱生氣的作用，經常按摩此穴可滋腎陰、補腎氣、壯腎陽。

對症調養功效

湧泉穴滋腎陰、補腎陽，然谷穴益氣固腎、平衡陰陽，太谿穴清熱生氣，合用共奏滋陰補陽之效。

超簡單按摩法

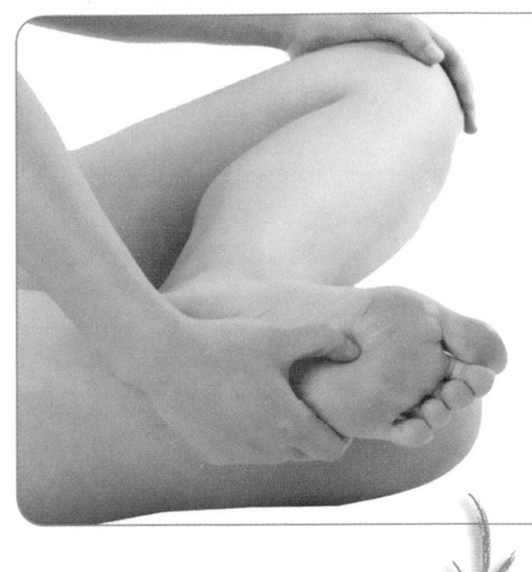

【取法】在足底，屈足卷趾時足心最凹陷中。

【按法】用拇指指腹按揉穴位 1 ～ 3 分鐘，以能忍受為準，每天 3 次。

步驟一

按揉湧泉穴
1 ～ 3 分鐘

【取法】在足內側，足舟骨粗隆下方，赤白肉際處。

【按法】用拇指指尖點按穴位，力度稍輕，左右兩穴各堅持按 60 下，每天左右兩穴各點按 3 次。

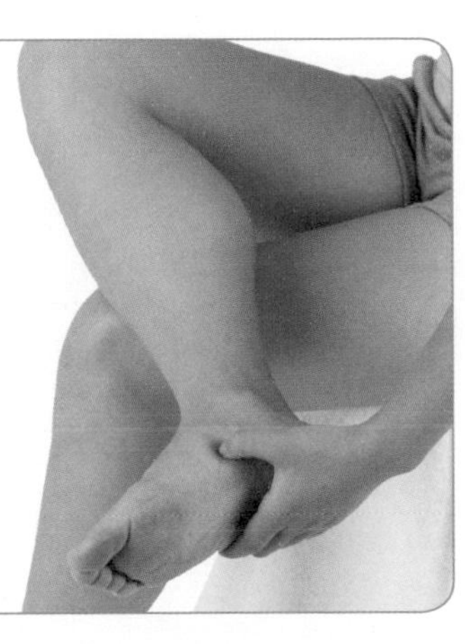

步驟二

點按然谷穴
60 下

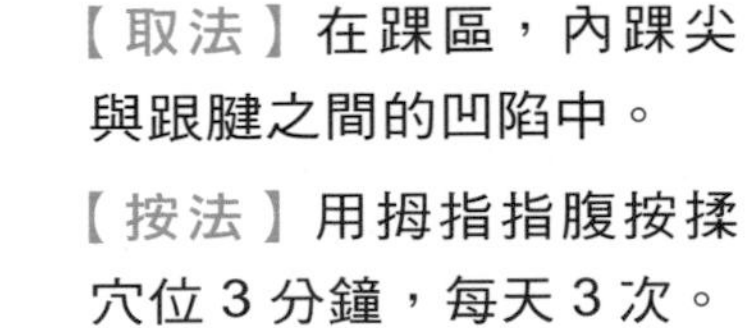

【取法】在踝區，內踝尖與跟腱之間的凹陷中。

【按法】用拇指指腹按揉穴位 3 分鐘，每天 3 次。

步驟三

按揉太谿穴
3 分鐘

濕熱壅滯引起的攝護腺炎

攝護腺炎屬於中醫「精濁」、「勞淋」、「白淫」的範疇。濕熱壅滯、陰虛火動、腎虛陽衰、氣血瘀滯均可致本病，其中以濕熱壅滯最為常見，表現為小便頻急、尿道熱痛、尿末時有白濁從尿道滴出，小腹、腰骶、會陰、睾丸脹痛不適，口乾苦而黏等。治宜祛濕化熱、利尿通淋。

完美配對

膀胱俞穴＋陰陵泉穴＋中封穴

祛濕化熱，利尿通淋

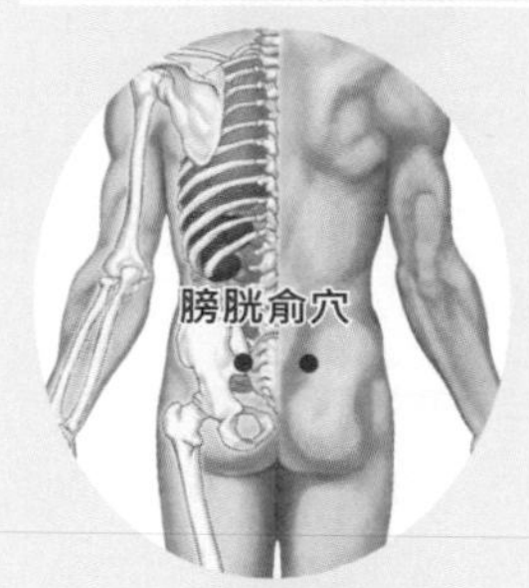

膀胱俞穴為膀胱的背俞穴，膀胱主泌尿，故此穴有利尿通淋的作用，是治療泌尿系統疾病的首選穴。

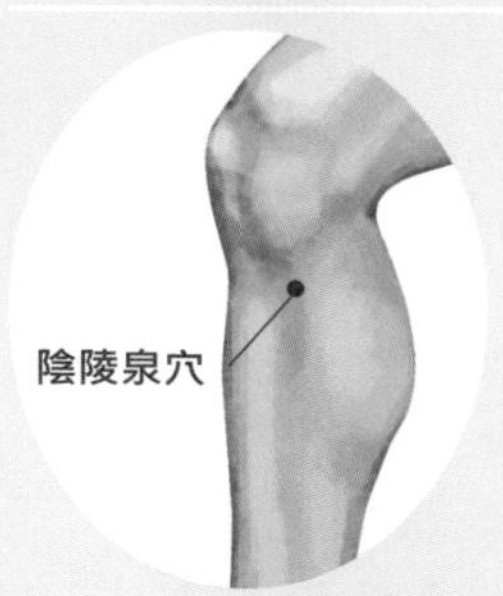

陰陵泉穴為足太陰脾經之合穴，五行屬水，有清利濕熱、健脾理氣的作用。對小便不暢等攝護腺疾病有治療作用。

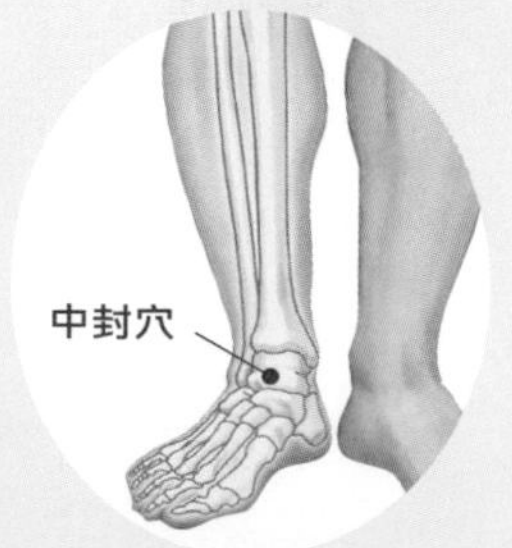

中封穴為足厥陰肝經經穴，具有瀉熱息風化氣的作用，對泌尿生殖系統疾病有獨特的治療作用。

對症調養功效

膀胱俞穴利尿通淋，陰陵泉穴清利濕熱，中封穴瀉熱。諸穴相配能祛濕化熱、利尿通淋，治療攝護腺及泌尿系統諸疾。

超簡單按摩法

步驟一

按揉膀胱俞穴
2 ～ 3 分鐘

【取法】在骶區，橫平第 2 骶後孔，骶正中脊旁開 1.5 寸，橫平次髎穴。

【按法】用拇指指腹按揉穴位 2 ～ 3 分鐘，以感到酸脹為準，每天 2 次。

步驟二

點揉陰陵泉穴
2 ～ 3 分鐘

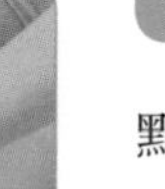

【取法】在小腿內側，當脛骨內側髁後下方凹陷處。

【按法】將拇指指端放於陰陵泉穴處，先順時針方向按揉 2 分鐘，再點按 1 分鐘，以酸脹為準，每天早晚各 1 次。

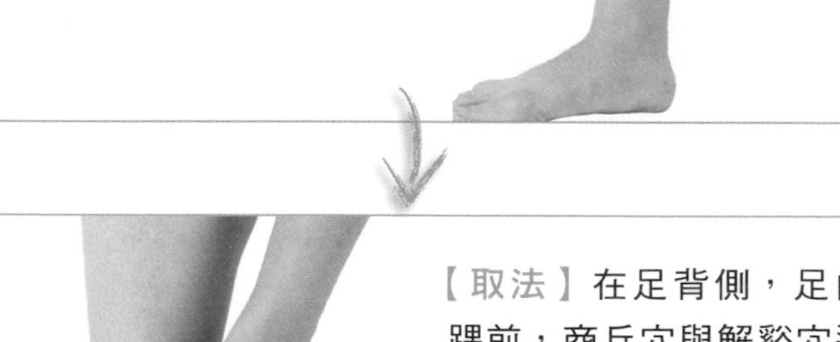

步驟三

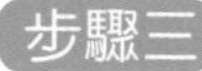

按揉中封穴
3 ～ 5 分鐘

【取法】在足背側，足內踝前，商丘穴與解谿穴連線之間，脛骨前肌腱的內側凹陷處。

【按法】用拇指指端垂直按揉穴位 3 ～ 5 分鐘，以能忍受為準，每天 2 次。

命門火衰引起的精寒不育

命門火衰即指腎陽衰微的病理現象。命火為全身陽氣之根，乃「生氣之原」，對全身各臟腑的生理活動，有溫煦、推動的作用，能促進性機能。若命門火衰，下元虛冷，可出現陽痿、早洩等症。由於下焦虛寒導致精寒，難於使女方受孕。治宜溫腎補陽。

完美配對

命門穴＋腎俞穴＋太谿穴

溫腎陽，強腎氣，補腎虧

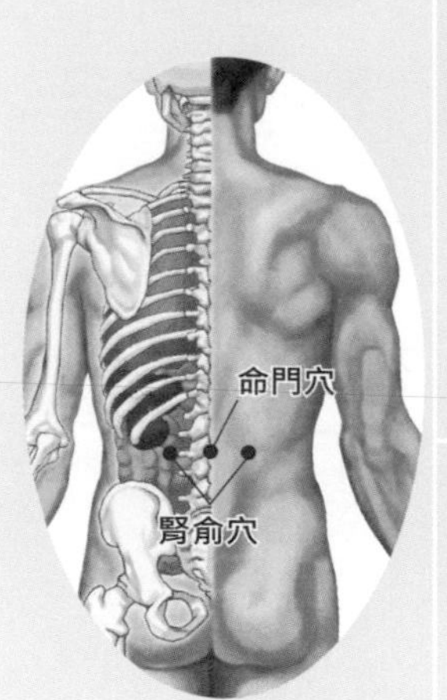

命門穴屬督脈穴位，本穴外輸的陰性水液有維繫督脈氣血流行不息的作用，為人體的生命之本，故名命門。命門之火是人體陽氣的根本，生命活動的動力，對各臟腑的生理活動，發揮溫煦、激發和推動作用。是調理命門火衰最有效的穴位。

腎俞穴是腎臟之氣輸注部位，內應於腎臟，具有強壯腎氣、溫煦腎陽的作用。經常按摩此穴可以增強腎功能，改善身體虛寒狀況。

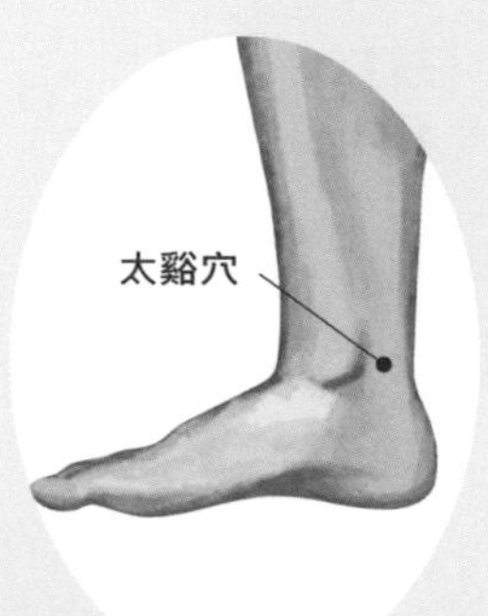

太谿穴為腎經經水的傳輸之處，為腎經原穴，具有清熱生氣的功效，可調理腎氣虧虛所致諸症。

對症調養功效

命門穴溫煦命門，腎俞穴強腎祛寒，太谿穴滋補腎虧。諸穴共用具有溫煦腎陽的作用，可有效改善命門火衰。

超簡單按摩法

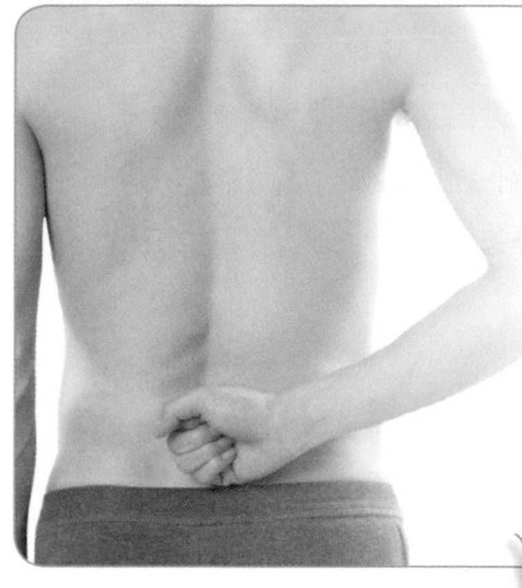

【取法】在腰部，第 2 腰椎棘突下凹陷中，後正中線上。

【按法】手握空拳，用關節部位滾揉命門穴 100 下；或將手心對搓發熱，用手掌搓擦命門穴 100 下，以感覺發熱發燙為準，每天 3 次。

步驟一

滾揉命門穴
100 下

【取法】在腰部，第 2 腰椎棘突下，後正中線旁開 1.5 寸。

【按法】用拇指按揉 30 下，每天 3 次；或艾灸 15 分鐘，每天 1 次。

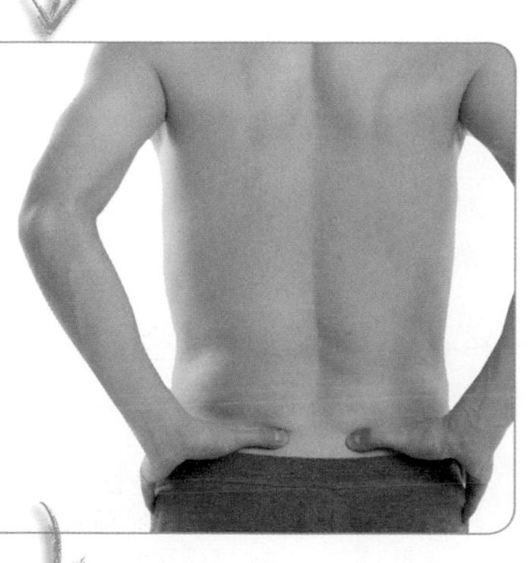

步驟二

按揉腎俞穴
30 下

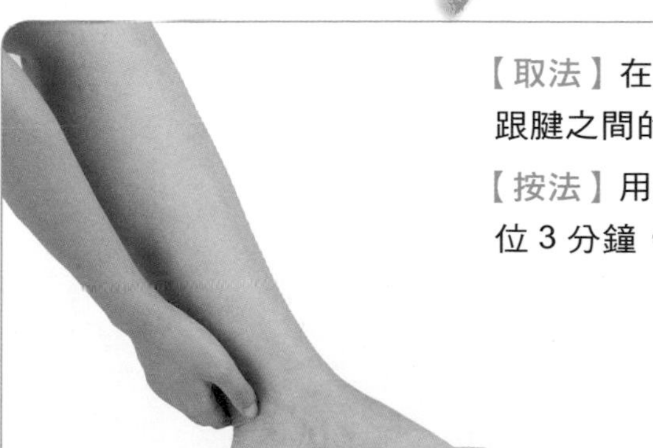

【取法】在踝部，內踝尖與跟腱之間的凹陷中。

【按法】用拇指指腹按揉穴位 3 分鐘，每天 3 次。

步驟三

按揉太谿穴
3 分鐘

穴位完美配對按摩法：名醫教你對症調養消百病

作　　者	紀　清、王桂茂
發 行 人	林敬彬
主　　編	楊安瑜
副 主 編	黃谷光
責任編輯	王艾維
內頁編排	王艾維
封面設計	高鍾琪
編輯協力	陳于雯、曾國堯
出　　版	大都會文化事業有限公司
發　　行	大都會文化事業有限公司 11051台北市信義區基隆路一段432號4樓之9 讀者服務專線：（02）27235216 讀者服務傳真：（02）27235220 電子郵件信箱：metro@ms21.hinet.net 網　　　址：www.metrobook.com.tw
郵政劃撥	14050529　大都會文化事業有限公司
出版日期	2016年6月初版一刷
定　　價	350元
I S B N	978-986-5719-80-7
書　　號	Health+90

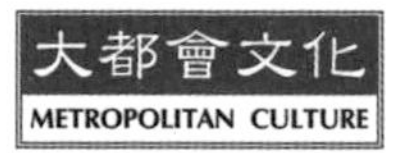

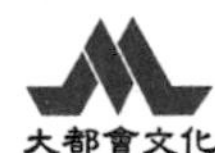

國家圖書館出版品預行編目（CIP）資料

穴位完美配對按摩法：名醫教你對症調養消百病 / 紀清，王桂茂 主編.
-- 初版. -- 臺北市：大都會文化, 2016.06
208 面；17×23 公分

ISBN 978-986-5719-80-7（平裝）
1. 按摩 2. 經穴

413.92　　　　105008326